微创硬化治疗技术及临床应用

（上 册）

名誉主编 李兆申　景在平　程留芳　杨军营

主　编 梁　萍　令狐恩强　郑月宏　任东林　郑家伟

中国协和医科大学出版社

北　京

图书在版编目（CIP）数据

微创硬化治疗技术及临床应用：上、下册 / 梁萍等主编. -- 北京：中国协和医科大学出版社，2024. 9. -- ISBN 978-7-5679-2447-5

Ⅰ. R570.5

中国国家版本馆CIP数据核字第2024YA4782号

名誉主编　李兆申　　景在平　　　程留芳　杨军营

主　　编　梁　萍　令狐恩强　郑月宏　任东林　郑家伟

责任编辑　李元君　聂志扬

封面设计　邱晓俐

责任校对　张　麓

责任印制　黄艳霞

出版发行　**中国协和医科大学出版社**
（北京市东城区东单三条9号　邮编100730　电话010-65260431）

网　　址　www.pumcp.com

印　　刷　北京联兴盛业印刷股份有限公司

开　　本　889mm×1194mm　　　1/16

印　　张　38.5

字　　数　1080千字

版　　次　2024年9月第1版

印　　次　2024年9月第1次印刷

定　　价　380.00元（上、下册）

编者名单

名誉主编　李兆申　景在平　　程留芳　杨军营

主　　编　梁　萍　令狐恩强　郑月宏　任东林　郑家伟

副 主 编（按姓氏汉语拼音排序）

柴宁莉　常光其　蒋天安　刘德良　刘　俊

杨柏霖　张　靖

编　　者（按姓氏汉语拼音排序）

白飞虎　曹　波　曹　睿　柴宁莉　常光其

陈　雷　陈　泉　程志刚　狄　奇　翟春宝

董红霖　范合璋　冯　燕　郭建琴　郭　磊

何光彬　华国勇　黄冬梅　黄建华　蒋天安

康友根　孔德润　李朝阳　李春雨　李　刚

李　坪　李　强　李晓红　李长政　梁　斌

梁　萍　林　林　林少芒　令狐恩强

刘　冰　刘德良　刘贵生　刘　俊　刘小平

刘迎娣　龙晓英　禄韶英　路　宁　马　军

毛细云　孟　彬　牟海军　彭军路　秦增辉

曲立峰　任东林　申　刚　宋　瑛　覃山羽

唐少波　田永刚　王淼兰　王锡斌　王玉文

温　泉　吴　伟　肖　梅　谢阳桂　徐雷鸣

薛迪强　晏　维　杨柏霖　杨　林　叶志球

余松远　余新林　张发明　张　靖　张明鑫

张倩倩　张　毅　赵东强　赵齐羽　郑家伟

郑月宏　朱　江　朱越锋

学术秘书　李俊峰　杨车轩

名誉主编简介

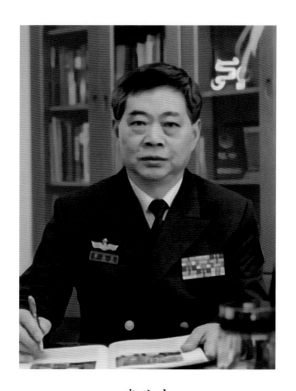

李兆申

中国工程院院士

名誉主编简介

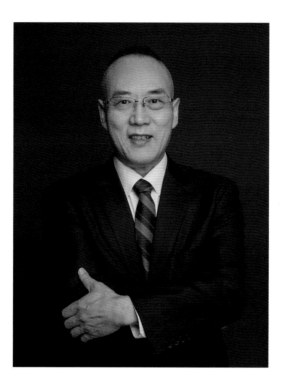

景在平

文职一级教授、主任医师、博士生导师

长海医院血管外科创始人、荣誉主任、学术带头人

上海市血管系统疾病临床医学中心主任

同济大学附属上海第四人民医院血管病中心主任

同济大学附属上海第四人民医院血管病研究所所长

同济大学医学院教授、博士生导师

全军血管外科研究所所长

全军血管外科学组组长

中国医师协会腔内血管学专业委员会主任委员

上海市领军人才

入围2019年工程院院士增选第二轮候选人

名誉主编简介

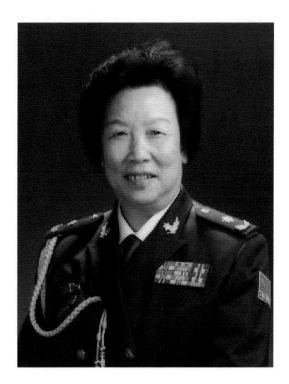

程留芳

主任医师、教授、博士生导师

1999年曾被评为全国百名优秀医生，入选中国名医大全

曾任中华医学会消化病分会常务委员、肝胆疾病协作组组长

军队消化内科专业委员会副主任委员

北京市消化病分会副主任委员、北京市肝病分会委员

现任《中华医学杂志（英文版）》《国际肝病杂志》《中华医学保健杂志》等多种杂志编委

在国内外学术期刊发表论文260余篇，主编有影响的专著12部；获国家科技进步二等奖1项

多次获军队医疗成果奖，二等奖4项，三等奖多项，获北京市科技进步三等奖1项

名誉主编简介

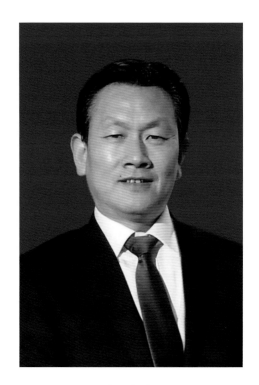

杨军营

天宇长安集团董事长兼总裁

陕西天宇制药有限公司董事长兼总经理

西北大学国际商学院德国富特旺根应用科学大学管理学硕士、经济师

"西安市市长特别奖提名奖"获得者

西安市高陵区第十届政协委员

陕西省科技创新创业人才

西安市富平商会副监事长

"一种聚桂醇的制备方法"发明人

"聚桂醇注射液及其制备方法"发明人

主编简介

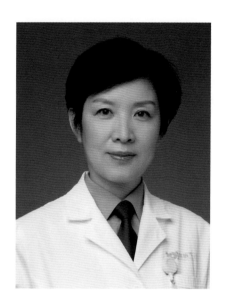

梁 萍

主任医师、教授、博士生导师

解放军总医院第五医学中心超声医学科主任

国家自然科学杰出青年基金获得者

亚洲超声联合会理事、亚洲消融学会理事

中华医学会超声医学分会主任委员

中国研究型医院肿瘤介入委员会主任委员

开创了微波消融治疗多脏器肿瘤的新方法，确立了微波消融的国际领跑地位

系列成果获国家技术发明二等奖、国家科技进步二等奖等省部级奖励8项

承担国家科技部十三五重点项目、十二五科技支撑项目、国家自然科学基金等国家级课题20余项

以第一通讯作者身份发表SCI收录论文158篇，获国内外发明专利9项，主编中英文专著5部，制定国内外指南10部，培养硕博研究生50余名

主编简介

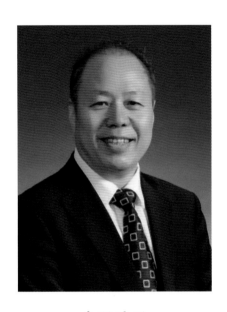

令狐恩强

解放军总医院消化内科医学部主任

专业技术少将

中华医学会消化内镜学分会主任委员

国家卫健委能力建设与教育消化病专家委员会主任委员

中国医师协会内镜医师分会副会长

北京医学会消化内镜分会主任委员

《中华胃肠内镜电子杂志》总编

《中华消化内镜杂志》副总编

吴阶平医药创新奖获得者

三次获得ACG奖

主编简介

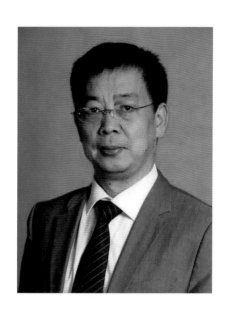

郑月宏

主任医师，博士生导师

北京协和医学院临床科研博士后导师，药学博士生导师，临床博士后导师

北京协和医院血管外科主任

中国微循环学会周围血管疾病专业委员会主任委员

亚太血管学术联盟（APA）会员大会主席

白求恩公益基金会血管分会主任委员

欧美同学会血管医师分会主任委员

澳门医学专科学院培训教授

北京医学会血栓与止血分会候任主任委员

北京医师学会血管分会副会长

中国医师协会内脏动脉学组副组长

《血管与腔内血管杂志》主编

主编简介

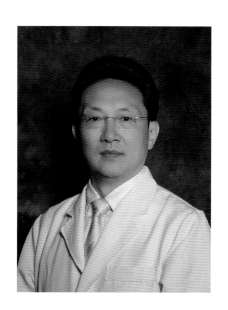

任东林

主任医师、教授、博士生导师

中山大学附属第六医院大外科主任、肛肠外科主任、盆底中心主任

第三届"国之名医"、广东省医学领军人才、岭南名医

中国中西医结合学会大肠肛门病专业委员会主任委员

中国医师协会结直肠肿瘤专业委员会中西医结合诊疗专业委员会主任委员

中国医师协会结直肠肿瘤专委会器官功能保护专业委员会副主任委员

世界中医联合会肛肠专业委员会副主任委员

海峡两岸医药卫生交流协会消化道外科专业委员会副主任委员

世界中联盆底医学专业委员会第一届理事会顾问

中医药高等教育学会临床教育研究会肛肠分会副会长

广东省中西医结合学会大肠肛门病专业委员会主任委员

广东省中医药学会肛肠专业委员会副主任委员

《中华结直肠疾病电子杂志》副总编

《中华胃肠外科杂志》编委

主编简介

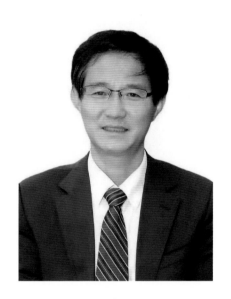

郑家伟

医学博士、教授、博士（后）研究生导师

上海交通大学口腔医学院党委副书记

国际脉管异常研究学会（ISSVA）委员

中华口腔医学会口腔颌面外科专业委员会常委

国家医学考试中心口腔颌面外科学命题专家组副组长

《中国口腔颌面外科杂志》主编

《上海口腔医学》常务副主编

全国统编教材《口腔颌面外科学》编委

荣获国家科学技术进步奖二等奖2项，国家级教学成果奖二等奖1项

副主编简介

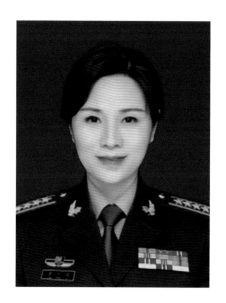

柴宁莉

主任医师、教授、博士研究生导师

解放军总医院消化内科医学部副主任

中华医学会消化内镜学分会秘书长，北京医学会消化内镜学分会常委兼秘书

国家卫健委能力建设和继续教育中心消化病学上消化道学组组长

消化内镜微创诊治领域知名专家，受邀在国际会议演示、讲座百余次

获军队学科拔尖人才（2020）、国家万人计划（2019）、科技部中青年创新领军人才（2019）、百千万人才工程国家级人选（2019）、国家级有突出贡献中青年专家（2019）、国家卫健委"吴杨奖"、军队科技进步一等奖（2016）等荣誉称号和奖励

主持国家重点研发计划分课题1项（2020）、国家自然科学基金5项（含重点课题1项）等课题

近5年以第一作者及通讯作者身份发表SCI收录论文50余篇，总影响因子＞240

授权专利8项，执笔制定专业领域规范及标准、发表中英文"共识意见"8篇

被评为首届"北京医学会优秀中青年医师"

2017年获个人及集体三等功各1次

副主编简介

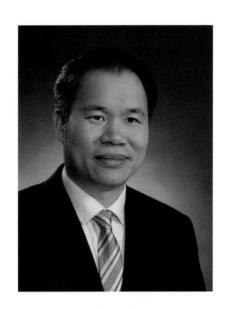

常光其

中山大学附属第一医院血管外科主任，中山大学血管外科研究中心主任

广东省医学会血管外科分会主任委员

粤港澳大湾区血管外科联盟主席

中国医师协会血管外科医师分会副会长

《中华现代外科学》等5种杂志常务编委或编委

从事血管外科临床工作18年，擅长大动脉疾病（包括胸腹主动脉夹层动脉瘤、胸腹主动脉真性动脉瘤及假性动脉瘤）、颈动脉疾病及周围血管疾病的微创介入治疗。

副主编简介

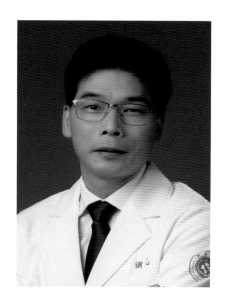

蒋天安

主任医师、教授、博士研究生导师

浙江大学医学院附属第一医院超声医学科主任兼肝胆胰诊治中心副主任

中华医学会超声医学分会副主任委员，中华医学会超声医学分会介入诊疗学组组长

海峡两岸医药卫生交流协会超声专家委员会介入超声学组组长

中国超声医学工程学会介入超声专业委员会副主任委员

CSIMIT纳米刀肿瘤消融学会副主任委员

浙江省医学会超声分会主任委员

浙江省超声医学住培质控中心主任

《中华超声影像学杂志》副总编

《中国超声医学杂志》常务编委

副主编简介

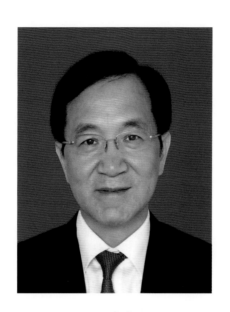

刘德良

主任医师、博士研究生导师

中南大学湘雅二医院消化内科主任，内镜诊疗中心主任

中华医学会消化内镜学分会委员，中华医学会消化内镜学分会食管－胃底静脉曲张学组组长

中国医师协会介入医师分会常委

湖南省消化内镜学专业委员会主任委员

湖南省消化病专业委员会副主任委员

Gastrointestinal Endoscopy 等10余种SCI收录杂志编委或审稿人

副主编简介

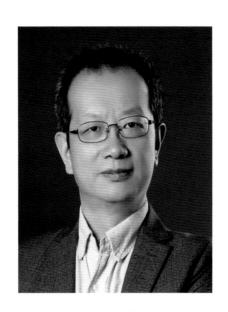

刘　俊

华中科技大学同济医学院附属协和医院消化内镜中心主任医师

中华医学会消化内镜分会常委，中华医学会消化内镜分会内痔协作组组长

中国医师协会内镜专业委员会常委，中国医师协会消化内镜分会常委

海峡两岸医药卫生交流协会消化内镜分会常委

湖北省消化内镜学会主任委员

副主编简介

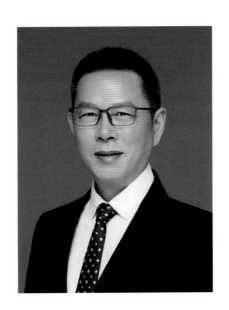

杨柏霖

主任医师、博士研究生导师

南京中医药大学附属医院肛肠科主任

美国结直肠医师学会（FASCRS）国际委员

中国中西医结合大肠肛门病专业委员会委员，中国中西医结合大肠肛门病专业委员会IBD学组副组长

中国医师协会外科分会肛肠学专业委员会委员

世界中医联合会盆底医学专业委员会常务理事，世界中医联合会肛肠病专业委员会理事

江苏省中西医结合大肠肛门病专业委员会副主任委员

美国明尼苏达大学、克利夫兰医学中心和英国St.Mark医院访问学者

主持国家自然科学基金项目4项，发表学术论文90余篇

副主编简介

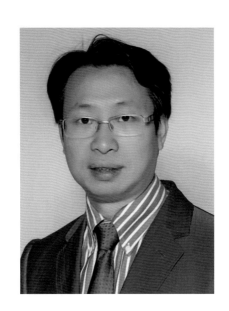

张　靖

广东省人民医院肿瘤中心介入治疗科学科带头人，医学博士、主任医师、博士（后）研究生导师

美国南加州大学博士后，广州市医学重点人才、广东省杰出青年医学人才

中国医师协会介入医师分会妇儿介入专业委员会主任委员

中华医学会放射学分会儿科学组副组长、介入学组生殖泌尿专业委员会主任委员

中国抗癌协会肿瘤介入分会妇儿介入专业委员会主任委员

中国医师协会神经介入分会周围神经介入专业委员会副主任委员

中国妇儿介入联盟主席、中国妇儿介入创新中心主任

广东省医学教育协会介入专业委员会主任委员

广州市医学会放射学分会主任委员

北美放射学会会员、北美儿科放射协会会员

国际眼肿瘤协会会员

中国儿科肿瘤与血管微创介入治疗奠基人与开拓者

获国家科学技术进步二等奖，发表论文100余篇

《中华介入放射学电子杂志》编辑部主任

《当代介入医学电子杂志》编委

序一

近几年，在消化内镜诊疗技术飞速发展、不断革新的基础上，消化内镜治疗学已逐渐成为集诊断和治疗于一体的完整学科体系，进入了发展最为迅速的时期。消化内镜在消化道静脉曲张治疗、早期癌症诊断以及黏膜下肿瘤的诊疗等方面扮演着至关重要的角色。

消化道静脉曲张是消化科与消化内镜的常见病症。曲张静脉破裂出血来势凶猛、危及患者生命，如不能得到及时、正确的诊断和治疗，死亡率极高，是门脉高压急诊救治的难题之一，也是内镜微创治疗推广应用的关键技术领域。

本书相应篇章从门静脉系统解剖、侧支循环、消化道静脉曲张LDRf分型、静脉曲张的治疗方法、急诊出血的处置以及内镜治疗术中、术后的护理与随访等方面，简明扼要地介绍了食管-胃底静脉曲张内镜下硬化剂注射治疗、套扎治疗、组织胶注射治疗等临床诊疗技术，并配有翔实的临床病例和内镜图片供读者参考，增加了本书的可读性和实用性。

开卷有益，该书消化内镜篇章内容丰富，图文并茂，是一本不可多得的消化内镜诊疗技术的参考用书，值得广大读者学习。

中国工程院院士

序二

食管-胃底静脉曲张是肝硬化门静脉高压的并发症之一，食管-胃底静脉曲张破裂出血（esophago-gastric variceal bleeding，EGVB）是导致肝硬化患者死亡的重要原因之一。该病起病急、病情凶险，短时间内即出现周围循环衰竭，对患者生命安全造成严重威胁。目前，内镜下治疗是临床干预EGVB的常用方法。在内镜直视下操作，具有创伤小、恢复快等优点。随着内镜技术的发展，内镜下硬化剂注射疗法（endoscopic injection sclerotherapy，EIS）成为治疗EGVB的首选方法之一，其止血效率高、并发症少，规范而精准的EIS再出血风险低。

硬化剂的注入可有效阻断血流，使得血管内皮损伤，促进血栓形成，加快血管闭塞，引起组织纤维化，使静脉曲张消失，并能预防再出血的发生。同时急性出血患者多数肝功能差，不能耐受外科手术治疗，内镜下硬化剂注射治疗可作为EGVB急诊止血的首选手段，延长了患者的生存期甚至使其重新走上工作岗位。

硬化剂是一类可引起局部明显血栓形成，继而产生炎症、溃疡及纤维化，有效闭塞曲张静脉的药物。国产硬化剂——聚桂醇自2008年上市以来，以其并发症少、疗效确切的优势填补了国产高端硬化剂的缺失，成为国内唯一获批的硬化剂。聚桂醇作为临床必备的急救用硬化剂，在门静脉高压食管-胃底静脉曲张相关诊疗指南中被推荐使用。大量临床研究显示，聚桂醇已在国内成为EGVB急诊止血以及曲张静脉破裂出血一、二级预防的主要药物，该产品是食管-胃底静脉曲张EIS唯一获批的硬化剂。

内镜下聚桂醇硬化治疗技术在EGVB临床应用中的安全性和有效性已得到循证医学的验证，EIS已经成为目前临床上常用的安全性高、疗效确切的治疗方法之一。

我非常荣幸能为本书作序并将此书籍推荐给消化内镜同仁，以供大家学习与参考。

我相信随着医学进步、技术发展、药物创新，将会有更多的治疗方法问世，为患者造福。

程留芳

曾任中华医学会消化病分会常务委员

肝胆疾病协作组组长

序三

痔为肛肠常见病，如何提高治疗效果、减轻患者痛苦仍然是临床亟待解决的问题。随着痔概念的发展和治疗理念的改变，治疗目的已转变为消除症状而不是消除痔本身，因此微创治疗凸显出了优势。

痔注射疗法在西方国家已有100多年历史，是临床上有效的治疗方法之一，具有安全、有效、并发症少等优点，近年来发展迅速。

2008年10月，聚桂醇作为国家专利新药问世。聚桂醇是一种清洁型硬化剂，是目前国内公认的、临床应用最为广泛的硬化剂之一。内痔硬化剂注射疗法操作简单、安全性好、费用较少，止血效果确切，可选择日间门诊治疗模式，不需要较长的术后恢复时间，更符合现代人们治疗疾病和追求健康的理念，已成为Ⅰ～Ⅲ度内痔临床治疗的主要方法之一。内痔硬化疗法不仅具有疗效确切、安全、并发症少的优点，还具有一定的局麻镇痛作用，可以有效减轻患者注射后的疼痛感。

临床应用内痔微创硬化疗法可采用肛门镜或内镜引导下注射两种方式，该方法与套扎术、痔上黏膜环切吻合术（procedure for prolapseand hemorrhoid，PPH）、选择性痔上黏膜吻合术（tissue-selecting therapy stapler，TST）、超声多普勒引导下痔动脉结扎术（dopple guided hemorrhoid artery ligatoion，DG-HAL）等联合应用，在降低术后出血率、复发率和减轻术后疼痛方面也可起到一定的互补、协同作用。

为了让更多的临床医师全面了解内痔硬化疗法的临床技术优势、适应证、禁忌证、术前准备、不良反应、并发症及其预防措施，编写组老师结合自己的临床实践经验，并参考相关专家共识与指南等，编写了"肛门镜下内痔聚桂醇硬化治疗"篇章。该篇内容丰富实用、图文并茂，体现了我国肛肠科一线专家的经验和智慧。该篇是他们多年来经验、教训的总结，值得肛肠科医师认真阅读和用心体会。

中国中西医结合学会大肠肛门病专业委员会主任委员

序四

血管外科是一门年轻而有活力的学科。1952年，Voorhees首次成功制造了维纶人造血管，这是血管外科发展的一个重要里程碑，也是现代血管外科发展的开端。我国的血管外科是从骨科和普通外科分离出来的新兴学科，进入21世纪以后我国的血管外科得到了迅速的发展，特别是血管腔内技术的发展，加快了我国的血管外科赶超世界先进水平的步伐。

血管外科的治疗方式从最早期单纯依靠药物治疗，到可以应用开放手术进行干预，之后腔内技术出现，开放手术与腔内治疗并行。近年来腔内技术不断进步，腔内治疗的技术应用已逐渐超过开放手术，甚至占据了血管外科治疗将近90%的比例。

静脉疾病是常见的多发性疾病，包括静脉功能不全、深静脉血栓形成、先天性静脉疾病等，是各级医院主要面对的血管外科疾病。其中原发性下肢静脉曲张（primary lower extremity varicose veins，PLEVV）最为常见，居血管疾病的首位。

近年来下肢静脉曲张的腔内微创治疗方式逐渐涌现，包括血管内硬化治疗、腔镜交通支手术、静脉腔内射频消融术等，其中泡沫硬化剂腔内注射，属于静脉栓塞无创治疗技术，临床上使用聚桂醇泡沫硬化剂治疗静脉曲张取得了较为显著的疗效。

聚桂醇泡沫硬化疗法以其高效、无创、安全、平价的特点成为静脉疾病微创治疗领域具有里程碑意义的技术创新，且由于泡沫硬化治疗的美容优势突出，愈加受到患者青睐。

为了更好体现"腔内治疗学"这一主旨，同时进一步推广静脉腔内微创治疗技术在广大基层医院的应用。编者组织了国内血管外科、血管介入科数位活跃在临床一线的中青年专家；根据各家医院的特色和优势，结合各自丰富的临床治疗经验及对静脉硬化微创治疗进展的总结分析，分章节共同撰写。本书相应篇章是他们多年来临床实践经验的总结，值得广大有志于静脉疾病诊疗事业的医生仔细阅读和体会。

血管疾病的微创手术及腔内治疗源于临床、实用性强，又融汇前沿、面向未来的理论和技术，需要不断的总结及创新。本书具有实用性、创新性、前瞻性，能够从临床技能、教学、治疗应用等方面满足血管外科、血管介入科等临床医师的阅读需求。

相信本书的出版对全面提升静脉疾病的诊断和治疗具有重大学术价值和社会效益，必将对从事血管外科、血管介入外科和其他临床介入科的中青年医生及相关学者有所裨益，也将会对我国血管外科事业的发展起到积极的推动作用。

景在平

全军血管外科研究所所长

中国医师协会腔内血管学专业委员会主任委员

前言一

伴随着全球科技进步的步伐，现代医学科技日新月异，进入21世纪后，微创医学已成为当今临床医学的主流。在微创医学的核心技术中，以现代内镜技术的发展最为全面和成熟，尤其是消化内镜（digestive endoscopy）的发展对消化系统疾病的诊断和治疗起到了革命性推动作用，消化内镜已从单纯的诊断工具发展成最重要的治疗措施之一，使消化系统疾病的诊治进入了一个"超级微创"的新时代。

消化内镜及其手术器械、药品、技术的更新，促进了消化内镜技术的不断发展完善，诊断内镜"多样化"、治疗适应证"扩大化"是当前消化内镜的发展趋势。

食管-胃底静脉曲张内镜下硬化剂注射治疗技术（endoscopic injection sclerotherapy，EIS）已经成为目前临床上最为常用的安全性高、疗效确切的治疗方法之一。随着内镜诊疗技术的发展，内镜下聚桂醇硬化治疗在胰腺囊性肿瘤、急性非静脉曲张性上消化道出血（acute non-variceal upper gastrointestinal bleeding，ANVUGIB）、胰岛素瘤、食管静脉瘤、内痔等疾病中的应用也越来越广泛。本书从临床角度出发，简明扼要地介绍了聚桂醇硬化治疗在以上疾病当中的操作方法、应用技巧等内容，并配有大量临床病例和内镜图片供读者参考。我浏览了本书的原稿，深感本书内容丰富、图文并茂、直观实用、简单明了、可读性强，是数位奋战在消化内镜治疗工作一线的专家教授的经验总结和智慧结晶。他们将自己的经验毫无保留地贡献给广大消化内镜同仁，相信一定能够给基层医师带来很大的帮助。

专业技术少将

中华医学会消化内镜学分会主任委员

前言二

近年来，血管外科在国内外的发展远超出了人们的想象。血管外科微创新技术如雨后春笋般涌现，新生力量不断地投入到血管外科事业中来。血管外科作为一门相对新兴的"朝阳"学科，需要更多的医学基础知识和临床实践技能的支持。

下肢静脉曲张是血管外科的常见疾病，虽然不会威胁生命，但是如果治疗不及时，可能会引起小腿溃疡、静脉血栓等后果。我国人口基数大，下肢静脉曲张的患者众多，血管外科医生对于下肢静脉曲张的治疗应予以重视。临床针对下肢静脉曲张的主要治疗手段包括药物、压力、硬化剂和手术治疗。本书相应篇章主要讲了下肢静脉曲张的泡沫硬化治疗，此方法有微创美观、复发率低、治疗成本低的特点，该治疗方法已逐渐成为该疾病的临床主流诊疗方案之一。

本书相应篇章以简洁的文字介绍疾病的定义、病理生理、超声诊断依据、泡沫硬化治疗的临床技巧和经验，配以大量的典型病例照片加以说明。希望本书能为血管外科微创治疗技术的发展与普及发挥积极的作用，能为更多患者解决因为下肢静脉曲张所带来的问题。

静脉曲张的治疗方法有很多种，泡沫硬化治疗仅是其中一种，所谓仁者见仁智者见智，本书所写内容仅供读者参考。最后，感谢各位编者所付出的心血和汗水！

中国微循环学会周围血管疾病专业委员会主任委员
亚太血管学术联盟（APA）会员大会主席

前言三

　　介入超声作为超声医学和微创诊疗学的一个重要分支，是通过超声影像引导实时监测进针和诊疗操作全过程的一门技术，具有穿刺准确性高、创伤小、操作便捷且无辐射、费用相对低、可在床旁操作、可重复进行、诊疗效果可靠等特点，因而近30年来发展迅速，并在临床得到广泛应用。

　　聚桂醇作为临床常用的硬化剂，近年来得到临床的普遍认可和应用。超声引导下的聚桂醇硬化治疗技术已经广泛地应用于各种囊肿性疾病的治疗，具有适应证广、疗效可靠、微创无痛、美观无瘢痕、复发率低、不良反应少等优点，成为各种囊肿或囊性占位性病变最常用的技术。由于技术成熟和可靠的疗效，超声引导下的硬化剂注射治疗已部分替代了传统的外科手术。

　　为了让更多的医师掌握和规范化地应用这项微创治疗技术，更好地为广大患者服务，我们组织了超声影像领域的专家教授参与编写了本书相应篇章。本书的出版旨在促进微创治疗技术在临床的推广应用，使临床医师能够详细了解各种囊肿性疾病聚桂醇硬化治疗的技术优势、适应证、禁忌证、术前准备、术中注意事项、不良反应和并发症及其防治措施。本书突出实用性、系统性，内容丰富、图文并茂，文后还附有大量国内外参考文献可供大家阅读参考，相信本书对于我国开展介入超声的单位和临床医师来说，是一本十分有价值的参考书。

　　本书相应篇章的编者均为长期从事超声诊疗的一线同道，具有丰富的临床实践经验，编写内容也是他们多年临床经验的积累，在此对各位编者的辛勤付出表示感谢！

　　衷心希望与各位同道分享这本值得信赖并能常备案头的专业书籍，希望能够对各位临床医师在该专业疾病的诊疗提供有益的帮助。

中华医学会超声医学分会主任委员
亚洲超声联合会理事、亚洲消融学会理事

前言四

血管瘤和脉管畸形是一组复杂的来源于脉管系统的疾病。婴幼儿血管瘤以内皮细胞增殖为特征，是最常见的婴幼儿良性肿瘤。静脉畸形是胚胎发育时期脉管系统发育异常所致。血管瘤和静脉畸形可能引起严重的面部畸形和功能障碍，治疗方法较多，但硬化治疗（sclerotherapy）是其主要的治疗方法。过去常用的硬化剂有平阳霉素、博莱霉素、无水乙醇、十四烷基硫酸钠、鱼肝油酸钠等。

近年来，国产硬化剂聚桂醇被广泛用于血管瘤和静脉畸形的治疗，泡沫化硬化治疗技术的发展推动了其临床应用，其治疗有效性和安全性已被大量基础和临床研究所证实。作为清洁剂类硬化剂的代表之一，聚桂醇硬化治疗血管瘤及静脉畸形具有安全、有效、美观等特点，治疗后无明显瘢痕，硬化剂对机体无免疫抑制作用，不抑制骨髓造血功能，安全性高，已逐步取代其他硬化剂，成为治疗血管瘤及静脉畸形的主流药物。

为了进一步推广该技术的临床应用，我们组织国内口腔颌面外科、介入科、整形外科、血管瘤科、皮肤科等领域的知名专家，就聚桂醇硬化治疗血管瘤及静脉畸形疾病的术前诊断、操作规范、并发症的预防和处理等临床实用技术进行阐述，旨在对这一微创治疗技术的规范化应用提供指导。

本书相应篇章的编者均为长期在临床第一线从事血管瘤、静脉畸形诊断与治疗的专家，具有丰富的临床实践经验，编写内容也是他们多年临床经验的积累，相信对广大读者会有所裨益。在此对各位编者的辛勤付出表示感谢！

本书突出实用性、系统性，内容丰富、图文并茂，文后还附有大量国内外参考文献，可为读者深入学习提供参考。

由于编写时间有限，编者专业领域不同，认识和学术观点不尽一致，书中难免有遗漏或不妥之处，恳请读者批评指正。

郑家伟

国际脉管异常研究学会（ISSVA）委员
中华口腔医学会口腔颌面外科专业委员会常委

目　录

上　册

下　册

第一篇
消化道静脉曲张及其伴发疾病硬化治疗

第一章
肝门静脉系统解剖及消化道静脉曲张概述

刘迎娣

单位：中国人民解放军总医院第一医学中心

第一节　肝门静脉系统解剖结构及概要

　　肝门静脉（hepatic portal vein），又称门静脉，是肝门静脉系统的主干，长6～8cm，直径1.0～1.2cm。肝门静脉主要由肠系膜上静脉与脾静脉在胰头和胰体交界处的后方汇合而成，相当于第2腰椎的高度。在肝内反复分支，最后汇入肝血窦，与肝固有动脉的分支流入肝血窦的血，共同经过肝细胞后又汇合成小静脉，然后逐级汇入肝静脉（图1-1-1）。门静脉主干是由肠系膜上、下静脉和脾静脉汇合而成，其中约20%的血液来自脾。门静脉的左、右两干分别进入左、右半肝后逐渐分支，其小分支和肝动脉小分支的血流汇合于肝小叶内的肝血窦（肝的毛细血管网），然后汇入肝小叶的中央静脉，再汇入小叶下静脉、肝静脉，最后汇入下腔静脉。所以，门静脉系统位于两个毛细血管网之间，一端是胃、肠、脾、胰的毛细血管网，另一端是肝小叶内的肝血窦。需要指出，门静脉和肝动脉的小分支血流不但汇合于肝小叶内的肝血窦，还在肝小叶间汇管区借着无数的动静脉间的小交通支相互沟通。这种动静脉交通支一般仅在肝内血流量增加时才开放而被利用。所以，两种压力不同的血流（肝动脉压力为门静脉压力的8～10倍）经过肝小叶内的肝血窦和利用肝小叶间汇

典型排列

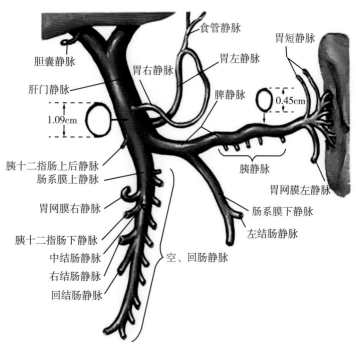

图1-1-1

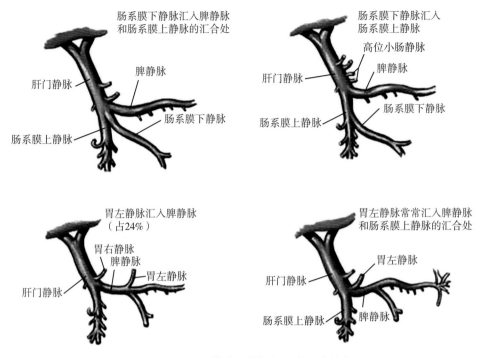

图1-1-1　肝门静脉系统解剖示意图（续）

管区的动静脉交通支后，得到平衡，再汇入肝小叶的中央静脉。

　　正常人全肝血流量每分钟约为1500ml，其中门静脉血流量占60%～80%，平均为75%，门静脉血流量每分钟约为1100ml。肝动脉血占全肝血流量的20%～40%，平均为25%，肝动脉血流量每分钟约为350ml。由于肝动脉的压力大、血的含氧量高，故门静脉和肝动脉对肝的供氧比例几乎相等。

一、肝门静脉系统特点

1. 始末均为毛细血管。一端始于胃、肠、胰、脾的毛细血管网，另一端终于肝小叶内的血窦。
2. 无静脉瓣。
3. 将小肠吸收的营养物质运送到肝。

（一）收纳回流的范围

腹腔内不成对脏器（肝除外）的静脉血。

（二）组成

　　肝门静脉的属支主要有肠系膜上静脉、脾静脉、胃左静脉和肠系膜下静脉、胃右静脉、胆囊静脉和附脐静脉（图1-1-2）。

二、门静脉系与腔静脉系之间的交通支

（一）门静脉系与腔静脉系之间存在4个交通支（图1-1-3）

　　1. **胃底-食管下段交通支**　门静脉血流经胃左静脉、胃短静脉，通过食管-胃底静脉与奇静

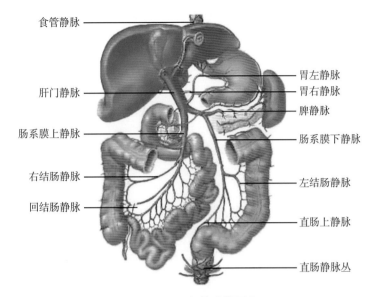

图 1-1-2 肝门静脉的属支

食管静脉

肝门静脉

肠系膜上静脉

右结肠静脉

回结肠静脉

胃左静脉

胃右静脉

脾静脉

肠系膜下静脉

左结肠静脉

直肠上静脉

直肠静脉丛

脉、半奇静脉的分支吻合，流入上腔静脉。

2. **直肠下段-肛管交通支** 门静脉血流经肠系膜下静脉、直肠上静脉与直肠下静脉、肛管静脉吻合，流入下腔静脉。

3. **前腹壁交通支** 门静脉（左支）的血流经脐旁静脉与腹上深静脉、腹下深静脉吻合，分别流入上、下腔静脉。

4. **腹膜后交通支** 在腹膜后，有许多肠系膜上、下静脉分支与下腔静脉分支相互吻合。

在这四个交通支中，最主要的是胃底、食管下段交通支，这些交通支在正常情况下都很细小，血流量都很少。

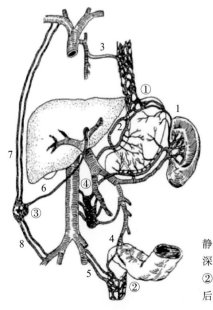

1.胃短静脉；2.胃冠状静脉；3.奇静脉；4.直肠上静脉；5.直肠下静脉、肛管静脉；6.脐旁静脉；7.腹上深静脉；8.腹下深静脉。①胃底-食管下段交通支；②直肠下段-肛管交通支；③前腹壁交通支；④腹膜后交通支。

图 1-1-3 门静脉系与腔静脉系之间的交通支

三、肝门静脉与腔静脉之间的吻合支

肝门静脉与腔静脉之间存在广泛的侧支吻合，这些吻合支在正常情况下不开放，但在肝门静脉高压症时开放形成侧支循环，使肝门静脉系统部分血液导入腔静脉，从而降低肝门静脉的压力（图1-1-4、图1-1-5）。

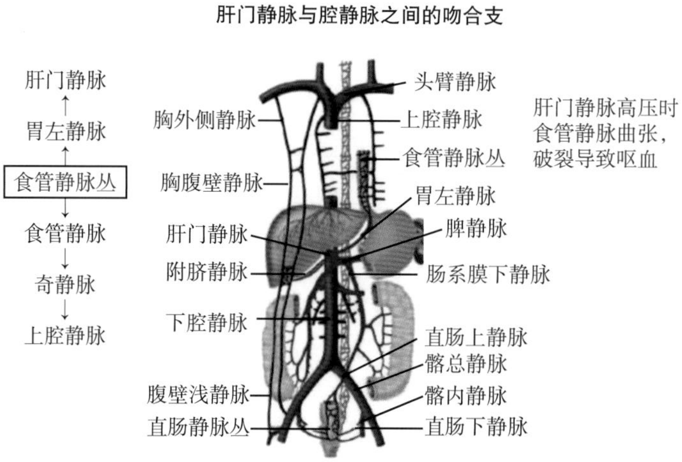

肝门静脉与腔静脉之间的吻合支

肝门静脉
↓
胃左静脉
↓
食管静脉丛
↓
食管静脉
↓
奇静脉
↓
上腔静脉

头臂静脉
上腔静脉
食管静脉丛
胃左静脉
脾静脉
肠系膜下静脉
直肠上静脉
髂总静脉
髂内静脉
直肠下静脉

胸外侧静脉
胸腹壁静脉
肝门静脉
附脐静脉
下腔静脉
腹壁浅静脉
直肠静脉丛

肝门静脉高压时食管静脉曲张，破裂导致呕血

图1-1-4　肝门静脉与腔静脉之间的吻合支

1. 肝门静脉系统的胃左静脉、胃短静脉和胃后静脉，在食管下段和胃底处，与腔静脉系统奇静脉的食管静脉支相吻合。在肝门静脉高压症时，血液可经胃左静脉至食管静脉、奇静脉流入上腔静脉，因此可发生食管-胃底静脉曲张。曲张的静脉易受物理性或化学性损伤和黏膜面溃疡糜烂而破裂，引起急性大出血。曲张的静脉破裂后，因管壁薄弱缺乏弹性收缩，自动止血的概率较小，故须施行间奇静脉断流等手术，可得到一定的止血效果。

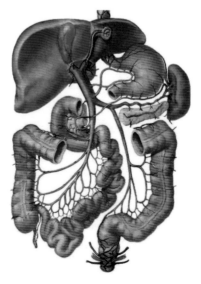

图1-1-5　肝门静脉与腔静脉之间的侧支循环

2．肝门静脉系统肠系膜下静脉的直肠上静脉，在直肠下段与腔静脉系统髂内静脉的直肠中、下静脉相吻合，在肝门静脉高压症时，直肠下段静脉可曲张成痔。

3．肝门静脉系统的附脐静脉，在脐周围与腹壁上静脉及胸腹壁静脉相吻合，与上腔静脉相交通。同时，也与腹壁下静脉及腹壁浅静脉相吻合，而与下腔静脉相交通。在肝门静脉高压症时，位于脐周围的腹壁浅表静脉可发生曲张，称为"海蛇头"。

第二节　门静脉高压症的病理生理学

门静脉高压症（portal hypertension，PHT）的定义为门静脉与下腔静脉压力差大于5mmHg。门静脉压力增加导致全身内脏动脉血管扩张，高动力循环状态伴发门－体侧支循环形成，加速相关并发症的发生。

一、门静脉高压症基本病理生理

门静脉高压症的特征是门静脉系统血流受阻和/或血流量增加，门静脉及其属支血管内静力压升高并伴侧支循环形成，临床主要表现为腹水、食管－胃底静脉曲张（esophago-gas-tric fundal varices，EGV，以前曾称为食管胃静脉曲张，gastroes ophageal varices，GOV）、食管－胃底静脉曲张破裂出血（esophago-gas-tric variceal bleeding，EGVB）和肝性脑病（旧称肝昏迷）等，其中EGVB病死率高，是最常见的消化系统急症之一（图1-1-6～图1-1-8）。

肝门静脉系统的胃左静脉、胃短静脉和胃后静脉，在食管下段和胃底处与腔静脉系统奇静脉的食管静脉支相吻合。在肝门静脉高压症时，血液可经胃左静脉至食管静脉、奇静脉流入上腔静脉，因此可发生食管－胃底静脉曲张（图1-1-9）。曲张的静脉易受物理性或化学性损伤和黏膜面溃疡糜烂而破裂，引起急性大出血。食管－胃底静脉曲张破裂出血（EGVB）是肝硬化较危重的并发症之一，部分患者因此而死亡。肝硬化失代偿期患者约有50%合并食管－胃底静脉曲张。对于部分Child-Pugh C级的慢性肝硬化患者，食管－胃底静脉曲张发生率可上升至85%左右。未接受过任何血管介入治疗的EGVB患者，1年内复发概率高达70%。

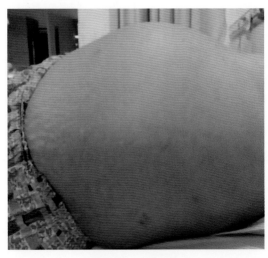

图1-1-6　肝腹水

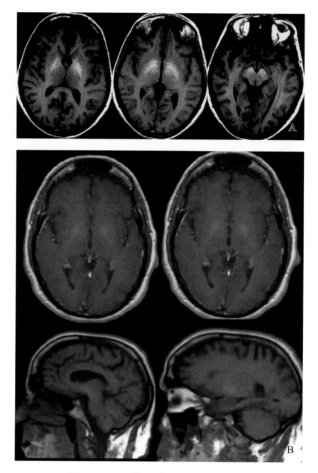

图 1-1-7　肝性脑病的 MRI 常规成像

注：A. 1 例慢性 HE 患者，T_1WI 可见双侧苍白球、中脑前部对称性的 T_1WI 高信号；B. 是另外 1 例以震颤和精神异常为主要表现的慢性 HE，有肝硬化病史，MRI 可见轴位及矢状位 T_1WI 双侧苍白球对称性高信号，增强后未见明显强化。

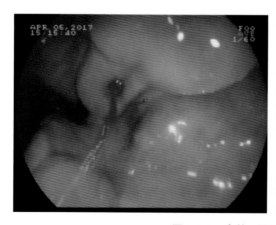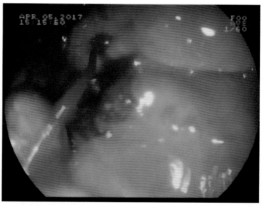

图 1-1-8　食管 - 胃底静脉曲张破裂出血

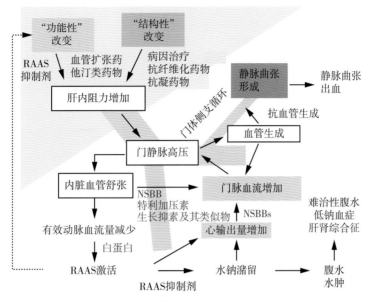

图 1-1-9　门静脉高压症的病理生理

二、PHT患者食管下段静脉解剖概要

1. **食管下段静脉可分为4层**　①上皮微血管丛，位于黏膜固有层之上皮下层；②表浅静脉丛，位于黏膜固有层；③深层固有静脉，位于黏膜下层，又称黏膜下静脉；④食管外层静脉。

2. **上述前三者称为食管内层静脉，食管内层静脉与外层静脉间由穿通静脉互相交通**　PHT后此四层静脉均扩张，为正常的3～5倍，尤其是黏膜下静脉扩张最显著，形成食管静脉曲张（esophageal varices，EV），即内镜下所见3～5条粗大的静脉。治疗目的是消除黏膜下静脉，其他静脉缓慢排出门静脉系统压力。食管静脉曲张破裂大出血是黏膜下较大的、曲张的深静脉破裂，或系与这些深静脉直接沟通的浅表静脉丛较大的交通支破裂所致。而可以自行止血的食管静脉曲张破裂出血（esophageal variceal bleeding，EVB）则可能是扩张的食管内层静脉破裂，或系远离较大曲张静脉的浅表静脉丛的分支破裂所致。穿通静脉（沟通深静脉与食管外层静脉）的存在与所处的位置可能是顽固性食管静脉曲张难以治愈的原因。

第三节　内镜下消化道静脉曲张LDRf分型法

日本及欧美国家有关食管－胃底静脉曲张的分型、分级标准不同。2009年我国开始应用集分类、记录、治疗方法与治疗时机为一体的新的静脉曲张分型方法——LDRf。LDRf分型法提出了不同直径、不同部位采取不同的内镜治疗方法，不同血管表型选择不同的治疗时间。

LDRf分型法是具体描述静脉曲张在消化道内所在位置（location，L）、直径（diameter，D）与危险因素（risk factor，Rf）的分型记录方法（表1-1-1，图1-1-10～图1-1-12）。

表 1-1-1　消化道静脉曲张 LDRf 分型法

分类		
位置（L）	Le：曲张静脉位于食管	
	Les：曲张静脉位于食管上段	
	Lem：曲张静脉位于食管中段	
	Lei：曲张静脉位于食管下段	
	Lg：曲张静脉位于胃部	
	Lgf：曲张静脉位于胃底	
	Lgb：曲张静脉位于胃体	
	Lga：曲张静脉位于胃窦	
	Ld：曲张静脉位于十二指肠	
	Ldl：曲张静脉位于十二指肠第一段	
	Ld2：曲张静脉位于十二指肠第二段	
	Ldl, 2：曲张静脉位于十二指肠第一二段交界	
	Lr：曲张静脉位于直肠	
	多段或多部位曲张静脉使用相应部位代号联合表示	
直径（D）	D_0：无曲张静脉	
	$D_{0.3}$：曲张静脉最大直径＜0.3cm	
	D_1：曲张静脉最大直径在 0.3～1.0cm	
	$D_{1.5}$：曲张静脉最大直径在 1.1～1.5cm	
	D_2：曲张静脉最大直径在 1.6～2.0cm	
	D_3：曲张静脉最大直径在 2.1～3.0cm	
	D_4：曲张静脉最大直径在 3.1～4.0cm	
	D_5：曲张静脉最大直径在 4.1～5.0cm	
	曲张静脉最大直径＞5.0cm，按 D＋直径数字方法表示	
危险因素（Rf）	Rf0：红色征阴性（RC－），未见糜烂、血栓及活动性出血	
	Rf1：红色征阳性（RC＋）或肝静脉压力梯度（HVPG）＞12mmHg，未见糜烂、血栓及活动性出血	
	Rf2：可见糜烂、血栓、活动性出血，或镜下能够见到新鲜血液，并能够排除非静脉曲张性出血因素	

注：L（location）.表示解剖位置，即静脉曲张所处的位置，其意义在于对治疗方法有建议作用。D（diameter）.表示血管直径，即曲张静脉的最大直径，其意义在于确定采取何种治疗方法。Rf（risk factor）.表示危险因素，即风险因子，其意义在于确定采取治疗的时机。

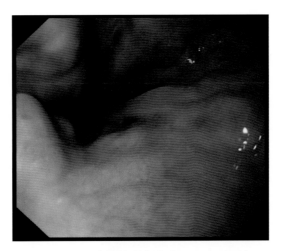

图 1-1-10 食管静脉曲张（LesmiD5Rf2）

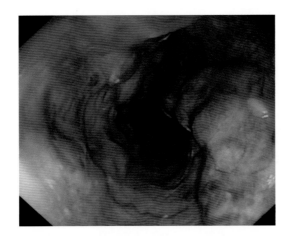

图 1-1-11 胃底静脉曲张（LesmigfD5Rf2）

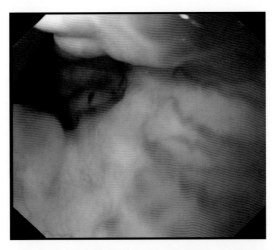

图 1-1-12 胃食管连通型静脉曲张（曲张静脉位于食管延伸到胃底）

一、LDRf分型法的特点

1. 便于记忆、方便使用。
2. 扩展应用于全消化道静脉曲张。
3. 记录方式简洁，包含信息量大。包括治疗时机、治疗方法、治疗目标、疾病的筛查、随访及序贯治疗等。

二、表示方法

1. Lxx

（1）第1个"X"为脏器英文名称的首字母，即食管"e"（esophageal），胃"g"（gastric），十二指肠"d"（duodenum），空肠"j"（jejunum），回肠"i"（ileum），直肠"r"（rectum）等。

（2）第2个"X"描述曲张静脉位于该脏器的哪一段，以食管为例，上段"s"（superior），中段"m"（middle），下段"i"（inferior），分别记作Les、Lem、Lei。

孤立胃静脉曲张（gastric varices，GV）记作Lg，Lgf表示曲张静脉位于胃底；Lgb表示曲张静脉位于胃体；Lga表示曲张静脉位于胃窦；若食管静脉曲张延伸至胃底，则记作Le, g。

若曲张静脉为多段，则使用相应部位代号联合表示，如为食管下段与胃底均存在静脉曲张，但未相通，记录为Lei，Lgf。

2. D0.3-D5 表示所观察到曲张静脉最大直径，按D＋直径数字方法表示，数字节点以内镜下治疗方式选择为依据：D0.3、D1、D1.5、D2、D3等。

3. Rf0，1，2 危险因素表示观察到的曲张静脉出血的风险指数，静脉曲张破裂出血的相关危险因素如下。

（1）红色征：红色征阳性（包括鞭痕征、血疱征等）为提示曲张静脉易于出血的征象。

（2）HVPG：是指肝静脉压力梯度（hepatic venous pressure gradient），用于判断食管-胃底静脉曲张的发生及其预后。

（3）糜烂：提示曲张静脉表层黏膜受损，是近期出血的征象，需要及时内镜下治疗。

（4）血栓：无论是红色血栓或是白色血栓都是即将出血的征象，需要及时内镜下治疗。

（5）活动性出血：内镜下可以看到曲张静脉正在喷血或是渗血。

（6）以上因素均无，但镜下可见到新鲜血液并能够排除由非静脉曲张性出血因素引起。

依照是否有近期出血征象以及是否有急诊内镜下治疗的指征，分为3个等级：Rf0（无以上6个危险因素，无近期出血指征）、Rf1（红色征阳性或HVPG＞12mmHg，有近期出血的征象，需要择期进行内镜下治疗）和Rf2（可见糜烂、血栓、活动性出血，需要及时进行内镜下治疗）。

三、LDRf分型对内镜治疗方法选择的指导意义

1. 位置（L）分型对治疗方法选择的意义（表1-1-2）。

表1-1-2 曲张静脉位置（L）的解剖特点与治疗方法的建议

解剖特点	治疗方法建议
Le：曲张静脉位于食管，位于该部位的曲张静脉与纵隔内大静脉交通较多，其突出问题是注射进该部位的物质可在极短时间内进入肺、心脏等器官	组织黏合剂：在该部位注射发生异位栓塞的概率比其他部位高出许多倍，且注射进纵隔的组织黏合剂不易排出，造成食管狭窄等并发症 硬化剂：大剂量注射易导致ARDS
Lei：食管下段有括约肌的作用，因此下段进行注射等操作后，有局部自然压迫止血作用 静脉曲张是从下段向上延伸	下段硬化剂注射较中上段安全 下段硬化剂注射、套扎往往能起到对中上段曲张静脉的治疗作用
Lem、Les：食管中下段缺乏下段括约肌的作用，局部压迫止血作用较下段差	套扎器相对硬化剂安全
Le, g：食管静脉曲张与胃静脉曲张相通 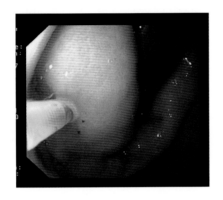	硬化剂：从食管注射的硬化剂可以对胃内血管曲张进行治疗 组织黏合剂：从胃注射的组织胶可以对食管静脉曲张达到治疗作用 套扎：套扎食管静脉会加重胃底静脉曲张
Lgf：曲张静脉位于胃底，胃底腔是一个含有气体的空腔，曲张静脉直径可能很粗、单腔，局部不存在胃腔自己的压迫止血作用	组织黏合剂：能够迅速填塞血管腔，不易发生异位栓塞 硬化剂：注射后局部易形成溃疡，近期再发大出血概率在30%以上 套扎：套扎器直径小很难完全套扎血管，套扎环对血管易形成切割等作用，导致致死性出血
Lgb：曲张静脉位于胃体，易形成丛状血管，多与胰腺炎、肿瘤等导致脾静脉局部回流不畅有关，局部虽有收缩，但在此处的静脉曲张治疗经验相对较少	组织黏合剂：能够迅速填塞血管腔，不易发生异位栓塞 硬化剂：注射后局部易形成溃疡，近期再发大出血概率在30%以上 套扎：套扎器直径小很难完全套扎血管，套扎环对血管易形成切割等作用，导致致死性出血
Ld1, 2：曲张静脉位于十二指肠，腔内情形介于食管中段与胃之间，但曲张静脉不像胃那样粗，局部不存在胃腔自己的压迫止血作用	病例少，经验少 组织黏合剂：能够迅速填塞血管腔，不易发生异位栓塞 硬化剂：注射后局部易形成溃疡 套扎：套扎器对于直径相对理想的血管效果比较好
Lj：空肠静脉曲张 Lil：回肠静脉曲张 Lc：结肠静脉曲张	病例少，经验少
Lr：曲张静脉位于直肠，曲张静脉直径可能很粗、单腔，局部存在直肠收缩的压力，存在局部压迫止血作用	组织黏合剂：能够迅速填塞血管腔，不易发生异位栓塞 硬化剂：注射后局部易形成溃疡，近期再发大出血可能性大 套扎：痔疮专用的套扎器，对于发生于肛门括约肌的曲张血管有确定的治疗作用。但对发生于直肠中部的血管经验少

注：ARDS.急性呼吸窘迫综合征。

2. 直径（D）分型对治疗方法选择的意义（表1-1-3）。

表1-1-3　直径（D）分型对治疗方法选择的意义

曲张静脉直径分型	治疗方法建议
D0	曲张静脉治疗后表现
D0.3 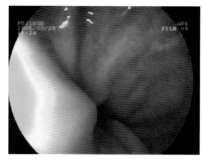	适用：APC、激光、止血夹等 不适用：套扎、注射
D1	适用：套扎、硬化剂注射 不适用：APC、激光、止血夹等
D1.5	适用：套扎、硬化剂注射 不适用：APC、激光、止血夹等
D2	适用：EIS（在食管），HI（主要在食管外） 不适用：套扎、APC、激光、止血夹等
D3 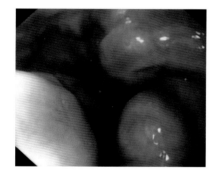	适用：EIS＋贲门部HI（在食管），HI（主要在食管外）
D4 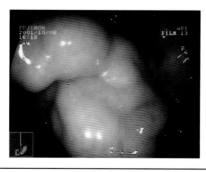	适用：HI 不适用：EIS、套扎、APC、激光、止血夹等

注：EIS.endoscopic injection sclerotherapy，内镜下硬化剂注射治疗技术；APC.Argon plasma coagulation，氩离子凝固术；HI.氰基丙烯酸盐类组织黏合剂（Histoacryl组织胶水）。

3．风险因素（Rf）分型对治疗时机选择的意义（表1-1-4）。

表1-1-4　风险因素（Rf）分型对治疗时机选择的意义

分型	治疗方法建议
Rf0	D0.3不治疗，每年随访1次内镜
	D1以上择期套扎，或每半年随访1次内镜
	D1.5以上食管择期EIS＋贲门部HI，或3个月到每半年随访1次内镜
	食管以外HI，或3个月到每半年观察1次内镜
Rf1	3个月内进行治疗
Rf2	立即进行内镜下治疗

第四节　食管–胃底静脉曲张破裂出血的治疗方法

　　门静脉高压症是肝硬化晚期患者的主要临床特征，由门静脉血流量增加和肝内血管阻力增加共同形成，临床表现具有多样性。食管–胃底静脉曲张（EGV）是其最常见的并发症，首次诊断为肝硬化的患者中约有一半合并有EGV，每年约有7%的肝硬化患者新发EGV，每年约有7%的患者由轻度EGV发展为中–重度EGV。EGV患者的年出血率约为12%，经历过一次出血事件（EGVB）的患者，1年内再出血率约为60%，且每次出血事件的病死率约为30%，属于临床常见的危急重症（图1-1-13）。

　　EGVB的治疗主要包括以下四个方面：①预防首次出血，即一级预防。②控制急性EGVB。③预防再次出血，即二级预防。④积极改善肝功能，即病因治疗。在这里主要介绍前三个方面。

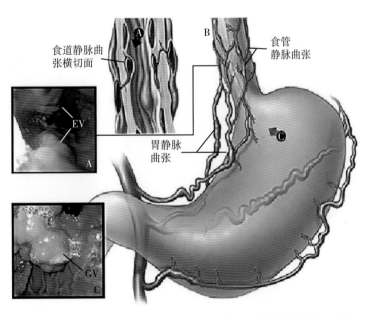

图1-1-13　肝硬化门脉高压食管静脉曲张（EV）、胃底静脉曲张（GV）示意图

一、EGVB的一级预防

EGVB的一级预防主要包括药物预防（非选择性β受体阻滞剂）和内镜预防。

1. 无食管静脉曲张以及轻度食管静脉曲张但无出血风险者，不主张使用非选择性β受体阻滞剂进行预防。

2. 轻度食管静脉曲张但出血风险相对较高（Child-Pugh分级为B级、C级或红色征阳性），推荐使用非选择性β受体阻滞剂进行预防。

3. 中到重度食管静脉曲张者，若出血风险较低，首选非选择性β受体阻滞剂预防，若患者对非选择性β受体阻滞剂存在不耐受、有用药禁忌或用药依从性差等问题，则可选择内镜下食管静脉曲张套扎术（esophageal variceal ligation，EVL）进行一级预防；若出血风险高，可选择非选择性β受体阻滞剂或EVL进行一级预防，二者的预防效果相当。

不推荐使用内镜下硬化剂注射疗法、外科手术及经颈静脉肝内门-体分流术（transjugular intrahepatic portosystemic shunt，TIPS）进行EGVB的一级预防。非选择性β受体阻滞剂联合EVL进行一级预防并未展现出优势且不良反应更为突出，因此不推荐二者联合用于EGVB的一级预防。

目前主张使用非选择性β受体阻滞剂进行胃静脉曲张破裂出血的一级预防。非选择性β受体阻滞剂通过降低心排血量、收缩内脏血管发挥降低门静脉压力的作用，同时能减少细菌易位，减少腹水、自发性细菌性腹膜炎的发生。

二、急性EGVB的治疗

EGVB病情急、变化快，是肝硬化患者致命性的并发症，一次急性出血事件的6周病死率高达20%（图1-1-14）。因此，对于急性EGVB患者，首先应采取积极有效的治疗措施进行抢救。

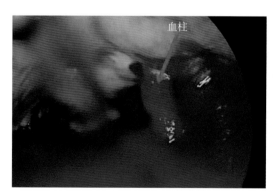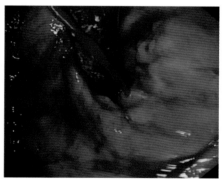

血柱

图1-1-14　EGVB患者曲张破裂静脉大出血

急性EGVB大出血的处理应包括纠正失血性休克、防止胃肠道出血相关并发症、有效控制出血、监护生命体征，考虑在重症监护病房（intensive care unit，ICU）条件下进行治疗。对于少量出血、生命体征稳定的急性EGVB患者，可于普通病房进行治疗和观察。在维护好生命体征的基础上，可进行药物、内镜、外科、介入等方面的治疗。

1. 一般急救措施　患者应卧床休息，保持呼吸道通畅，避免呕血时血液吸入引起窒息；应迅速建立静脉通道补充血容量，严密监测患者生命体征及出血情况，必要时给予输血，但输血量不应使血红蛋白高于80g/L，如果过量输血，可能会引起门静脉压力迅速增加，导致静脉曲张再次破裂出血，增加患者的病死率。由于多数患者在失血的同时伴有肝功能障碍及凝血功能障碍，因此也要及时补充新鲜冷冻血浆和血小板。

2．**血管活性药物**　血管活性药物可以直接或间接收缩胃肠道血管，减少流入门静脉内的血流量，使门静脉压力降低，从而达到止血的目的。因此，一旦怀疑患者为EGVB，应尽快给予血管活性药物治疗。三甘氨酰赖氨酸加压素（特利加压素）是一种长效血管升压素，是目前唯一一种可以改善EGVB患者生存率的血管活性药物。如果条件允许，应尽快应用三甘氨酰赖氨酸加压素；若无条件，则依据当地医院条件和医师的经验用药。诊断明确后，血管活性药物应持续用药2～5天。

3．**预防性使用抗生素**　约20%的EGVB患者入院前已存在细菌感染，如果入院后未使用抗生素，还将会有半数的患者新发细菌感染，主要表现为自发性细菌性腹膜炎、自发菌血症、泌尿系统感染和肺部感染。预防性使用抗生素不仅能够降低患者的感染率和再出血率，还可以降低患者的病死率。因此，急性EGVB患者也应尽早使用抗生素治疗，短期（7天）应用氟喹诺酮类药物（如环丙沙星或诺氟沙星）为其首选。但由于院内喹诺酮耐药菌的增加，建议首选短期静脉应用三代头孢类抗生素。

4．**内镜治疗**　内镜治疗的目的是控制肝硬化急性食管静脉曲张出血及尽可能使静脉曲张消失或减轻，以防止其再出血。内镜治疗包括内镜下曲张静脉套扎术（EVL）、硬化剂注射治疗（EIS）及钳夹法或组织黏合剂注射治疗胃静脉曲张。经过抗休克和药物治疗后，血流动力学稳定的患者应尽早行内镜检查，以明确出血原因及出血部位。EIS和EVL均为控制急性EGVB的有效方法，止血成功率在80%～90%。所有静脉曲张破裂出血事件中，仅10%～30%为胃静脉曲张破裂出血，但其出血量大、难以控制，预后多不佳。内镜下注射组织黏合剂为其首选治疗方法，止血成功率可达90%。一项长期随访研究表明，内镜下注射组织黏合剂后10年累计未出血率为48.2%，10年累计生存率为55.5%。

5．**三腔二囊管压迫术**　尽管药物联合内镜治疗以及抗生素治疗对急性EGVB患者有一定的疗效，但仍然有10%～20%的患者出血不能得到有效控制。对于这部分患者，可以使用三腔二囊管压迫治疗，但压迫时间不能超过24小时，否则会导致食管黏膜糜烂，甚至坏死、穿孔。三腔二囊管压迫治疗的止血率可达80%～90%，但其再出血率可达50%。这项暂时性的止血措施，可以为急救治疗赢得时间，也可以为进一步内镜治疗或者其他治疗创造条件。

6．**经颈静脉肝内门－体分流术（TIPS）**　TIPS被认为是急性EGVB患者的救命治疗而非一线治疗，尽管其能有效控制患者出血，减少静脉曲张再出血的发生率，但是并不能提高患者的生存率，反而增加了肝性脑病的发生率。对于顽固性出血，血管活性药物与内镜治疗均无效的患者应考虑行TIPS。近年来有研究指出，对于存在高风险治疗失败的患者，如HVPG≥20mmHg、肝功能Child-Pugh分级C级或B级伴内镜下活动性出血者，应尽早行TIPS，最好于入院24小时内进行，能够有效提高止血率，并且改善患者的生存情况（图1-1-15）。

7．**外科手术**　外科手术治疗仅用于药物和/或内镜治疗无法控制的出血，以及技术或解剖原因（如完全性门静脉血栓）无法行TIPS的患者。手术治疗主要分为两类：一类是不同的分流手术来降低门静脉压力；另一类是阻断门－奇静脉间的反常血流，达到止血目的。外科手术治疗一般适用于肝功能Child-Pugh分级A级患者，而对于B级或C级的患者，术后并发症多、病死率高（高达80%），所以应尽量避免。

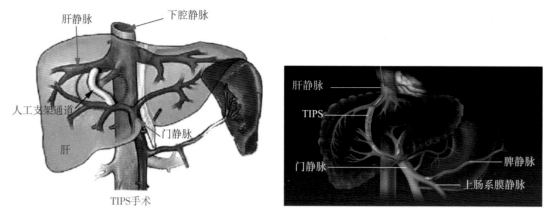

图1-1-15 经颈静脉肝内门-体分流术示意图

三、EGVB的二级预防

急性食管-胃底静脉曲张出血停止后的患者再次出血和死亡的风险很大。对于未进行二级预防的患者，1～2年内再出血率高达60%，病死率达33%。因此，二级预防非常重要。二级预防措施包括药物治疗、内镜治疗、外科或放射介入治疗。

1. **二级预防的目的** 根除食管静脉曲张，减少再出血率及病死率。

2. **二级预防的时机** 既往有食管静脉曲张出血史或急性EVB发生5天后开始二级预防治疗，更早开始二级预防患者是否获益尚不清楚。二级预防治疗前，应该常规行增强计算机体层成像（computer tomography，CT）/磁共振成像（magnetic resonance imaging，MRI）检查及门静脉系统血管重建，了解肝动脉血供及门静脉系统侧支循环情况。常规B超检查明确门静脉系统有无血栓。

3. **EGV再出血的危险因素** 目前临床证据显示，肝硬化Child-Pugh C级、门静脉血栓或癌栓、重度静脉曲张（直径＞20mm）或伴红色征、血疱征是EGV再出血的高危因素。HVPG＞18mmHg可能是EGV再出血最可靠的预测指标，但需要临床进一步验证。

4. **二级预防的治疗方法** 与一级预防相似，EGVB的二级预防也包括药物、内镜、介入、外科手术等手段。既往有肝硬化EGVB史或急性EGVB5天后，均需要进行二级预防。

未接受一级预防的患者，可选择非选择性β受体阻滞剂或内镜单独治疗或二者联合治疗进行二级预防。对于已接受非选择性β受体阻滞剂进行一级预防应答不佳或用药不能耐受者，可改为内镜治疗。TIPS、外科手术可作为Child-Pugh分级为A/B级患者药物或内镜治疗失败的挽救治疗，TIPS应使用聚四氟乙烯覆膜支架。对于肝硬化合并顽固性腹水者，禁用非选择性β受体阻滞剂。

第五节 食管-胃底静脉曲张的内镜治疗

食管-胃底静脉曲张（EGV）是肝硬化门静脉高压症常见的侧支循环之一，门静脉高压症是导致其破裂出血的主要原因。治疗方法有药物治疗、内镜治疗、外科及介入治疗及联合治疗等。药物治疗对大出血短期内效果欠佳，外科介入治疗术后病死率高，内镜治疗创伤小、恢复快，显著降低出血率、病死率及静脉曲张程度，对肝功能无明显损害作用，患者易于接受，已成为食管-胃底静脉曲张重要而有效的治疗手段。

一、食管-胃底静脉曲张内镜下套扎术

内镜下套扎术主要应用于食管静脉曲张，即食管静脉曲张套扎术（EVL）（图1-1-16）。目前采用的EVL方法主要有标准套扎法、密集套扎法及非密集螺旋形套扎法。EVL可即时阻断血流，套扎局部缺血坏死、肉芽组织增生、曲张静脉封闭，达到紧急止血和减少再出血的目的。Miyaaki等认为EVL是急性静脉曲张破裂出血有效、安全并易于操作的治疗。EVL可用于急性食管静脉曲张破裂出血的治疗，以及一级预防和二级预防（图1-1-17、图1-1-18）。

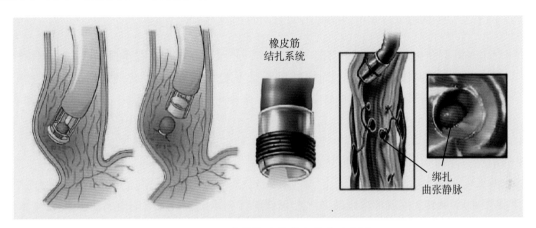

图1-1-16　食管静脉曲张套扎术示意图

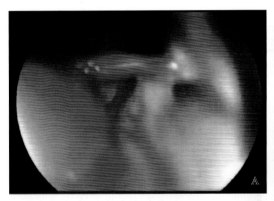
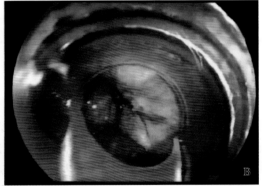

图1-1-17　食管静脉曲张套扎术中所见

注：A.3点处食管静脉曲张破裂出血；B.套扎后出血立即停止。

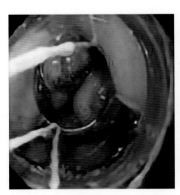
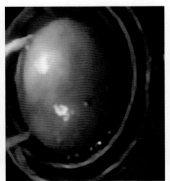
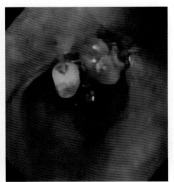

图1-1-18　套扎术在食管静脉曲张中的应用

胃底静脉曲张套扎治疗报道较少，因胃底曲张静脉位于胃黏液池部位，黏液池内酸性胃液浸泡易发生套扎环过早脱落而导致出血。但越来越多文献资料显示，胃底静脉套扎治疗能安全、有效地治疗门静脉高压症所致的急性胃底静脉曲张破裂出血。徐红等采用"U"字形反转套扎术治疗食管-胃底静脉曲张，经反转镜贲门下环周套扎法可提高食管-胃底静脉曲张破裂的急诊止血率，较常规套扎显效率高、治疗次数少、安全性高。故内镜下食管-胃底静脉曲张套扎治疗有较好发展前景。

二、食管-胃底静脉曲张内镜下硬化剂注射疗法

曲张静脉内镜下硬化剂注射疗法（EIS）即内镜下注射硬化剂使曲张静脉血管产生化学性炎症，内膜破坏面粘连，形成血栓闭塞管腔，周围黏膜凝固坏死、纤维化。硬化剂注射至曲张静脉后，可损伤血管内皮，使曲张静脉发生无菌性化学性炎症，继而形成血栓、纤维化，最终使管腔闭塞消失。硬化剂于1939年由Crafoord和Frenckner首次报道用于治疗EV，当时使用的硬化剂为奎宁，1940年Moersch等将硬化剂改为2.5%鱼肝油酸钠，并取得了满意的临床疗效。该技术于20世纪70年代广泛用于EV的治疗。我国于20世纪80年代开始使用。

EIS治疗EV，通过大量病例积累了宝贵的经验。曾经使用的硬化剂包括5%鱼肝油酸钠、无水酒精、十四烷基硫酸钠，目前最常用的为国产聚桂醇注射液，研究发现聚桂醇并发症发生率低于其他硬化剂。EIS适用于大量急性出血，与EVL相比，其内镜前端无套扎器干扰，便于抽吸、冲洗及观察出血部位。内镜下聚桂醇硬化治疗的优点是操作方便（无须退镜安装套扎器）、静脉曲张根除彻底（闭塞静脉全程及穿通支）。

无论是食管静脉曲张，还是胃静脉曲张，都是黏膜下层的扩张血管。这些血管向壁外通过一些穿透固有肌层的穿通支血管与管壁外的静脉相连。压力升高时向腔内形成位于黏膜固有层的表浅静脉丛，称为二重叠；压力再高时进一步形成位于黏膜固有层之上皮下层的上皮微血管丛，称为三重叠，即内镜所见的红色征。重叠的纵切面透过黏膜时可呈蚯蚓状，其横切面显露时则呈樱桃红斑。管壁外的血管是门静脉高压时门静脉系统向上腔静脉或下腔静脉系统分流的侧支循环，在治疗中保留这些侧支循环，而消除黏膜下层的静脉曲张，会达到更好地防止再出血的效果。黏膜下层的静脉曲张及其二重叠、三重叠，是有害的侧支循环和治疗消除的目标。穿通支的存在与所处的位置可能是顽固性食管静脉曲张难以治愈的原因。

成功的内镜下硬化剂注射疗法，可根除主要的曲张静脉及其交通支，使食管曲张静脉彻底消失（图1-1-19～图1-1-22）。

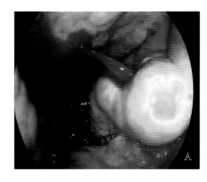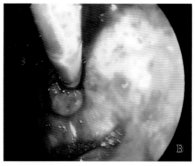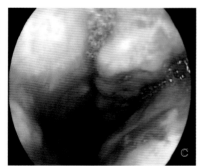

图1-1-19 食管曲张静脉EIS治疗
注：A.3点处食管曲张静脉破裂出血；B.内镜下硬化注射治疗（EIS）；C.出血停止。

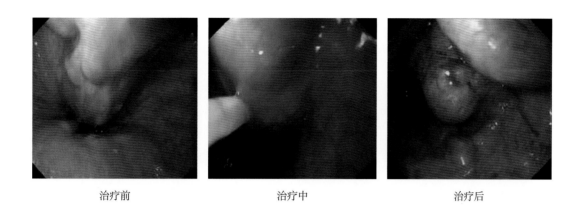

治疗前 治疗中 治疗后

图1-1-20 食管曲张静脉EIS治疗

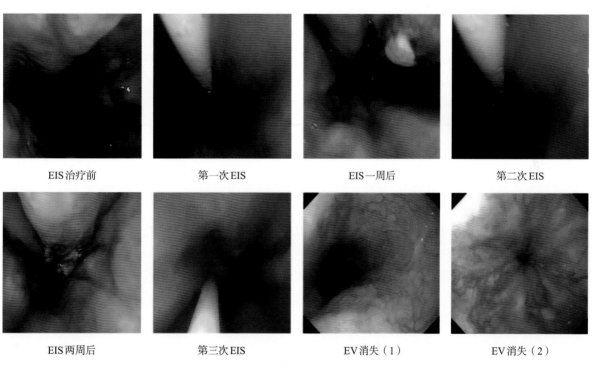

EIS治疗前 第一次EIS EIS一周后 第二次EIS

EIS两周后 第三次EIS EV消失（1） EV消失（2）

图1-1-21 食管曲张静脉EIS治疗

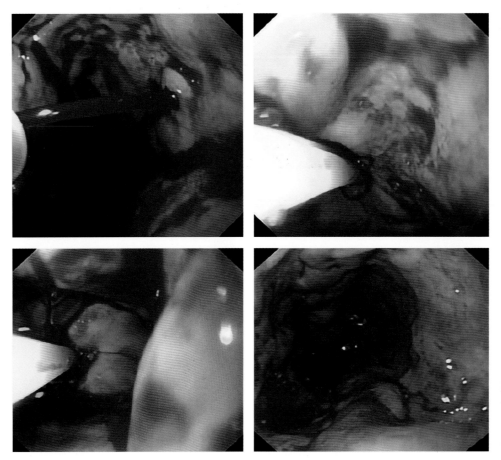

图 1-1-22　食管静脉曲张活动性出血急诊硬化剂治疗

三、食管－胃底静脉曲张内镜下组织黏合剂注射治疗

常用的组织黏合剂是 N-丁基-2-氰丙烯酸盐，其在微量阴离子存在的情况下可产生瞬间聚合反应而固化，具有生物组织固化速度快、静脉曲张消失快、再出血率低、并发症相对较少及适应证广等优点（图 1-1-23 ～图 1-1-26）。内镜下组织黏合剂注射采用三明治法，常用的预充溶液包括碘化油、生理盐水和聚桂醇注射液。一项纳入 4 项研究的 meta 分析显示：与传统方法（碘化油、生理盐水）相比，加用聚桂醇溶液的新三明治法治疗 GV 可获得更好的曲张静脉消除率及即时止血成功率，远期再出血率、并发症发生率及病死率比传统"三明治"方法更低。常见的并发症是异位栓塞，因此注射黏合剂时应快速匀速注射，注射后立即拔针。胃－肾分流、脾－肾分流的患者不考虑行组织黏合剂注射治疗。Ribeiro 等研究发现，N-丁基-2-氰丙烯酸盐对控制肝硬化 Child-Pugh C 级患者的食管－胃底静脉曲张破裂出血有较好疗效。

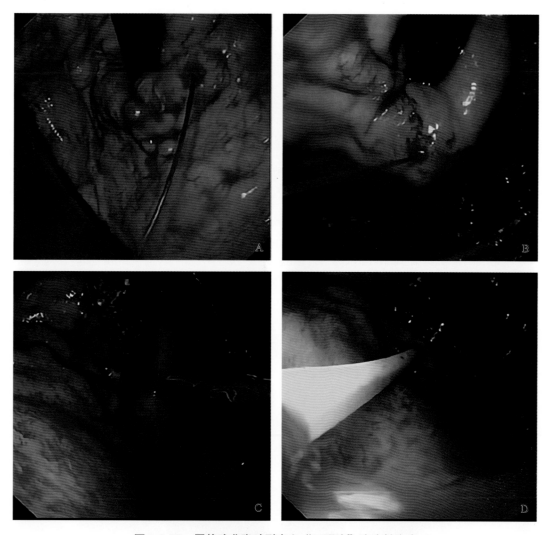

图 1-1-23 胃静脉曲张破裂出血"三明治"法注射治疗

注：A、B、C.胃静脉曲张破裂出血；D."三明治"法聚桂醇＋组织胶注射后出血立刻停止。

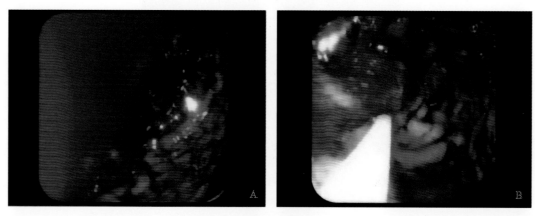

图 1-1-24

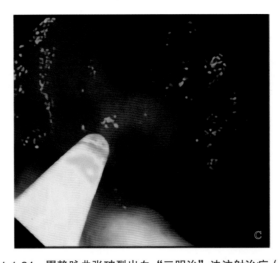

图 1-1-24 胃静脉曲张破裂出血"三明治"法注射治疗（续）

注：A、B.胃静脉曲张破裂出血；C.选择适当注射点注射－聚桂醇＋组织胶，注射后出血立即停止。

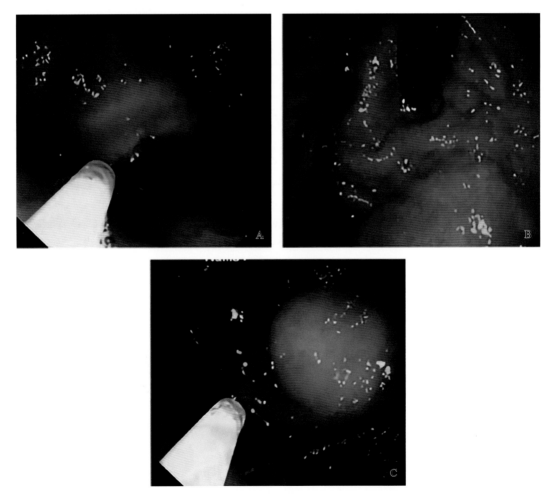

图 1-1-25 胃静脉曲张破裂出血"三明治"法注射后

注：A.注射后，拔出注射针，稍压迫，曲张静脉固化，变白变硬；B.未固化的静脉补充注射；C.聚桂醇＋组织黏合剂注射后胃底曲张静脉完全固化。

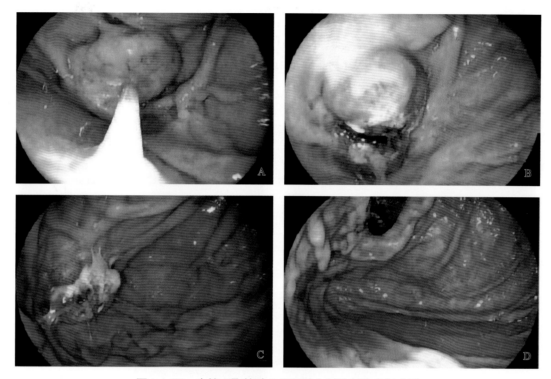

图 1-1-26　内镜下聚桂醇＋组织黏合剂注射治疗及术后

注：A.内镜下聚桂醇＋组织黏合剂注射治疗；B.治疗3天后明显溃疡形成；C.治疗3周后排胶；D.治疗3个月后瘤体消失。

四、食管-胃底静脉曲张内镜下联合治疗

1. **EVL＋EIS**　王广华等研究发现EVL＋EIS较单纯。EVL消除曲张静脉所需时间、治疗次数、早发及迟发再出血率、并发症发生率等均降低。但Bai等分析指出，食管静脉曲张破裂出血套扎联合硬化剂注射治疗较单纯套扎治疗并未降低再出血率及病死率，而且增加了食管狭窄等并发症的发生。故EVL＋EIS联合治疗仍待进一步研究（图1-1-27）。

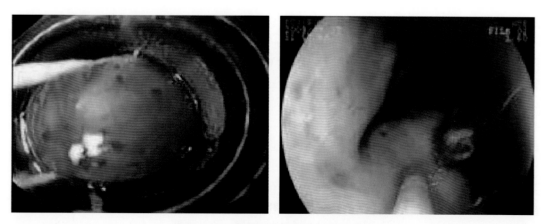

图 1-1-27　套扎＋硬化剂注射联合治疗

2. EVL＋组织黏合剂 蔡金伟等研究表明，EVL＋组织黏合剂治疗食管－胃底静脉曲张疗效确切、安全性较高、操作成功率高，并能有效预防远期再出血，具有较好的临床应用价值。

3. EIS＋组织黏合剂 组织黏合剂治疗后人体需排胶且不能阻止新曲张静脉的产生。两种方法联合治疗可扬长避短。先注射聚桂醇注射液可产生血栓使组织黏合剂局限化，从而避免了组织黏合剂漂移造成的异位栓塞。使用组织黏合剂前推注少量聚桂醇可以防止内镜活检孔道堵塞，同时可以判断穿刺针是否在静脉中。

组织黏合剂止血效果明显，但消除曲张静脉的作用有限；硬化剂聚桂醇具有较好的曲张静脉硬化和闭塞作用，聚桂醇联合组织黏合剂可有效控制出血，甚至消退曲张静脉，维持较长时间不出血和静脉曲张消退状态。组织黏合剂后面注射的聚桂醇黏附于注射部位血管内，产生非炎性病变以及组织纤维化，使静脉腔粘连、闭塞，进一步加强止血、硬化作用。

所以改良"三明治法"：聚桂醇＋组织黏合剂＋聚桂醇发挥了"聚"与"胶"各自的优势，不但提高止血成功率，同时有效地降低了静脉曲张远期复发率，而且可以有效降低患者的医疗成本和排胶再出血的风险（图1-1-28）。

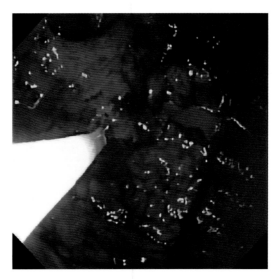

图1-1-28 改良三明治法治疗胃底静脉曲张

宋文玲等研究发现，改良"三明治法"大大降低了异位栓塞风险、减少了注射点出血、缩短了内镜下治疗时间、减轻了患者痛苦。冯凯祥等研究发现，凝血酶＋纤维蛋白原＋聚桂醇序贯硬化栓塞法治疗胃底静脉曲张破裂出血较组织黏合剂序贯或单纯组织黏合剂治疗操作更方便、安全性更高、疗效更好。

食管－胃连通型静脉曲张即胃静脉与食管静脉完全相通，是食管静脉的延伸。结合门静脉血管CT成像，食管－胃连通型静脉曲张都存在胃内来源血管，即血流都是从胃到食管（由下到上的）。传统方法只针对食管静脉曲张套扎或硬化治疗是片面的。因此，先进行胃底静脉曲张组织胶治疗后再行食管静脉曲张套扎或硬化治疗的序贯治疗方法，可能会取得更好疗效。近几年国内研究序贯治疗较多，均取得较好的临床疗效。临床广泛应用方法为：先期进行胃底来源血管的聚桂醇＋组织胶小剂量、多点封堵法可以明显减轻食管静脉曲张压力，再进行内镜下食管静脉曲张聚桂醇硬化治疗可获得较好的治疗效果。与常规组织胶注射治疗相比，重点强调精准及断流，包括隐蔽在胃底表明不明显的血管（需反复注射针探查及寻找）及注射到血管内（注射针鞘可见到回血）。

具体的方法如下：透明帽辅助下行贲门及食管中下段曲张静脉内硬化剂注射治疗，每次3～6

点，每个点聚桂醇注射量4～10ml，一次总量不超过40ml。

提示：先行胃底静脉曲张聚桂醇＋组织胶"三明治"方法治疗，再行食管静脉曲张EIS治疗（图1-1-29）。

首先对胃静脉曲张进行聚桂醇＋组织胶注射治疗，择期或同时再对食管静脉曲张进行EIS治疗（图1-1-30）。

食管－胃底静脉曲张破裂出血治疗方法的选择主要在于出血部位及食管－胃底静脉单纯或合并曲张，内镜下套扎术、硬化剂注射疗法、组织黏合剂治疗及其联合治疗有良好的发展前景。胃底及

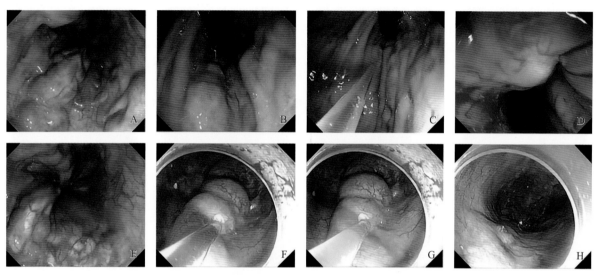

图1-1-29　食管－胃连通型静脉曲张联合序贯治疗

注：A～D.从食管注射的硬化剂可以对胃内血管进行治疗；E～H.从胃注射的聚桂醇、组织胶可以对食管静脉曲张达到治疗作用。

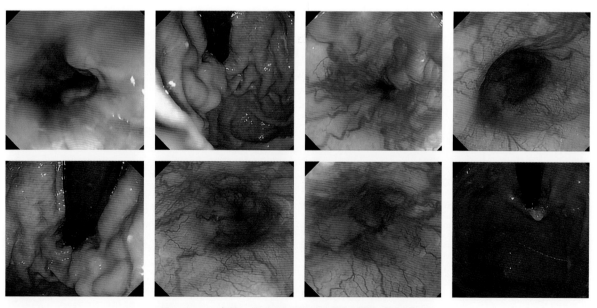

图1-1-30　食管－胃连通型静脉曲张内镜治疗前后对比

食管合并胃底静脉曲张的内镜下治疗方法仍有待进一步研究，争取获得更好的疗效、更低的成本、更少的不良事件。但是内镜下治疗静脉曲张仅仅是肝硬化的对症治疗，临床上仍需积极进行病因治疗及术后药物治疗等。

参 考 文 献

［1］BOSCH J, IWAKIRI Y. The portal hypertension syndrome: etiology, classification, relevance, and animal models［J］. Hepatol Int, 2018, 12（Suppl 1）: 1-10.

［2］DE FRANCHIS R. BAVENO VI FACULTY. Expanding consensus in portal hypertension: Report of the Baveno VI Consensus Workshop: Stratifying risk and individualizing care for portal hypertension［J］. J Hepatol, 2015, 63（3）: 743-752.

［3］中国门静脉高压诊断与监测研究组（CHESS），中华医学会消化病学分会微创介入协作组，中国医师协会介入医师分会急诊介入专委会，等. 中国肝静脉压力梯度临床应用专家共识（2018版）［J］. 中华肝脏病杂志，2018, 26（11）: 801-812.

［4］中华医学会消化病学分会，中华医学会肝病学分会，中华医学会内镜学分会. 肝硬化门静脉高压食管胃静脉曲张出血的防治共识［J］. 中华肝脏病杂志，2008, 16（8）: 564-570.

［5］中华医学会消化内镜学分会食管胃静脉曲张学组. 消化道静脉曲张及出血的内镜诊断和治疗规范试行方案（2009年）［J］. 中华消化内镜杂志，2010, 27（1）: 1-4.

［6］中华医学会肝病学分会，中华医学会消化病学分会，中华医学会消化内镜学分会. 肝硬化门静脉高压食管胃静脉曲张出血的防治指南［J］. 中华内科杂志，2016, 55（1）: 57-72.

［7］中华医学会外科学分会脾及门静脉高压外科学组. 肝硬化门静脉高压症食管、胃底静脉曲张破裂出血诊治专家共识（2019版）［J］. 中华外科杂志，2019, 57（12）: 885-892.

［8］TRIPATHI D, STANLEY A J, HAYES PC, et al. Clinical Services and Standards Committee of the British Society of Gastroenterology UK guidelines on the management of variceal haemorrhage in cirrhotic patients［J］. Gut, 2015, 64（11）: 1680-1704.

［9］GARCIA-TSAO G, ABRALDES J G, BERZIGOTTI A, et al. Portal hypertensive bleeding in cirrhosis: Risk stratification, diagnosis, and management: 2016 practice guidance by the American Association for the study of liver diseases［J］. Hepatology, 2017, 65（1）: 310-335.

［10］EUROPEAN ASSOCIATION FOR THE STUDY OF THE LIVER. EASL Clinical Practice Guidelines for the management of patients with decompensated cirrhosis［J］. J Hepatol, 2018, 69（2）: 406-460.

［11］HENRY Z, PATEL K, PATTON H, et al. AGA Clinical Practice Update on Management of Bleeding Gastric Varices: Expert Review［J］. Clin Gastroenterol Hepatol, 2021, 19（6）: 1098-1107, e1.

［12］SARIN S K, KUMAR A. Gastric varices: profile, classification, and management［J］. Am J Gastroenterol, 1989, 84（10）: 1244-1249.

［13］HWANG J H, SHERGILL A K, ACOSTA R D, et al. American Society for Gastrointestinal Endoscopy. The role of endoscopy in the management of variceal hemorrhage［J］. Gastrointest Endosc, 2014, 80（2）: 221-227.

［14］HORSLEY-SILVA J L, VARGAS H E. Gastrointestinal endoscopy in the cirrhotic patient［J］. Expert Rev Gastroenterol Hepatol, 2015, 9（7）: 1005-1013.

［15］MCCARTY T R, AFINOGENOVA Y, NJEI B. Use of Wireless Capsule Endoscopy for the Diagnosis and Grading of Esophageal Varices in Patients With Portal Hypertension: A Systematic Review and Meta-Analysis［J］. J Clin Gastroenterol, 2017, 51（2）: 174-182.

［16］KROK K L, WAGENNAR R R, KANTSEVOY S V, et al. Esophageal capsule endoscopy is not the optimal technique to determine the need for primary prophylaxis in patients with cirrhosis［J］. Arch Med Sci, 2016, 12（2）: 365-371.

［17］中华医学会消化内镜学分会. 中国胶囊内镜临床应用指南［J］. 中华消化内镜杂志，2014, 31（10）: 549-558.

［18］CARDEY J，LE GALL C，MICHAUD L，et al．Screening of esophageal varices in children using esophageal capsule endoscopy：a multicenter prospective study［J］．Endoscopy，2019，51（1）：10-17.

［19］帖广玄，张瑜，左晨燕，等．超声胃镜在食管－胃底静脉曲张中的应用进展［J］．临床消化病杂志，2018，30（1）：62-65.

［20］HAMMOUD G M，IBDAH J A．Utility of endoscopic ultrasound in patients with portal hypertension［J］．World J Gastroenterol，2014，20（39）：14230-14236.

［21］LI Y，LI L，WENG H L，et al．Computed tomography vs liver stiffness measurement and magnetic resonance imaging in evaluating esophageal varices in cirrhotic patients：A systematic review and meta-analysis［J］．World J Gastroenterol，2020，26（18）：2247-2267.

［22］TSENG Y J，ZENG X Q，CHEN J，et al．Computed tomography in evaluating gastroesophageal varices in patients with portal hypertension：A meta-analysis［J］．Dig Liver Dis，2016，48（7）：695-702.

［23］胡海东，张见增．216例肝硬化门静脉高压症患者CT血管成像门静脉侧支血管表现研究［J］．实用肝脏病杂志，2016（1）：73-76.

［24］吴琼，吴兴旺，许建明，等．CT血管造影成像对门脉高压症胃底静脉曲张分流状态的评估价值［J］．世界华人消化杂志，2015（14）：2268-2273.

［25］刘桂勤，华静，沈加林．CT门静脉血管成像预测肝硬化门静脉高压食管－胃底静脉曲张破裂出血价值［J］．中华实用诊断与治疗杂志，2015，29（4）：396-398.

［26］ZHU H，SHI B，UPADHYAYA M，et al．Therapeutic endoscopy of localized gastric varices：pretherapy screening and posttreatment evaluation with MDCT portography［J］．Abdom Imaging，2010，35（1）：15-22.

［27］李保灿，刘清欣，黄文启，等．一站式完成肝脏磁共振动态增强并血管成像对食管胃静脉曲张的诊断价值［J］．中国基层医药，2013，20（8）：1159-1161.

［28］SHIN SU，LEE J M，YU M H，et al．Prediction of esophageal varices in patients with cirrhosis：usefulness of three-dimensional MR elastography with echo-planar imaging technique［J］．Radiology，2014，272（1）：143-153.

［29］MATTOS A Z，SCHACHER F C，JOHN NETO G，et al．Screening for esophageal varices in cirrhotic patients-Non-invasive methods［J］．Ann Hepatol，2019，18（5）：673-678.

［30］SAMI S S，HARMAN D，RAGUNATH K，et al．Non-invasive tests for the detection of oesophageal varices in compensated cirrhosis：systematic review and meta-analysis［J］．United European Gastroenterol J，2018，6（6）：806-818.

［31］BUTLER J R，ECKERT G J，ZYROMSKI N J，et al．Natural history of pancreatitis-induced splenic vein thrombosis：a systematic review and meta-analysis of its incidence and rate of gastrointestinal bleeding［J］．HPB（Oxford），2011，13（12）：839-845.

［32］CHAFOORD C，FRENCKNER P．New Surgical Treatment of Varicous Veins of the Oesophagus［J］．Acta Oto-Laryngologica，1939，27（4）：422-429.

［33］MOERSCH H J．Treatment of esophageal varices by injection of a sclerosing solution［J］．J Am Med Assoc，1947，135（12）：754-757.

［34］JOHNSTON G W，RODGERS H W．A review of 15 years' experience in the use of sclerotherapy in the control of acute haemorrhage from oesophageal varices［J］．Br J Surg，1973，60（10）：797-800.

［35］程留芳，王志强，蔡逢春，等．食管静脉曲张出血硬化治疗十三年回顾［J］．中华消化杂志，2001，21（11）：658-660.

［36］AL-KHAZRAJI A，CURRY M P．The current knowledge about the therapeutic use of endoscopic sclerotherapy and endoscopic tissue adhesives in variceal bleeding［J］．Expert Rev Gastroenterol Hepatol，2019，13（9）：893-897.

［37］黄鹤，伦伟健，梁晓燕，等．不同硬化剂在肝硬化食管静脉曲张破裂出血序贯治疗中的效果分析［J］．四川医学，2015，36（10）：1400-1403.

［38］陈坛辀，林若阳，韩清锡，等．聚桂醇注射液与鱼肝油酸钠治疗食管静脉曲张的临床比较［J］．中国内镜杂志，2014，20（3）：274-276.

［39］司淑平，占强，王辉，等. 内镜下聚桂醇注射液硬化治疗食管静脉曲张破裂出血的效果观察［J］. 中国内镜杂志，2016，22（6）：1-4.

［40］凌晶，王娟. 胃镜下聚桂醇注射治疗肝硬化并发食管静脉曲张患者临床疗效研究［J］. 实用肝脏病杂志，2019，22（3）：389-392.

［41］谭玉勇，乐梅先，刘德良. 硬化剂在肝硬化食管静脉曲张破裂出血防治中的优化应用［J］. 中华胃肠内镜电子杂志，2020，7（1）：39-42.

［42］周刚，王志勇，吴建良，等. 透明帽辅助内镜下硬化治疗在食管静脉曲张破裂出血中的应用价值［J］. 中国内镜杂志，2015，21（2）：136-140.

［43］WANG A J, ZHENG X L, HONG J B, et al. Cap-Assisted Endoscopicv Sclerotherapy vs Ligation in the Long-Term Management of Medium Esophageal Varices: A Randomized Trial［J］. Clin Transl Gastroenterol, 2020, 11（12）：e00285.

［44］MA L, HUANG X, LIAN J, et al. Transparent cap-assisted endoscopic sclerotherapy in esophageal varices: a randomized-controlled trial［J］. Eur J Gastroenterol Hepatol, 2018, 30（6）：626-630.

［45］项艺，吴雯玥，张倩倩，等. 可充气球囊压迫辅助下硬化剂注射治疗38例食管-胃底静脉曲张的疗效评价［J］. 中华消化杂志，2021，41（12）：812-816.

［46］吴善彬，许洪伟，刘慧，等. 血管内血管旁联合注射硬化剂治疗食管静脉曲张出血［J］. 山东大学学报（医学版），2014（6）：85-89.

［47］李爽，姜之红，张德发，等. 内镜超声预测乙肝后肝硬化患者食管静脉曲张进展的回顾性研究［J］. 中华消化内镜杂志，2019，36（3）：198-203.

［48］DE PAULO G A, ARDENGH J C, NAKAO F S, et al. Treatment of esophageal varices: a randomized controlled trial comparing endoscopic sclerotherapy and EUS-guided sclerotherapy of esophageal collateral veins［J］. Gastrointest Endosc, 2006, 63（3）：396-402, quiz 463.

［49］尚瑞莲，孙自勤，贾爱芹，等. 超声内镜引导下硬化剂注射对食管静脉曲张套扎术后残留曲张静脉及穿通支序贯治疗的观察［J］. 解放军医学杂志，2014，39（7）：572-575.

［50］KAPLAN J A, BITNER R L, DRIPPS R D. Hypoxia, hyperdynamic circulation, and the hazards of general anesthesia in patients with hepatic cirrhosis［J］. Anesthesiology, 1971, 35（4）：427-431.

［51］于琳，尚国臣，陈丽娜，等. 气管插管与非气管插管静脉复合麻醉在食管胃静脉曲张内镜治疗中的对比分析［J］. 世界华人消化杂志，2019，27（5）：299-304.

［52］WEIL D, CERVONI J P, FARES N, et al. Club Francophone pour I'Etude de I, Hypertension Portale（CFEHTP）. Management of gastric varices: a French national survey［J］. Eur J Gastroenterol Hepatol, 2016, 28（5）：576-581.

［53］KOVALAK M, LAKE J, MATTEK N, et al. Endoscopic screening for varices in cirrhotic patients: data from a national endoscopic database［J］. Gastrointest Endosc, 2007, 65（1）：82-88.

［54］NORTH ITALIAN ENDOSCOPIC CLUB FOR THE STUDY AND TREATMENT OF ESOPHAGEAL VARICES. Prediction of the first variceal hemorrhage in patients with cirrhosis of the liver and esophageal varices. A prospective multicenter study［J］. N Engl J Med, 1988, 319（15）：983-989.

［55］AMITRANO L, GUARDASCIONE M A, MANGUSO F, et al. The effectiveness of current acute variceal bleed treatments in unselected cirrhotic patients: refining short-term prognosis and risk factors［J］. Am J Gastroenterol, 2012, 107（12）：1872-1878.

［56］KOVACS T O G, JENSEN D M. Varices: Esophageal, Gastric, and Rectal［J］. Clin Liver Dis, 2019, 23（4）：625-642.

［57］PIAI G, CIPOLLETTA L, CLAAR M, et al. Prophylactic sclerotherapy of high-risk esophageal varices: results of a multicentric prospective controlled trial［J］. Hepatology, 1988, 8（6）：1495-500.

［58］SVOBODA P, KANTOROVA I, OCHMANN J, et al. A prospective randomized controlled trial of sclerotherapy vs ligation in the prophylactic treatment of high-risk esophageal varices［J］. Surg Endosc, 1999, 13（6）：580-584.

［59］SAUERBRUCH T，WOTZKA R，KOPCKE W，et al. Prophylactic sclerotherapy before the first episode of variceal hemorrhage in patients with cirrhosis［J］. N Engl J Med，1988，319（1）：8-15.

［60］VETERANS AFFAIRS COOPERATIVE VARICEAL SCLEROTHERAPY GROUP. Prophylactic sclerotherapy for esophageal varices in men with alcoholic liver disease. A randomized，single-blind，multicenter clinical trial［J］. N Engl J Med，1991，324（25）：1779-1784.

［61］ROCCARINA D，BEST L M，FREEMAN S C，et al. Primary prevention of variceal bleeding in people with oesophageal varices due to liver cirrhosis：a network meta-analysis［J］. Cochrane Database Syst Rev，2021，4（4）：CD013121.

［62］TRIANTOS C K，GOULIS J，PATCH D，et al. An evaluation of emergency sclerotherapy of varices in randomized trials：looking the needle in the eye［J］. Endoscopy，2006，38（8）：797-807.

［63］DAI C，LIU W X，JIANG M，et al. Endoscopic variceal ligation compared with endoscopic injection sclerotherapy for treatment of esophageal variceal hemorrhage：a meta-analysis［J］. World J Gastroenterol，2015，21（8）：2534-2541.

［64］ROBERTS D，BEST L M，FREEMAN S C，et al. Treatment for bleeding oesophageal varices in people with decompensated liver cirrhosis：a network meta-analysis［J］. Cochrane Database Syst Rev，2021，4（4）：CD013155.

［65］PLAZ TORRES M C，BEST L M，FREEMAN S C，et al. Secondary prevention of variceal bleeding in adults with previous oesophageal variceal bleeding due to decompensated liver cirrhosis：a network meta-analysis［J］. Cochrane Database Syst Rev，2021，3（3）：CD013122.

［66］SARIN S K，LAHOTI D，SAXENA S P，et al. Prevalence，classification and natural history of gastric varices：a long-term follow-up study in 568 portal hypertension patients［J］. Hepatology，1992，16（6）：1343-1349.

［67］KIM T，SHIJO H，KOKAWA H，et al. Risk factors for hemorrhage from gastric fundal varices［J］. Hepatology，1997，25（2）：307-312.

［68］陈庆法，徐燕，田峰，等. 经内镜三明治法联合注射聚桂醇及组织胶治疗胃静脉曲张［J］. 山东医学高等专科学校学报，2016，38（6）：436-439.

［69］SARIN S K，JAIN A K，JAIN M，et al. A randomized controlled trial of cyanoacrylate versus alcohol injection in patients with isolated fundic varices［J］. Am J Gastroenterol，2002，97（4）：1010-1015.

［70］SARIN S K，MISHRA S R. Endoscopic therapy for gastric varices［J］. Clin Liver Dis，2010，14（2）：263-279.

［71］WU K，SONG Q，GOU Y，et al. Sandwich method with or without lauromacrogol in the treatment of gastric variceal bleeding with liver cirrhosis：A meta-analysis［J］. Medicine（Baltimore），2019，98（26）：e16201.

［72］竜崇正，赵明浩. 肝脏的外科解剖：以门静脉分段为基础肝脏新分段法的思路［M］. 辽宁科学技术出版社，2012.

［73］刘允怡. 肝切除与肝移植应用解剖学（第2版）［M］. 人民卫生出版社，2016.

［74］尤金R.希.希夫肝脏病学［M］. 化学工业出版社，2006.

［75］李长政. 图解食管胃静脉曲张出血诊治［M］. 清华大学出版社，2020.

［76］董蕾，戴社教. 肝硬化静脉曲张内镜及介入治疗［M］. 世界图文出版社，2019.

［77］经颈静脉肝内门体分流术专家共识［J］. 临床肝胆病杂志，2017.

［78］程留芳，李长政. 食管胃静脉曲张出血实战技术与图谱［M］. 军事医学科学出版社，2013.

第二章
食管静脉曲张内镜下硬化剂注射疗法

李长政

工作单位：中国人民解放军火箭军特色医学中心

食管静脉曲张（EV）是门静脉高压的并发症，由于门静脉压力升高，导致侧支循环分流，在食管内形成迂曲、扩张的静脉，易发生破裂出血。食管静脉曲张破裂出血（EVB）时出血量很大，如不能迅速止血，患者将在数小时内休克、死亡，是临床危急重症之一。

一、病因与病理

食管静脉曲张是门静脉高压引起的，门静脉高压的病因包括肝前性、肝内窦前性、肝内窦后性和肝后性。肝前性又称肝外性，主要原因是肝外门静脉主干血栓形成、海绵样变、癌栓，脾静脉血栓形成、先天狭窄，胰腺疾病累及脾静脉或其属支等。肝内窦前性常见的原因是血吸虫病和特发性门静脉高压。这两者往往显示相对较好的肝形态和肝功能，有一定提示意义。肝内窦后性主要是肝小叶内纤维组织增生和再生肝细胞结节的挤压，使肝小叶内肝窦变窄和阻塞，门静脉压力升高，是门静脉高压症食管-胃底静脉曲张最常见的原因，包括各种病毒、乙醇、免疫、药物、代谢等原因引起的肝硬化、特发性肝纤维化等。肝内窦后性往往肝功较差、肝表面不平、左右叶比例失调。肝后性主要是巴德-基亚里综合征（Budd-Chiari syndrome）、肝小静脉闭塞、心功能不全等，肝呈增大、淤血的表现。

二、临床表现

食管静脉曲张的临床表现主要是其破裂出血的临床表现（图1-2-1），是在上消化道出血的基础上合并门静脉高压的临床表现（其中大部分是肝病）。

上消化道出血的临床表现包括呕血、黑便或便血；血容量不足的表现有心悸、头晕、黑矇或晕厥、脉搏细速、皮肤灰白湿冷、少尿或无尿、血压下降等。实验室检查有血红蛋白水平下降和血尿素氮水平升高。

门静脉高压症的临床表现主要是腹水、腹壁静脉曲张、脾大。门静脉高压症大多数为肝硬化引起，可见晦暗的肝病面容、黄疸、皮下或黏膜出血点、蜘蛛痣、肝掌等。实验室检查可能提示血小板、白细胞计数下降等脾功能亢进的表现。肝病所致者常常可以发现转氨酶、胆红素水平升高，清蛋白水平降低，凝血酶原时间延长等。如果超声检查确认脾大、腹水，甚至测量门静脉直径增粗，则更支持门静脉高压症诊断。有时可能发现巴德-基亚里综合征、门静脉海绵样变性、肝内动-静脉瘘、脾静脉异

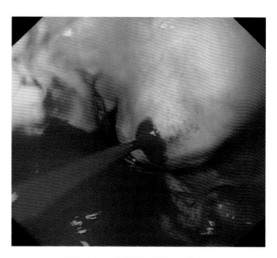

图1-2-1 内镜下食管破裂出血

常等特殊类型门静脉高压症的线索。

三、诊断

急性大量失血的患者有门静脉高压症或慢性肝病表现，应首先考虑食管静脉曲张破裂出血可能。出血48小时内进行胃镜检查，是诊断食管静脉曲张破裂出血唯一可靠的方法（图1-2-2）。还可进行镜下止血治疗。

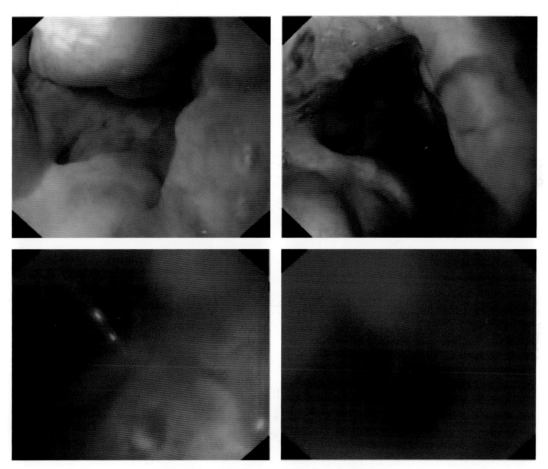

图1-2-2　胃镜检查见食管静脉曲张破裂出血

四、治疗

急性食管静脉曲张破裂出血的早期治疗主要是纠正失血性休克、止血和防止胃肠道出血相关的并发症、监护生命体征。给予质子泵抑制剂（proton pump inhibitor，PPI）、促凝剂（止血敏、氨基己酸、凝血酶等）。针对门静脉高压可以应用降低门静脉压力的药物。血管升压素及其类似物、生长抑素及其类似物奥曲肽都大大提高了止血效果。研究表明，抗生素可提高存活率。慢性肝病引起者应用护肝药物有助于病情恢复，并防止肝功能恶化带来的并发症。

在急性静脉曲张破裂出血时，药物联合内镜下治疗是首选的治疗措施。本章重点介绍食管静脉曲张破裂出血的硬化剂注射疗法。另外还有内镜下套扎术、组织黏合剂注射治疗、气囊压迫止血、放射介入治疗等方法，另有阐述。

内镜下硬化剂注射疗法（EIS）治疗食管静脉曲张是由Crafoord和Frenekuer首先于1939年报道，当时使用的是硬式内镜，硬化剂使用的是奎宁。后来梅奥诊所的Moersch用鱼肝油酸钠治疗了多例患者并总结了硬化剂注射疗法的较好疗效，但当时分流手术正盛行。后来，随着光纤内镜的出现，内镜下硬化剂注射疗法才变得可操作性更强。随着内镜的发展和一些优质硬化剂的问世，内镜下硬化剂注射疗法大大提高了食管静脉曲张患者生存率，成为当今的标准疗法。内镜下硬化剂注射疗法是"内科外科化"最早期的技术（图1-2-3），是当今消化内镜技术蓬勃发展的早期开端。

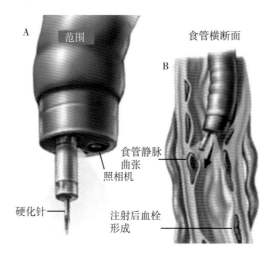

图1-2-3　食管静脉曲张内镜下硬化剂注射疗法示意图

（一）EIS的原理

1. **血管内注射（推荐）**　硬化剂迅速破坏血管内皮细胞，靶血管内纤维蛋白、血小板、红细胞聚集，迅速形成血栓而闭塞血管。

2. **血管旁注射（少用）**　压迫静脉管壁，降低血流速度和压力。

硬化剂引起的静脉血管内膜以及血管周围组织无菌性炎症，1周左右形成局部组织坏死和溃疡，10天左右肉芽组织形成伴纤维细胞增生，3～4周血栓纤维化使曲张静脉永久性闭塞（图1-2-4）。

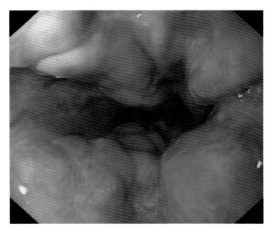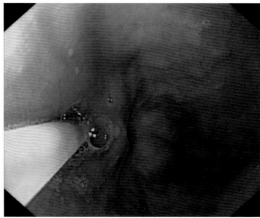

图1-2-4　硬化剂注射前后

（二）EIS的适应证

内镜下硬化剂注射疗法在食管静脉曲张的治疗中应用广泛。主要适应证如下：

1. **急诊止血** 硬化剂注射直接、迅速，无需退镜安装套扎器，视野也不受限制。

2. **连续治疗根除曲张静脉** 硬化剂注射疗法可以使血管纤维化而完全消失，还可流入穿通支，使静脉曲张彻底消失。

3. **套扎后的补充治疗** 套扎环和套扎环之间往往有残留静脉，补充硬化剂注射疗法可使静脉曲张消除更彻底。

4. **再生小静脉的治疗** 再生小静脉可用小剂量硬化剂注射来防止出血。

此外，聚桂醇注射液作为组织黏合剂注射前的预充药物，有减少组织黏合剂用量、降低早期排胶出血率、消除静脉更彻底等作用。

（三）硬化剂的种类和选择

现在国内通用的硬化剂是聚桂醇注射液（图1-2-5），注射时无明显胸痛，止血效果好、静脉曲张消除效果好，已成为标准的治疗用药。

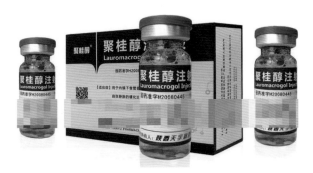

图1-2-5 聚桂醇注射液

文献报道曾使用过的硬化剂有1%乙氧硬化醇、5%鱼肝油酸钠、5%油酸氨基乙醇、无水乙醇、十四烷基磺酸钠、水酚等。

（四）治疗前准备

准备好充足的硬化剂、注射针，备好内镜室常备的急救设备、监护仪器。局麻或全麻的方法同胃镜检查。EIS是一项风险较大的治疗措施，必须向患者及其家属交代病情，并向患者讲清配合要点。

1. EIS治疗建议选择先端直视的内镜，使用工作通道为2.8mm或3.2mm、有附送水的胃镜；选择23G或25G内镜注射针，注射针需要透明可见回血。

2. 提前拆放准备好聚桂醇注射液、注射针、注射器，备好结扎器、钛夹、丙酮等（图1-2-6）。

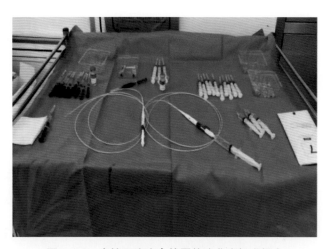

图1-2-6 内镜下治疗食管胃静脉曲张标准摆台

择期治疗时先做常规胃镜检查，了解食管静脉曲张情况及胃、十二指肠有无其他疾病，再退镜到胃底食管与胃交界处，选择部位进行治疗。急诊治疗如遇到进镜时食管腔、胃腔清洁，出血暂时停止，可做胃镜常规检查，若见到血栓头或活动出血，或食管腔及胃底积有大量鲜血，则不做常规检查，抓紧时机注射治疗。

（五）注射方法

1. 见有血栓头或活动出血，在静脉出血点远端注射（图1-2-7～图1-2-9）。未找见出血点、又有活动出血时，在齿状线近端2～3cm内环形注射。首选治疗最易出血的12点、3点位之静脉。该方位静脉为胃左静脉供血的主要曲张静脉，静脉内快速注射，使局部浓度高，并有部分硬化剂流入胃左静脉和交通支，往往出血停止、视野变清晰。如注射后镜下视野仍不清楚，说明出血未止，患者条件允许情况下也可试半坐位或右侧卧位。

2. 非急诊治疗时，从接近贲门部位静脉内注射开始，每次注射3～4支静脉。每支静脉内通常首次注射剂量为10ml，总量一般不超过40ml。由于静脉曲张是互相连通的血管网，能流入其他血管时可以注射更大剂量。若静脉迅速隆起，则停止注射。

3. 除非特殊情况，硬化剂以注射到曲张静脉血管内为佳。治疗时注射点视野一定要清楚。注射针与曲张静脉壁呈30°角刺入，不要垂直进针，最好静脉正中进针，不要在静脉边缘。过于垂直容易造成食管穿孔，过于平行则不容易将硬化剂充分注入静脉内。

4. 关于注射位点的选择：EV强调在食管下括约肌范围内进行注射，EV急性出血、存在溃疡或

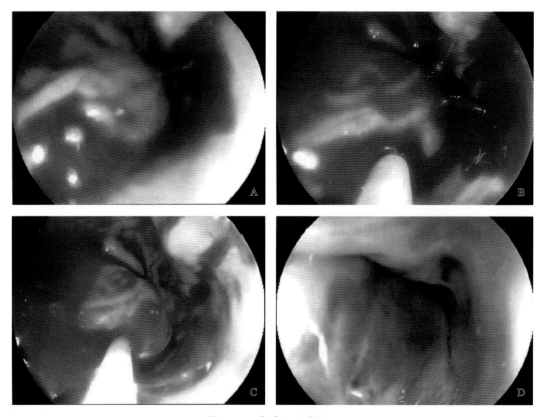

图1-2-7　急诊止血病例1

注：A.食管静脉曲张正在出血；B.立即用注射针向出血静脉内注射硬化剂；C.注射后喷射性出血立即停止；D.注射后静脉肿胀、血栓化发蓝、出血停止。

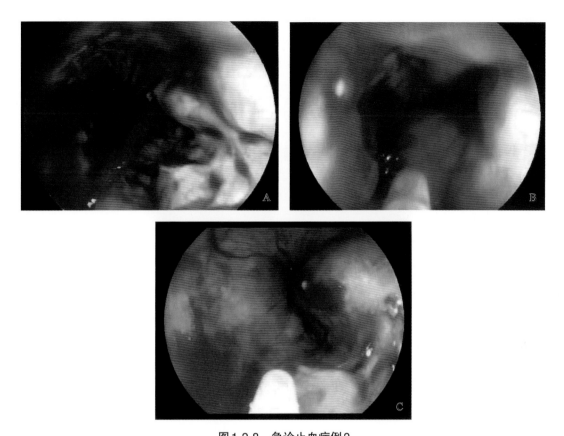

图 1-2-8　急诊止血病例 2

注：A.正在喷射性出血的静脉曲张；B.用注射针在出血静脉内注射硬化剂；C.注射后出血停止。

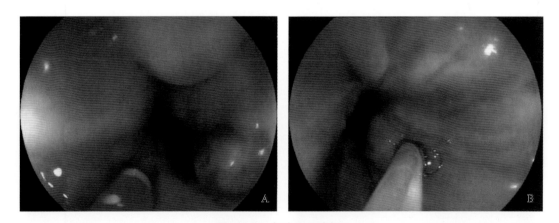

图 1-2-9　急诊止血病例 3

注：A.食管曲张静脉表面见血栓头（3点位）；B.将硬化剂注射在血栓头所在静脉远端近贲门区血管内。

血栓头时在出血点、溃疡或血栓头的肛侧血管内注射，GV 出血（GVbleeding，GVB）可在出血点口侧血管内注射。

　　单纯 EIS1 周后产生黏膜糜烂和溃疡，在静脉未完全闭塞前，可致再发出血。因此 EIS 要连续治疗，通常每周注射 1 次，共 3 ～ 4 次，直至静脉曲张消失。再次 EIS 发现注射点溃疡时，应在溃疡下方或邻近静脉注射治疗。首期疗程达到内镜显示曲张静脉消失、残留纤维条索，或仅贲门区残留白色壁厚静脉，远期效果会非常好，很多患者多年复查食管内仍只可见残留的纤维条索，或仅出现细小的网状再生静脉。

（六）术后处理

EIS术后6～8小时进食温流质，次日可进半流质饮食（这与套扎治疗有较大不同）。可给抗酸剂或胃黏膜保护药物如硫糖铝混悬液，促进注射点创面愈合。抗生素治疗3～5天有利于提高总体疗效。

注射后大部分患者感胸骨后不适、发堵或疼痛；有的患者出现发热，一般不超过38.5℃，2～3天内恢复正常。此外，可有菌血症；极个别可见一过性血红蛋白尿、胸腔积液、呼吸窘迫综合征、腹水增加等，这些情况可进行相应的对症处理。

（七）技术小结

静脉曲张内镜下硬化剂注射疗法是食管－胃底静脉曲张治疗中使用比较广泛的一项技术。硬化剂注射后能使静脉血栓化、纤维化这一特点，使得它在消除静脉曲张上具有很好效果，既能单独作为静脉曲张治疗的技术，又可以作为其他方法的补充。

硬化剂注射疗法的优点是简单易行，只需要硬化剂和注射针；要点是注射到静脉曲张互相连通的血管网的血管内，并适量注射；如果有出血点或前次治疗形成的创面，要注射到远端的血管内；连续治疗效果更佳；另外要注意常见的并发症的预防和处理。如果能恰当地掌握硬化剂注射疗法，将大大提高整个食管静脉曲张的治疗效果。

附：一例食管静脉曲张内镜下硬化剂注射疗法的图像资料

患者，男性，56岁。呕血、黑便1天。胃镜见食管内4条迂曲扩张的静脉，部分可见红色征（图1-2-10），6点位静脉表面见血栓头（图1-2-11），是近期出血的标志。考虑血栓头随时可能脱落出血，抓紧时间在血栓头远端注射硬化剂（图1-2-12），注射后血栓头所在静脉肿胀，血栓头颜色变淡（图1-2-13）。注射后1周复查，静脉曲张好转，呈蓝色血栓化改变，原血栓头部见治疗后创面（图1-2-14）。

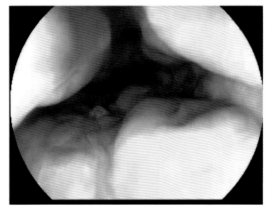

图1-2-10 胃镜检查见红色征

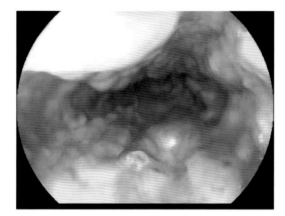

图1-1-11 胃镜检查见血栓头

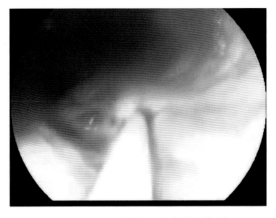

图1-2-12　血栓头远端注射硬化剂

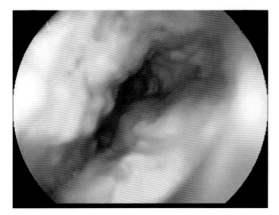

图1-2-13　注射后血栓头颜色变淡

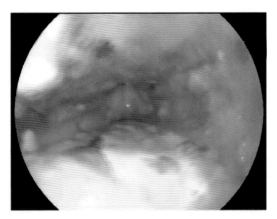

图1-2-14　注射后1周复查胃镜

参 考 文 献

［1］程留芳，李长政. 全国多中心食管静脉曲张出血调查［J］. 临床肝胆病杂志，2012，28（6）：462-464.

［2］陈虹彬，倪阵，汤善宏，等. 内镜下组织黏合剂注射治疗胃静脉曲张的疗效分析［J］. 中华消化杂志，2014，34（12）：844-845.

［3］李弼民，朱萱，舒徐，等. 肝硬化食管静脉曲张破裂出血序贯治疗的临床应用价值［J］. 中华消化内镜杂志，2013，30（2）：67-70.

［4］刘丙菊，吴利春，王广川，等. 肝静脉压力梯度预测内镜下食管静脉曲张套扎术后早期再出血的临床应用［J］. 中华肝脏病杂志，2015，23（1）：50-54.

［5］CHENG L F，LI C Z. Recent trends of study on esophageavariceal bleeding［J］. Chin Med J（Engl），2010，123（18）：2499-2501.

［6］LI C Z，CHENG L F，LI Q S，et al. Antiviral therapy delays esophageal variceal bleeding in hepatitis B virus-related cirrhosis［J］. World J Gastroenterol，2013，19（40）：6849-6856.

［7］LO E A，WILBY K J，ENSOM M H. Use of proton pump inhibitors in the management of gastroesophageal varices：a systematic review［J］. Ann Pharmacother，2015，49（2）：207-219.

［8］SATAPATHY S K，SANYAL A J. Nonendoscopic management strategies for acute esophagogastric variceal bleeding［J］. Gastroenterol Clin North Am，2014，43（4）：819-833.

［9］WEILERT F，BINMOELLER K F. Endoscopic management of gastric variceal bleeding［J］. Gastroenterol Clin

North Am，2014，43（4）：807-818.

［10］ILYAS J A，KANWAL F. Primary prophylaxis of variceal bleeding［J］. Gastroenterol Clin North Am，2014，43（4）：783-794.

［11］SARIN S K，KUMAR A. Endoscopic treatment of gastric varices［J］. Clin LiverDis，2014，18（4）：809-827.

［12］HAMMOUD G M，IBDAH J A. Utiity of endoscopic ultrasound in patients with portal hypertension［J］. World J Gastroenterol，2014，20（39）：14230-14236.

［13］CHENG L F，WANG Z Q，LI C Z，et al. Low incidence of complications from endoscopic gastric variceal obturation with butyl cyanoacrylate［J］. Clin Gastroenterol Hepatol，2010，8（9）：760-766.

［14］PATIDAR K R，SYDNOR M，SANYAL A J. Transjugular intrahepatic portosystemic shunt［J］. Clin Liver Dis，2014，18（4）：853-876.

［15］RIGGIO O，RIDOLA L，ANGELONI S，et al. Clinical efficacy of transjugular intrahepatic portosystemic shunt created with covered stents with different diameters：results of a randomized controlled trial［J］. J Hepatol，2010，53（2）：267-272.

［16］SAAD W E. The history and future of transjugular intrahepatic porosystemic shunt：food for thought［J］. Semin Intervent Radiol，2014，31（3）：258-261.

［17］PARK J K，SAAB S，KEE S T，et al. Balloon-Occluded Retrograde Transvenous Obliteration（BRTO）for Treatment of Gastric Varices：Review and Meta-Analysis［J］. Dig Dis Sci，2015，60（6）：1543-1553.

［18］姜威. 食管胃静脉曲张及其现代治疗［M］. 化学工业出版社，2019.

第三章
食管－胃底静脉曲张逆行硬化剂注射疗法
技术详解

吴　伟

工作单位：温州医科大学附属第一医院

食管－胃底静脉曲张破裂出血（EGVB）是肝硬化失代偿期最常见的危重并发症，是肝硬化患者主要的死亡原因。近年来，随着内镜技术的进步与推广，临床上使用内镜技术治疗EGVB越来越普遍。目前，国内外各种指南推荐的首选内镜下治疗方法有内镜下套扎术（EVL）及内镜下硬化剂注射疗法（EIS），这两种方法各有其优点和局限性。

套扎术治疗食管静脉曲张主要是作用于黏膜及黏膜下层的曲张静脉，使其缺血、缺氧、血栓形成进而发生无菌性炎症，最终使曲张静脉闭塞，但其对周围黏膜下静脉的侧支静脉效果欠佳。而消除深层静脉及交通静脉是降低复发和再出血的关键，故其治疗后曲张静脉易复发，且早期脱环可引起致死性大出血。相比较而言，硬化剂注射疗法主要是通过破坏血管内皮引起炎症细胞浸润，形成血栓性静脉炎，逐渐形成肉芽组织、纤维化闭塞静脉，并可有效地防止闭塞静脉旁静脉曲张。因其可作用于黏膜表层及深层的曲张静脉，故其复发率较套扎术低，远期疗效较好。但EIS并发症较多，常见并发症为异位栓塞、食管溃疡等，且易发生拔针时针孔喷血或涌血。局部并发症为溃疡、出血、狭窄、食管运动功能障碍、吞咽痛、撕裂伤，区域并发症为纵隔炎、穿孔，胸膜渗出，门静脉高压型胃病的出血风险增高。全身并发症为脓毒血症、吸入性肺炎、缺氧、自发性细菌性腹膜炎、门静脉血栓形成。

由于单一治疗手段存在不足，近几年来，临床上出现了EVL和EIS的联合应用，可弥补单一治疗手段的不足，提高治疗疗效，减少手术后的并发症。

传统的EVL＋EIS联合治疗，主要采用以下2种方式：①EVL与EIS同时进行。在结扎结束后，再在结扎静脉球中间行EIS，总剂量为5～20ml；另外也可在EIS后立即沿胃底食管向上结扎曲张静脉。②EVL与EIS分开进行。常规是先行EVL，待静脉曲张萎缩消失后择期行EIS。但这2种方法在提高疗效的同时，术后容易出现严重的食管狭窄，严重影响患者的生活质量。经过多年来不断探索，我们采用逆行硬化剂注射疗法，对EIS＋EVL联合治疗方式进行改进，提高治疗效果的同时，降低了联合治疗并发症的发生率。

一、作用机制

1. 内镜下套扎术可使曲张严重、管腔粗大的血管迅速闭塞，阻断曲张静脉血流。

2. 套扎术后再行内镜下硬化剂注射疗法，可减少血液流动稀释硬化剂，避免硬化剂随曲张静脉上行流失所致的硬化剂在曲张静脉内达不到有效浓度及滞留时间。逆行硬化剂注射疗法可使曲张静脉内硬化剂逆行弥散至套扎环下曲张静脉内和食管壁交通静脉，甚至壁外静脉，从而增厚静脉血管，使静脉内血栓形成，静脉周围黏膜凝固坏死形成纤维化，增强静脉的覆盖层，彻底消除曲张静脉，减少复发。

3. 采用套扎环阻断曲张静脉，确保硬化剂有足够的作用时间而不致泄漏，不易发生异位栓塞。

二、适应证

1. 急性食管-胃底静脉曲张破裂大出血的急诊止血。
2. 食管-胃底静脉曲张患者既往有出血史（二级预防）。
3. 预防首次食管-胃底静脉曲张破裂出血（一级预防）。

三、禁忌证

1. 有内镜检查禁忌证者。
2. 未纠正的失血性休克。
3. 未控制的肝性脑病，患者不能配合。

四、术前准备

1. 维持生命体征稳定，予积极支持治疗。
2. 术前完善血常规、肝肾功能、凝血功能、多排螺旋CT（multi-detector spiral CT，MDCT）门静脉血管成像、心脏超声等检查。
3. 术前半小时给予地西泮5～10mg缓慢静脉注射，用利多卡因咽喉部局部麻醉。

五、规范化操作

1. 插入内镜达十二指肠降部，详细检查十二指肠降部及胃内情况，最后观察食管。评估曲张静脉情况。
2. 如患者存在粗大胃底静脉曲张明显（图1-3-1），可先行"三明治法"阻断粗大胃底静脉曲张（图1-3-2）。治疗时注射导管内事先注入硬化剂聚桂醇1ml，接着注入组织黏合剂0.5～1.0ml，再注入硬化剂1.5ml，注射针外管前端恰好接触注射部位，伸出针头并使之穿入血管腔内，由助手退出针头。应尽量避免静脉旁注射。拔针后快速注入生理盐水冲洗管内残存黏合剂，在注射后10～20秒内，组织黏合剂未凝固前应避免内镜吸引。用相同的方法进行其他部位的胃底静脉曲张的组织黏合剂注射术治疗。

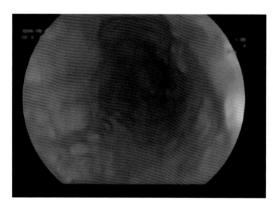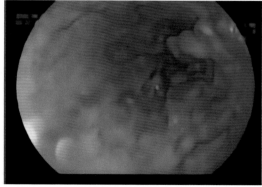

图 1-3-1

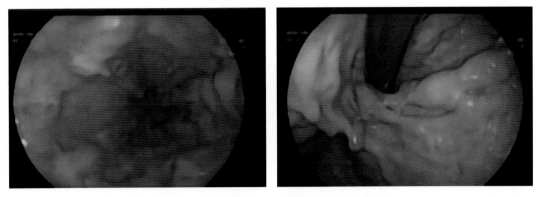

图1-3-1　食管及胃底可见粗大曲张静脉（续）

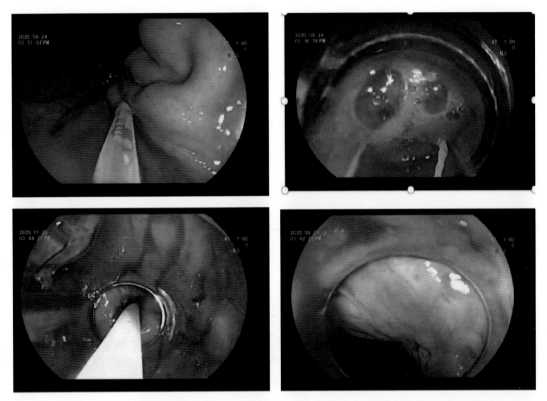

图1-3-2　胃底曲张静脉团予"三明治法"＋食管曲张静脉予逆行硬化剂注射疗法

3. 处理食管曲张静脉。将安装好套扎器的内镜插入食管，在距门齿30cm处观察曲张静脉情况，选择套扎点，将曲张静脉吸入内套内，待视野完全变红，释放橡皮圈，使橡皮圈套扎在静脉球的根部，解除负压，使静脉球脱离管口，套扎1环，阻断食管曲张静脉血流，再在套扎环下方曲张静脉内注射硬化剂3～10ml，可根据曲张静脉的程度酌情增减，让硬化剂在食管与贲门曲张静脉内长时间存留，发挥其破坏血管内皮的作用（图1-3-2、图1-3-3）。注射完后内镜观察，确保无活动性出血时退镜。

4. 根据患者静脉曲张程度及依从性，间隔1个月后复查（图1-3-4），如仍有残存曲张静脉，必要时再次给予逆行硬化剂注射治疗，直至曲张静脉消失或基本消失。

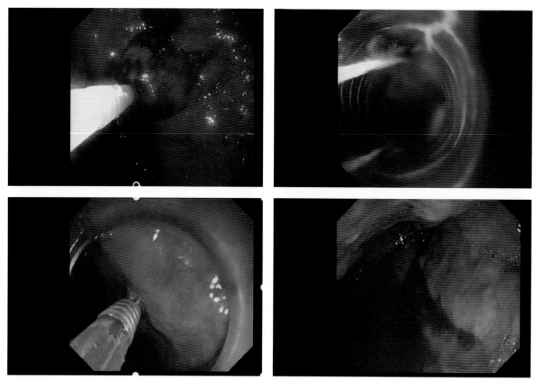

图1-3-3　针对剩余2条曲张静脉再次行食管静脉曲张逆行硬化剂治疗

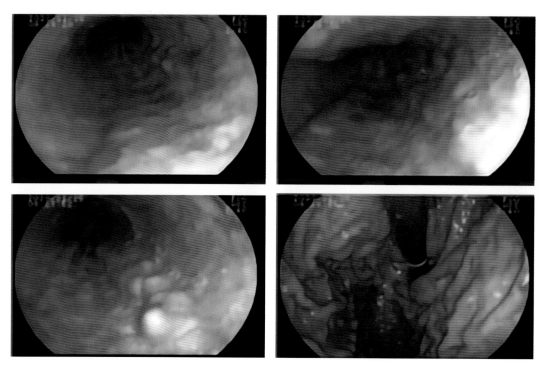

图1-3-4　2个月后复查食管－胃底静脉曲张变化情况

六、技术要点

1. 逆行硬化剂注射疗法治疗时每条食管曲张静脉只套扎1环，每次最多只处理2条曲张静脉，分1～2次逐步处理食管曲张静脉，降低了食管狭窄的发生率。

2. 注射后注射点出血较多，可使用透明帽对注射后针孔予以压迫数分钟，可以止血。

七、术后处理

术后嘱患者卧床休息，严密观察生命体征以及有无出血迹象，监测血常规、肝功能、凝血功能，观察有无呕血、黑便，治疗当天禁食、静脉补液，以后根据病情逐步恢复流质、半流质饮食。出院后嘱患者定期复查胃镜（1个月、3个月及6个月）。

八、常见并发症的预防及处理方法

1. **出血** 穿刺点渗血可用透明帽压迫，一般均可止血。术中或术后大出血可行三腔二囊管压迫止血、经颈静脉肝内门－体分流术（TIPS）。

2. **溃疡** 一般多无症状，可在3～4天内自愈。可以用PPI及磷酸铝等黏膜保护剂进行治疗。

3. **发热** 由于肝硬化三系减少，自身免疫力低下，术中静脉穿刺引起一过性菌血症，术中存在呛咳及误吸现象及术后局部组织坏死炎性物质吸收引起吸收热。可常规给予一代或二代头孢预防感染，以减少术后发热的发生。

4. **异位栓塞** 术后严重并发症，可术前行MDCT检查明确侧支循环情况，如存在明显胃－肾分流等，异位栓塞风险较高。术中通过快速静推组织黏合剂及控制组织黏合剂用量，降低异位栓塞的风险。

5. **穿孔** 发生于穿刺针穿透食管及硬化剂反应性组织坏死。小穿孔可自愈。

6. **胸骨后疼痛** 一般在术后1～3天内消失，疼痛强烈时可使用镇痛药对症镇痛。

参 考 文 献

［1］程明，楼妙姿. 改良聚桂醇组织胶"三明治"注射联合套扎治疗食管－胃底静脉曲张的疗效分析［J］. 中华全科医学，2018，16（7）：1110-1112，1124.

［2］张皞，黄平. 套扎术联合组织胶注射治疗食管－胃底静脉曲张破裂出血的疗效观察［J］. 中华肝胆外科杂志，2018，24（11）：777-778.

［3］杨焕英. 内镜下套扎序贯硬化剂注射治疗食管静脉曲张破裂出血的效果观察［J］. 淮海医药，2020，38（1）：31-33.

［4］王金玲，叶英. 胃镜下注射硬化剂联合套扎术对肝硬化食管－胃底静脉曲张患者出血量的影响［J］. 肝脏，2019，24（6）：672-674.

［5］黄玉双，綦盛麟. 食管静脉曲张内镜下硬化剂注射治疗与套扎硬化序贯治疗的临床疗效研究［J］. 中国医疗器械信息，2019，25（12）：48-49.

［6］李先中. 内镜下套扎序贯硬化治疗食管静脉曲张的临床观察［J］. 临床医学，2016，36（4）：64-65.

［7］卢勇，郑翼德，余永忠，等. 应用经颈静脉肝内门体分流术治疗食管－胃底静脉曲张破裂出血的疗效［J］. 吉林医学，2022，43（5）：1202-1204.

［8］李云涛. TIPS方案对肝硬化合并门静脉血栓患者血管再通及生存率［J］. 哈尔滨医药，2022，42（4）：22-24.

［9］金倩雯，姚群燕，罗剑钧，等. 球囊导管逆行性静脉栓塞术治疗肝硬化胃底静脉曲张1例报告并文献复习［J］. 中国临床医学，2018，25（5）：835-839.

［10］郭慧雯，张峰，肖江强，等. 球囊导管闭塞下逆行性静脉栓塞术治疗胃静脉曲张破裂出血患者疗效分析［J］. 实用肝脏病杂志，2022，25（3）：407-410.

第四章
胃底静脉曲张的内镜治疗

宋　瑛

工作单位：西安高新医院

一、疾病概述

食管－胃底静脉曲张破裂出血（EGVB）是各种原因引起的肝硬化和/或门静脉高压所致的一种严重并发症。肝硬化患者中每年5%～15%可发生不同程度的食管－胃底静脉曲张，首次出血后6周内病死率可达20%，Child-Pugh C级患者EGVB的病死率更是高达30%～40%；若未行预防措施，1年再出血率约60%，病死率接近20%。肝硬化患者胃静脉曲张（gastric varices，GV）的患病率为15%～17%，2年内破裂出血的发生率为29%～30%。胃静脉曲张首次出血后的出血相关病死率大约为20%，长期的再出血率和病死率与食管静脉曲张相似（图1-4-1、图1-4-2）。

对胃静脉曲张自然进程的了解不像食管静脉曲张那样清楚。根据广泛应用的分级方法，胃静脉曲张可能是食管静脉曲张在胃小弯（GOV-1）或胃底部（GOV-2）的延续；更少见的是，孤立的胃静脉曲张（即与食管曲张静脉不连续）可能在胃底部（IGV-1）或胃的其他部位（IGV-2）找到，这些较常见于肝前性门静脉高压症患者。

胃静脉曲张通常由胃短静脉或胃后静脉供血。与食管静脉曲张相比，它们常伴有较低的门脉压，存在较大的胃脾肾之间的分流。胃静脉曲张患者出血的风险低于食管静脉曲张患者，但是门－体分流性脑病的发生率比食管静脉曲张患者高。一项大型调查证实胃静脉曲张（GOV-2或IGV-1）出血的发生率比连接处静脉曲张（GOV-1）出血率高（图1-4-3）。

相比于食管静脉曲张，GV出血量较大，一旦发生破裂出血，起病急、出血量大、预后差，病死率高于食管静脉曲张患者。因此，GV破裂出血的诊断和治疗一直是临床关注的课题。Baveno Ⅳ共识推荐使用组织黏合剂作为胃静脉曲张再出血的一线治疗药物。内镜治疗最常使用的组织黏合剂是α-氰基丙烯酸正丁酯，最常使用的注射组织黏合剂的方法为"三明治法"。目前，内镜组织黏合剂注

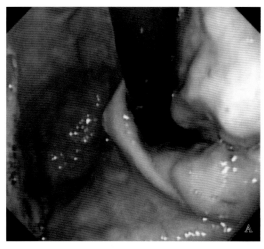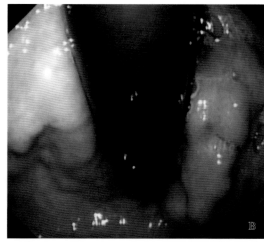

图1-4-1　食管胃静脉曲张（1）

射治疗止血效果确切、易于操作、再出血少，已成为治疗急性GV破裂出血的首选方法，也是预防GV出血的二级预防方法（图1-4-4、图1-4-5）。

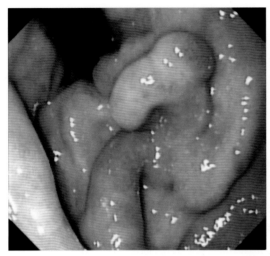
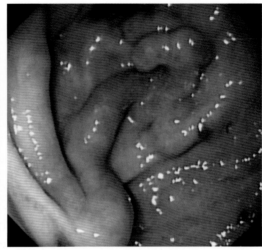

图1-4-2　食管胃静脉曲张（2）

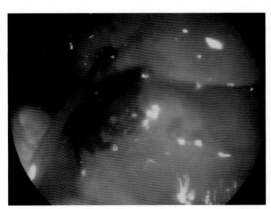
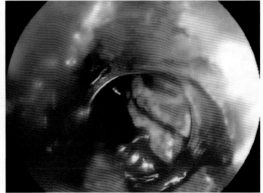

图1-4-3　食管胃静脉曲张破裂出血

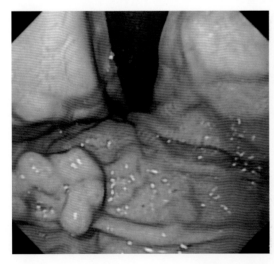
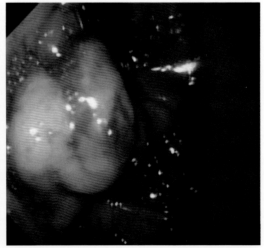

图1-4-4　孤立性胃静脉曲张

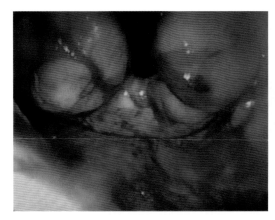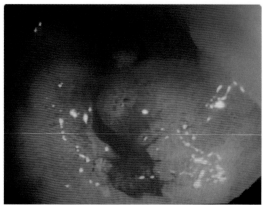

图 1-4-5　食管胃静脉曲张出血并十二指肠溃疡出血

二、病因与病理

关于静脉曲张破裂出血的解释有两套理论。侵蚀学说认为固体食物的吞咽或胃－食管反流对薄而脆弱的曲张静脉壁造成外部损伤，从而引起曲张静脉破裂出血。这个理论由于缺乏客观的证据已经被放弃。爆裂假说则认为出血的主要原因是门静脉压力升高引起的曲张静脉压力过高。许多研究表明，静脉曲张破裂出血在肝静脉压力梯度（HVPG）达到12mmHg阈值前从无发生，从而支持这个假说。此外，自从内镜测量静脉曲张压力技术应用以来，观察试验结果支持静脉曲张破裂出血的原因是由于曲张静脉内部压力的增加。测量曲张静脉的压力发现，有出血史的患者，其压力比未出过血的患者高；同时，曲张静脉的压力较之HVPG，能更好地预示出血的风险。纵向研究表明，曲张静脉压力是预示出血风险和药物治疗效果很好的预后指标。

门静脉压力升高是导致静脉曲张破裂出血的第一位因素，也是静脉曲张和侧支循环形成的初始因素。血管压力增加，加之侧支循环血流量增加，引起曲张静脉扩张，进而使血管壁变得更薄。此时，任何使血管压力或直径进一步增加的因素或曲张静脉壁自身的缺陷都可引起破裂，导致出血。值得注意的是，门静脉压力和血流量不是恒定的，它们可以因受到生理性刺激而产生明显变化。餐后的充血反应可以引起门静脉压力暂时性升高。饮酒、锻炼，以及可引起腹压增加的状态都可以使门静脉压力突然升高。这些情况反复使门静脉压力突然升高，可导致曲张静脉更加扩张，增加了静脉曲张破裂出血的风险。这些观察结果很重要，由此提出了新的治疗目标以降低静脉曲张破裂出血的风险。而且，我们还观察到了门静脉压力的昼夜变化，夜间升高，下午和傍晚降低。这些门静脉压力的生理变化可能会影响有出血倾向（那些在休息时曲张静脉张力较高的）患者的出血发作；昼夜变化的情况已在静脉曲张破裂出血的患者中观察到，出血多发生在午夜，那时的门静脉压力多是升高的。最后，肝功能恶化以及酒精性肝炎时的门静脉压力增加，这些情况均可以增加出血的风险。

三、临床表现

胃静脉曲张破裂出血多表现为呕血、黑便或便血。呕血可为暗红色甚至鲜红色伴血块。部分患者无呕血，表现为黑便或便血，大便的色泽取决于血液在肠道停留时间的长短，如出血量大而速度快，大便往往呈鲜红色。可根据大便色泽变化及数量来判断出血情况。听诊肠鸣音活跃，是血液刺激肠道蠕动加快所致（图 1-4-6 ～图 1-4-9）。

患者会出现血容量不足的表现，出血量≥400ml时可出现头晕、心悸、出汗、乏力、口干等症状；出血量≥800ml时上述症状显著，并出现晕厥、肢体冷感、皮肤苍白、血压下降等；出血量≥1000ml时可发生休克。

出血早期由于血管及脾代偿性作用，血细胞比容与血红蛋白可无明显变化，后期血红蛋白水平才能反映失血的程度。肠道积血吸收及肾排泄量下降可导致血尿素氮升高。

脾大、腹水和腹壁侧支循环形成等提示门静脉高压。影像学可以证明侧支循环的存在、门静脉血流量的改变、脾大和腹水，从而支持门静脉高压的诊断。任何有严重胃肠道出血的疑似肝病患者都需要立即排除这种情况。

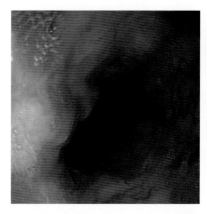
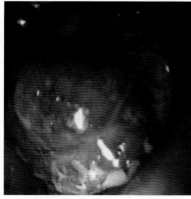
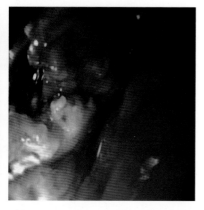

图1-4-6　食管胃静脉曲张并十二指肠肿物出血

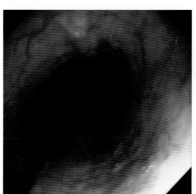
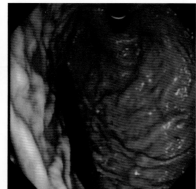
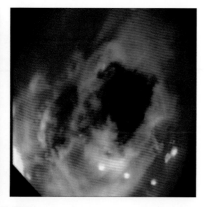

图1-4-7　食管胃静脉曲张并十二指肠溃疡出血

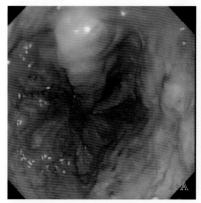
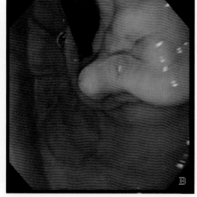
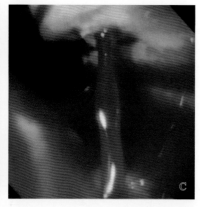

图1-4-8　十二指肠静脉曲张并出血

注：A.食管；B.胃底；C.十二指肠。

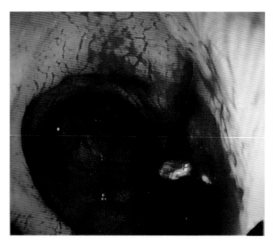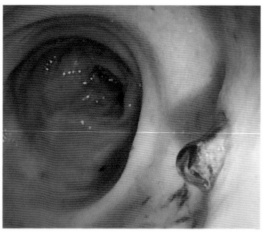

图1-4-9　直肠静脉曲张破裂出血

四、胃静脉曲张内镜下治疗

传统的组织黏合剂治疗采用"三明治法"：碘油－组织黏合剂－碘油，存在注射操作困难、组织黏合剂用量较大、异位栓塞等问题。高渗糖溶液＋组织黏合剂＋高渗糖溶液的"三明治法"临床治疗风险更大，高渗糖溶液由于浓度高，注射时不易推注，而且压力大不易控制。注射速度过快可致未固化聚合完全的组织黏合剂向远处漂移，而导致异位栓塞的发生；而注射过慢则会导致静脉曲张在被完全充填前组织黏合剂已经固化聚合，从而影响止血的疗效。

改良"三明治法"：聚桂醇＋组织黏合剂＋聚桂醇。原理：组织黏合剂不会引起血管局部炎症及纤维化，胃静脉曲张不易闭塞，曲张静脉容易复发，聚桂醇的快速致血管炎症及纤维化作用可以促进胃静脉曲张内膜炎症肿胀，从而促进血栓形成，并使组织黏合剂局限于曲张静脉内，有利于促进胃静脉曲张的完全闭塞。聚桂醇注射液呈水样并溶于血，可以沿着血流方向闭塞黏膜表层及深层的曲张静脉与穿通支静脉，即闭塞了曲张静脉的全程，从而降低了胃静脉曲张的复发率及再出血的概率（图1-4-10～图1-4-12）。

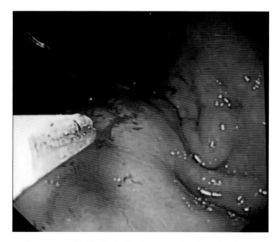

图1-4-10　胃静脉曲张"三明治"方法急诊止血

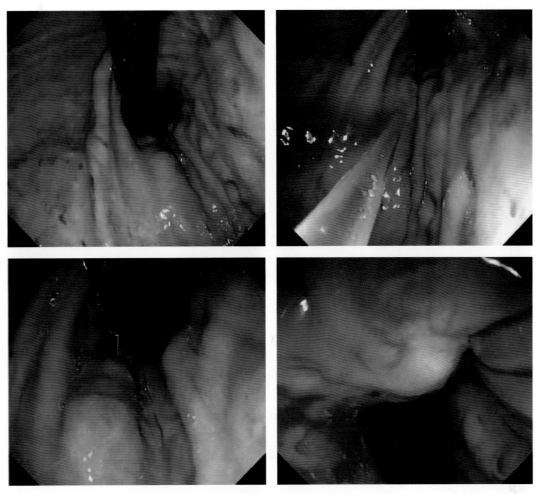

图1-4-11　胃静脉曲张改良"三明治法"治疗

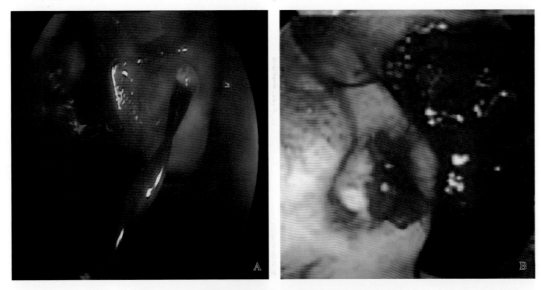

图1-4-12　胃静脉曲张"聚桂醇＋组织胶"急诊止血

注：A.破裂出血；B.注射治疗后出血立止。

1. **注射方法**　先在注射针内预充聚桂醇3ml，在针尖刺入胃曲张静脉后依次注入聚桂醇3ml、组织黏合剂0.5～2ml（用量根据血管直径而定）、聚桂醇3ml，注射完毕后迅速拔针，注意有无出血。用注射针鞘触碰接受治疗的曲张静脉检查其是否完全变硬，若仍有静脉未完全变硬，则采用多点注射至曲张静脉完全变硬（图1-4-13）。

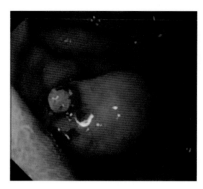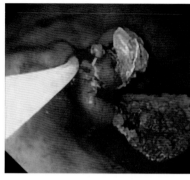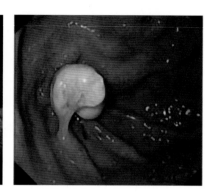

图1-4-13　注射组织黏合剂

2. **注射技巧**　①注射点和出针方向选择破口下方、隆起最明显的静脉。②距离不能太远，先出针预判刺入点。③旋镜＋旋臂＋旋腕＋固定小旋钮，减少旋身。④亚甲蓝示踪，聚桂醇注射液先预充注射针管，预判组织黏合剂用量。⑤看回血，防溢漏，防鼓包。⑥听口令，针管快速交替，防止掉落。⑦有回血，注射顺畅无阻力，局部无快速隆起的鼓包提示注入血管内，达到血管塑形的标准（图1-4-14、图1-4-15）。

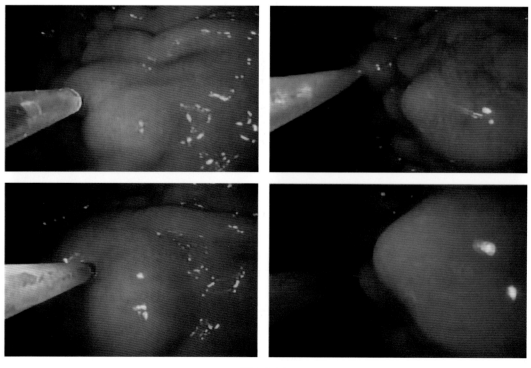

图1-4-14

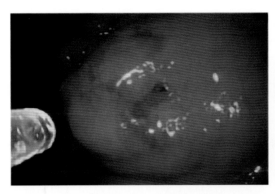
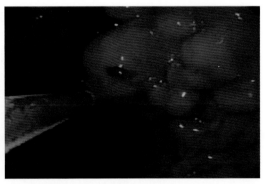

图1-4-14　胃静脉曲张破裂出血改良"三明治法"止血病例1（续）

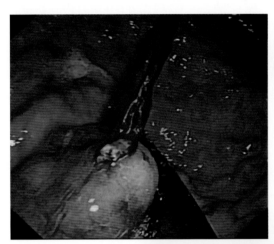
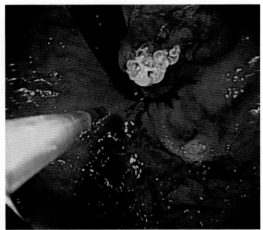

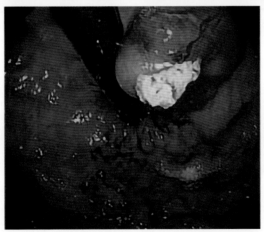

图1-4-15　胃静脉曲张破裂出血改良"三明治法"止血病例2

五、术后处理

1. 术后禁食、禁饮24小时，进食从流质饮食开始，慢慢过渡到半流质饮食、普食。同时予静脉输液，常规应用抗生素2～3天。

2. 密切观察患者术后生命体征和各种临床表现，及时发现术后出血、异位栓塞等严重并发症，并作相应处理。

3. 对有破裂出血史的患者，术后可使用奥曲肽等降门静脉压力的药物。

4. 注射组织黏合剂治疗后"排胶"时间长短不一，多数发生在术后2周至3个月，术后要定期复查胃镜，以确定是否完全排胶，曲张静脉是否还有残留并序贯治疗。

六、排胶再出血

组织黏合剂止血效果非常好，但是属于一种异物，注射后会逐渐排出，有一部分患者会在排胶的过程中发生再出血。排胶再出血往往需要再次内镜下治疗，有时甚至威胁患者的生命。我们曾对胃静脉曲张组织黏合剂治疗后的排胶规律进行了研究，注射后行上腹部正位片观察胃曲张静脉内充满组织黏合剂与碘油混合物的情况，发现治疗后随时间推移血管内组织黏合剂形状发生改变，逐渐缩小至消失。组织黏合剂作为一种异物被自然地排斥至胃腔。86.1%的患者在1个月内开始排胶，形式多样，无明显规律，半年至1年基本排完。4.4%的患者由于组织黏合剂排出过早发生早期排胶再出血。早期排胶再出血的原因主要是在组织黏合剂排出时血管未能充分闭塞。组织黏合剂注射后血管先是发生炎症反应，继而发生慢性肉芽肿异物反应并最终纤维化。在此过程中组织黏合剂逐渐排出。组织黏合剂排出过程多起始于注射后3～4周，而此时血管的病理改变是肉芽肿向纤维化转变的过程，如果两个过程较好重叠，就能顺利消除曲张的血管，而如果两个过程衔接不紧，组织黏合剂排出提前，或血管纤维化延迟，将发生组织黏合剂排出导致的出血。贲门静脉曲张活动出血，急诊内镜注射硬化剂聚桂醇后静脉肿胀，出血减缓，可见硬化剂由破口涌出，后边注射组织粘在破口处，出血立即停止。多数组织黏合剂排出过程起始于注射后1个月左右，而注射后血管肉芽肿化的时间需要4周左右，多数患者组织黏合剂排出时血管已经肉芽肿化闭塞，呈现正常的注射-血管肉芽肿纤维化-组织胶排出-静脉曲张消失的过程，聚桂醇+组织胶+聚桂醇的注射可以加速组织胶的排胶及排胶面的愈合（图1-4-16）。

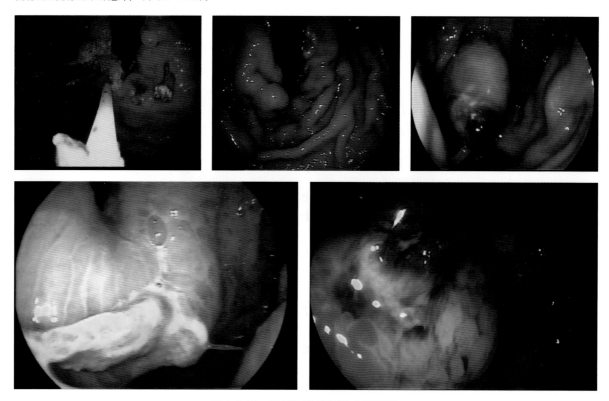

图1-4-16　组织胶排胶期的内镜观察

防止早期排胶再出血，一是根据血管团大小注射足量的组织黏合剂，二是可以结合硬化剂注射促进血管纤维化，加快闭合速度（图1-4-17）。

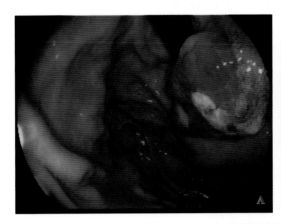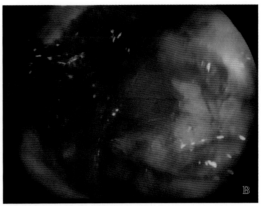

图1-4-17　组织胶前预注聚桂醇与预注碘化油的对比

注：A.预注聚桂醇的组织胶注射后没有再出血；B.预注碘油的组织胶注射后出现了排胶出血。

七、技术小结

为达到精准治疗，急诊患者可选择在气管插管麻醉下治疗，非急诊患者可选择在不插气管插管、静脉麻醉下进行治疗。术前门静脉系统的CT检查可以了解血流情况及食管-胃底静脉曲张的严重程度，有利于手术方式的选择和手术风险的评估。

必须精准注射，对注射的目标血管建议一次性完全封闭，否则排胶再出血的发生率会增加。应注意"悬针"，只有把注射针悬在来源血管内才能达到精准断流的效果。注射针刺入血管，看到针鞘内回血，提示刺入血管内，如难以判断针芯是否在血管内，可注射1～2ml生理盐水或1ml左右聚桂醇注射液，如注射局部迅速隆起，则针芯不在血管内，须微调针芯位置或重新选择注射点。

改良"三明治法"明显减少了异位栓塞的风险，降低了注射难度，提高了静脉栓塞的效率，从而降低了胃静脉曲张的复发率及再出血的概率。

参　考　文　献

［1］吴开玲. 改良与传统三明治法治疗肝硬化胃静脉曲张出血的meta分析［D］. 重庆：重庆医科大学，2018.

［2］何晓燕，胡建文，吕响银，等. 内镜下套扎术及硬化剂注射术同步和序贯治疗食管静脉曲张的随机对照研究［J］. 浙江医学，2019，41（8）：813-816.

［3］杨珺. 内镜下聚桂醇注射治疗食管静脉曲张的应用价值［J］. 临床合理用药杂志，2016，9（2）：63-64.

［4］周刚，王志勇，吴建良，等. 透明帽辅助内镜下硬化治疗在食管静脉曲张破裂出血中的应用价值［J］. 中国内镜杂志，2015，21（2）：136-140.

［5］凌晶，王娟. 胃镜下聚桂醇注射治疗肝硬化并发食管静脉曲张患者临床疗效研究［J］. 实用肝脏病杂志，2019，22（3）：389-392.

［6］崔美兰，贾彦生，康海燕，等. 内镜下聚桂醇硬化治疗重度食管静脉曲张破裂出血的效果观察［J］. 临床肝胆病杂志，2017，33（12）：2321-2325.

［7］刘倩倩，张彦. 内镜下组织胶联合聚桂醇治疗肝硬化胃底静脉曲张破裂出血后再出血的影响因素研究［J］. 临床内科杂志，2019，36（6）：407-410.

［8］周光文，杨连粤．肝硬化门静脉高压症食管、胃底静脉曲张破裂出血诊治专家共识（2015）［J］．中国实用外科杂志，2015，35（10）：1086-1090．

［9］中华医学会外科学分会脾及门静脉高压外科学组．肝硬化门静脉高压症食管、胃底静脉曲张破裂出血诊治专家共识（2019版）［J］．中华消化外科杂志，2019，（12）：1087-1093．

第五章
食管－胃底静脉曲张内镜下精准断流术

李　坪

工作单位：首都医科大学附属北京地坛医院

一、内镜下精准静脉曲张断流术的概念

广义的内镜下精准静脉曲张断流术（endoscopic selective varices devascularization，ESVD）为对于食管－胃连通型的静脉曲张，在其进入管腔处用充分的组织黏合剂封堵血流，配合曲张静脉内注射适当剂量的硬化剂，达到消除所有曲张静脉的目的。对于脾－肾分流和胃－肾分流的患者，先采取金属夹或尼龙圈机械阻断或部分阻断血流，然后再将适当剂量硬化剂和组织黏合剂注射入曲张静脉，最大限度地防止组织黏合剂的异位栓塞。

狭义的ESVD仅针对食管－胃底静脉曲张（GOV）类型的食管、胃静脉曲张。据Sarin、日本和国内内镜下GOV分型，其血流特点是：在门静脉高压的情况下，静脉血流的方向在胃腔外是由外向内流动、在胃腔内是由胃腔流向食管腔内、在食管腔内是由食管肛侧流向口侧和由食管内流向食管外。根据GOV食管胃静脉曲张内镜下所能触及的来源血管是在胃腔的特点，将穿刺针穿入有门静脉高压的血管内，依次注射聚桂醇＋组织黏合剂＋聚桂醇或空气或生理盐水，达到胃腔内外血管组织黏合剂填充、食管腔内静脉聚桂醇填充和长时间停留的结果，而达到治疗食管－胃底静脉曲张的目的。改良"三明治法"于2011年在首都医科大学附属北京地坛医院开始使用。

二、ESVD的方法和要求

1. **精准的要求**　透明穿刺针＋回血或喷血。在没有透明穿刺针以前，临床上常用穿刺针外鞘去触碰胃壁，判断是否有曲张静脉存在，穿刺时凭落空感判断针尖是否穿入血管，也不敢穿刺后拔针判断是否有高压的静脉血流，这些都无法保证在注射组织黏合剂时是精准在血管内。自从透明穿刺针开始使用后，只要针尖是悬空在高压血管内，针鞘内就能见回血；穿刺落空后，在没有回血时，可以轻轻回撤穿刺针，待回血出现后，再注射。ESVD治疗时，往往先注射少量硬化剂，然后再注射组织黏合剂，如果穿刺针尖不是在血管内，那么注射硬化剂时穿刺部位周边的黏膜必然被抬举，注射组织黏合剂时，一定会在黏膜下（图1-5-1）。门静脉高压的曲张静脉在胃黏膜内隐藏着，从内镜直视下难以判断，可以用穿刺针去穿刺试探，可见回血或一旦拔针出现喷射样出血，才判断其是靶血管。如果拔针后是少量渗血，那么可以不用治疗，观察一会儿一般会慢慢停止。早期ESVD治疗，将渗血部位也注射组织黏合剂，造成过度治疗，效果却并没有增加。如果拔针出现搏动性出血，那是穿刺到动脉了，用金属夹压迫一会儿通常会止血，如效果不佳，还可以释放金属夹止血。多次治疗后的食管－胃底静脉曲张将变得非常纤细，有的直径仅1mm，初学者难以精准治疗，所以，初次治疗的患者更加适合初学者进行ESVD。经验丰富的医师可以挑战极细的来源血管ESVD治疗。

2. **聚桂醇的可视性**　聚桂醇等硬化剂均为无色透明液体，注射在血管内仅仅能暂时将血管颜色变淡，停止注射时，血管颜色可能很快恢复。自从使用亚甲蓝示踪法后，蓝色的硬化剂在血管内流

动，可以判断精准程度、覆盖范围，注射组织黏合剂后，能将蓝色硬化剂长时间固定在血管内，以判断是否治疗完全（图1-5-2）。

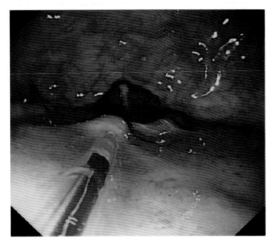

图1-5-1　透明穿刺针的使用

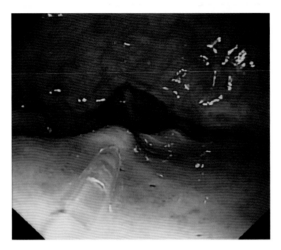

图1-5-2　亚甲蓝示踪法

3. **ESVD的精髓**　治疗部位在贲门及胃底，放弃食管过度操作。胃底静脉从静脉分级上，一定是食管静脉曲张的上一级或上两级，相当于胃底静脉是树干或是粗大分支，食管静脉相当于树的各级分支。那么，为什么食管静脉直视下直径要明显大于胃底静脉呢？这是因为食管静脉是一簇一簇在食管黏膜内迂曲前进，将食管黏膜隆起，看似单一静脉。如果将胃底静脉与食管静脉取出来平铺后，像是一个将军和一支士兵队伍。将军血管位于胃底贲门，直径显著大于位于食管内的士兵队伍血管直径。每一个将军的士兵队伍血管分支相互有连通，不同将军的队伍血管分支不互通。ESVD治疗的核心理念是，胃底贲门为操作部位，穿刺针精准穿刺在如将军一样的高压静脉内依次注射聚桂醇和组织黏合剂，聚桂醇将停留在如士兵队伍一样的食管静脉丛内。放弃食管操作，将避免对食管黏膜的损伤，防止溃疡、穿孔和狭窄等并发症。

4. **ESVD治疗理念**　尽可能在一个疗程中阻断全部胃底来源血管。胃底来源血管有单支来源的，多数是多支来源。来源血管很少能单点注射组织黏合剂就充分堵塞血管，往往需要多点充分堵塞。组织黏合剂堵塞到胃壁外血管腔内，才能达到治疗效果。很多多支来源的血管不一定排列在胃底黏膜表层，有些还隐藏在胃底和贲门黏膜深层，需要反复多点用透明穿刺针试探，才能发现隐藏血管。一次无法堵塞所有来源血管，可以1周后复查，没有充分堵塞的血管会在胃底及贲门黏膜有所表现，再次ESVD治疗，直到食管静脉血流阻断（图1-5-3）。由于患者局部血管分布情况、门静脉高压的持续存在，在原位或旁边再次出现静脉曲张也是可能的，所以患者要定期内镜复查，反复多次序贯治疗，直到局部再无静脉曲张发生，才能进入一个相对稳定的阶段。

如果多次治疗后仍有明显的食管静脉曲张，可以从贲门穿刺一支来源静脉，经聚桂醇4ml＋组织黏合剂0.5ml注射后，胃底来源支组织黏合剂填充，食管下段静脉组织黏合剂和聚桂醇填充，食管中段聚桂醇填充。由于胃底静脉较隐藏，完成全部ESVD治疗比较困难，需要在胃底仔细寻找来源血管。食管静脉弥漫且纤细，食管管壁僵硬，官腔较窄，单纯硬化和套扎治疗也比较困难。

5. **ESVD不排斥其他治疗**　ESVD可以和硬化剂或套扎术联合治疗。当患者胃底来源血管能充分有效地一次或两次完全堵塞后，尚未及时消失的食管静脉可以联合聚桂醇硬化治疗或套扎术治疗。聚桂醇硬化治疗时尽量血管内注射，用亚甲蓝示踪，一般20ml即能充盈全部食管静脉，同时，观察拔针后穿刺点是否喷血。如有喷血，说明胃底来源静脉未充分堵塞或还有遗留来源血管，因此，

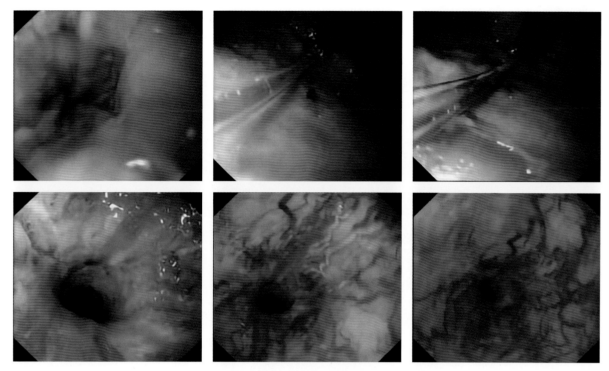

图1-5-3　一例食管胃静脉曲张多次治疗后病例

ESVD往往需要和少量的食管硬化剂注射治疗配合，一是补充食管静脉内硬化剂的量，二是验证ESVD的效果。套扎术就更加简单，由于来源血流的阻断，食管静脉血流压力极低，任意在食管内吸引血管套扎即可，不会出现脱圈出血等问题。在套扎前，可以在食管静脉适当部位对点穿刺，拔针后观察有无喷射性出血，以检验ESVD效果，防止在围手术期胃底残留静脉大出血。

6. **患者ESVD术后更自由**　由于胃底来源血管的全部或大部分阻断，食管静脉曲张压力显著下降，患者术后不用严格禁食，恢复软食即可，不用严格卧床休息。

三、与其他方法的区别

1. **外科脾切除＋断流术**　内镜下断流术和外科断流术相似，外科断流术是在胃腔外结扎切断血管，内镜下断流术是用组织黏合剂堵塞血管。区别在于，内镜治疗无法解决脾功能亢进问题；外科手术需要挑选肝功能好的患者，内镜治疗适应证更加广泛；外科断流术只能进行1次，内镜下断流术可以反复多次进行，患者创伤较小；外科断流术可能损伤胃腔外分流血管，不利于患者血管压力的平衡。

2. **介入治疗**　介入治疗可以堵塞来源血管，也可以再行TIPS。缺点是并发症难以预防和治疗，部分患者后续治疗困难。内镜治疗不会出现肝性脑病等并发症。

3. **单纯硬化剂注射疗法**　单纯硬化剂注射法，穿刺部位在贲门口侧，硬化剂必须部分注射在血管外黏膜内才能阻断血流，再注射到血管内的硬化剂才能起到硬化曲张静脉的效果。术后患者发热、溃疡发生概率大，部分患者还出现食管狭窄或穿孔等并发症。ESVD避免了食管并发症，发热也常出现。

4. **单纯组织黏合剂治疗**　组织黏合剂如果能在胃底来源血管充分阻断血流，食管曲张静脉随着时间推移也将逐渐萎缩，甚至消失。如果胃底局部血管复发，很快会给食管残留静脉供血，那么有食管静脉再出血风险。组织黏合剂注射治疗和ESVD一样，当组织黏合剂注射在动-静脉瘘的血管或动脉血管上，将出现局部黏膜溃疡或周边器官栓塞。

5. **套扎术** 对于门静脉压力较低、胃底血管直径较细的患者，套扎术治疗近期疗效很好。由于没有干预到胃腔外的曲张静脉，导致容易复发，难以达到相对长期根治的效果。

6. **组织黏合剂＋硬化剂注射疗法（图1-5-4、图1-5-5）** 在胃底充分注射组织黏合剂，食管静脉曲张硬化剂注射治疗，疗效和ESVD相当，只是ESVD仅在胃底操作，不用在食管内操作。部分贲门处血管硬化剂无法覆盖，胃底组织黏合剂注射欠佳或新生血管出现，使得贲门静脉再次出血风险加大。

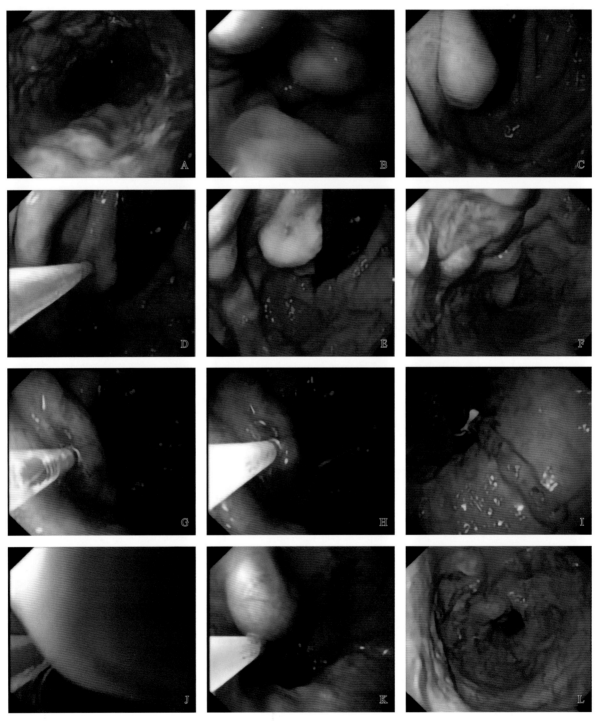

图1-5-4

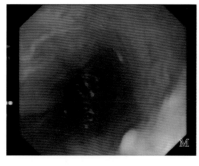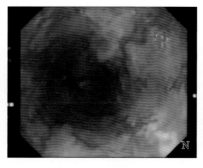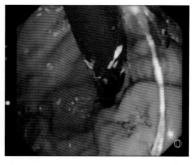

图1-5-4　一例胃底单一来源的GOV1病例（续）

注：A～L.在胃底分两点，各注射聚桂醇2ml＋组织黏合剂1.0ml，胃底来源血管组织黏合剂完全填充，穿入位置接近胃角。食管静脉单点注射聚桂醇16ml，食管静脉丛完全显影，聚桂醇长时间停留。M～O.4个月后复查，胃底排胶，食管静脉曲张消失良好，有一处细小曲张静脉出现，需要动态观察4个月后复查，胃底排胶，食管静脉曲张消失良好。

7. 组织黏合剂＋套扎术　在胃底组织黏合剂充分注射，食管套扎，疗效和ESVD相当。只是ESVD可以不用在食管内操作。如果胃底静脉曲张未充分组织黏合剂注射，套扎后会加重胃底静脉压力，术后出血风险加大。ESVD放弃食管的充分治疗，不易加重残留胃底静脉压力。

8. 套扎术＋硬化剂注射疗法　胃底静脉充分套扎，食管静脉硬化剂治疗，疗效和ESVD相当，只是复发情况类似单纯套扎胃底静脉。门静脉压力过大的患者，胃底套扎后脱圈出血风险较大。

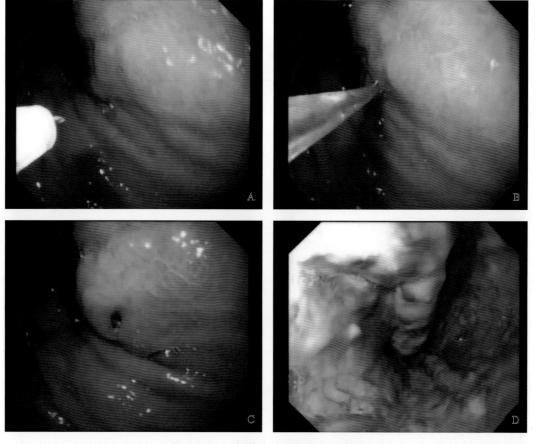

图1-5-5　一例首次治疗的GOV1病例

注：多支来源，将其中一支精准穿刺后，注射聚桂醇10ml＋组织黏合剂0.5ml（图1-5-5A、B）胃底一支血管来源支堵塞，食管一丛静脉聚桂醇充盈良好。食管静脉还有几丛血管，表明胃底还有隐藏的来源血管（图1-5-5C、D）。

参 考 文 献

［1］马佳丽，蒋煜，艾正琳，等. 内镜下精准食管胃静脉曲张断流术患者预后及生存状况分析［J］. 现代消化及介入诊疗，2019，24（6）：578-582.

［2］李坪，魏红山，蒋煜，等. 精准贲门胃静脉曲张断流术：一次性治疗食管胃连通型静脉曲张的近期疗效［J］. 内科急危重症杂志，2017，23（4）：284-288，329.

［3］白艳锋，何玲玲，魏红山. 食管－胃底静脉曲张出血患者低肝脏弹性值原因分析［J］. 肝脏，2021，26（5）：490-493.

［4］马佳丽，蒋煜，胡居龙，等. 内镜下精准食管胃静脉曲张断流术治疗乙型肝炎肝硬化伴急性静脉曲张出血患者再出血的危险因素分析［J］. 临床肝胆病杂志，2021，37（11）：2569-2574.

［5］邓彩虹，何玲玲，李晨光，等. 内镜下尼龙圈辅助组织胶注射治疗胃静脉曲张伴胃肾分流的临床研究［J］. 现代消化及介入诊疗，2021，26（6）：693-696，701.

［6］邓彩虹，李坪，梁秀霞，等. 食管－胃底静脉曲张内镜下治疗后并发OPSI的诊治体会［J］. 胃肠病学和肝病学杂志，2021，30（11）：1313-1317.

［7］马佳丽，陈旭，洪珊，等. 金属夹联合组织胶注射治疗胃静脉曲张伴自发性门体分流的临床研究（含视频）［J］. 中华消化内镜杂志，2020，37（2）：111-114.

［8］马佳丽，陈旭，何玲玲，等. Child-Pugh评分、MELD评分、MELD-Na评分、APASAL评分和R评分对肝硬化伴食管胃静脉曲张再出血及死亡的预测价值［J］. 临床肝胆病杂志，2020，36（6）：1278-1283.

［9］洪珊，陈旭，艾正琳，等. 硬化治疗食管静脉曲张致狭窄危险因素及预后分析［J］. 青岛大学学报（医学版），2020，56（1）：88-91.

［10］李强，李坪，徐晓红，等. 内镜下金属夹联合组织胶治疗合并特殊分流道的孤立性胃底静脉曲张临床疗效分析［J］. 中国现代医生，2020，58（17）：25-28.

［11］马佳丽，蒋煜，艾正琳，等. 内镜下精准食管胃静脉曲张断流术患者预后及生存状况分析［J］. 现代消化及介入诊疗，2019，24（6）：578-582.

［12］马佳丽，何玲玲，李坪，等. 饮酒量对酒精性肝硬化食管胃静脉曲张患者肝功能及再出血的影响［J］. 临床肝胆病杂志，2019，35（11）：2478-2482.

［13］艾正琳，洪珊，胡居龙，等. 食管胃静脉曲张治疗后再出血预测模型的建立与评价［J］. 临床肝胆病杂志，2019，35（9）：1954-1957.

［14］艾正琳，闵敏，胡居龙，等. 三种内镜下改良组织胶方案治疗孤立性胃静脉曲张的疗效评价［J］. 四川大学学报（医学版），2022，53（3）：386-390.

［15］洪珊，李坪，胡居龙，等. 聚桂醇联合组织胶治疗食管胃静脉曲张后门脉血栓形成的预测［J］. 胃肠病学和肝病学杂志，2022，31（3）：299-303.

［16］李坪. 食管－胃底静脉曲张探索［M］. 北京：中国原子能出版社，2016.

［17］李坪. 内镜下精准食管胃静脉曲张断流术（ESVD）［M］北京：中国原子能出版社，2019.

［18］MA J，HE L，LI P，et al. Clinical Features and Outcomes of Repeated Endoscopic Therapy for Esophagogastric Variceal Hemorrhage in Cirrhotic Patients：Ten-Year Real-World Analysis［J］. Research And Practice G，2020，2020（1）：1-10.

［19］MA J L，HE L L，LI P，et al. Prognosis of endotherapy versus splenectomy and devascularization for variceal bleeding in patients with hepatitis B-related cirrhosis［J］. Surg Endosc，2020，35（6）：2620-2628.

［20］MA J，HE L，JIANG Y，et al. New model predicting gastroesophageal varices and variceal hemorrhage in patients with chronic liver disease［J］. Ann Hepatol，2020，19（3）：287-294.

［21］AI Z，LI P. Loop combined endoscopic clip and cyanoacrylate injection to treat severe gastric varices with spleno-renal shunt［J］. VideoGIE，2020，5（12）：652-654.

［22］HE L，YE X，MA J，et al. Antiviral therapy reduces rebleeding rate in patients with hepatitis B-related cirrhosis with acute variceal bleeding after endotherapy［J］. BMC Gastroenterol，2019，19（1）：101.

［23］HE L，LI P，JIANG Y，et al. A new algorithm for predicting long-term survival in chronic hepatitis B patients with variceal bleeding after endoscopic therapy［J］. Dig Liver Dis，2019，51（8）：1166-1171.

［24］ZHANG M，LI P，MOU H，et al. Clip-assisted endoscopic cyanoacrylate injection for gastric varices with a gastrorenal shunt：a multicenter study［J］. Endoscopy，2019，51（10）：936-940.

第六章
食管－胃底静脉曲张内镜下硬化剂注射疗法的护理配合

曹　睿　冯　燕

工作单位：陕西省人民医院消化内科

第一节　EGVB 的疾病介绍

　　门静脉高压症（portal hypertension，PHT）是一组由多种原因导致门静脉压力持久增高所引起的综合征，肝硬化是其最常见的原因。

　　门静脉高压时，门静脉系统的血液部分逆向通过门体静脉吻合的侧支血管回流入体循环，形成多条离肝性的侧支循环通路。因此其临床表现主要为脾大、脾功能亢进、食管胃底等侧支静脉曲张和腹水。严重的门静脉高压症常可导致食管胃底静脉、痔静脉、腹膜后间隙静脉因压力过大或外因刺激而破裂，甚至是致命性的大出血；也可因静脉淤血造成门静脉高压性胃病导致胃黏膜糜烂或溃疡而出血。

　　肝硬化门静脉高压症最基本的病理生理学特征是门静脉血流受阻导致门静脉压力增高及侧支循环开放。而在肝硬化门静脉高压症众多临床表现中，食管－胃底静脉曲张破裂出血最为紧急，且病死率最高。肝硬化食管－胃底静脉曲张破裂出血年发生率约为12.0%，未行二级预防的患者再出血发生率近60.0%，急性出血6周病死率高达20.0%。EGVB具有发病迅速、出血量大、病情凶险等特点，若不及时治疗将会导致患者大量失血、休克，甚至死亡，病死率高达10%～30%（图1-6-1）。

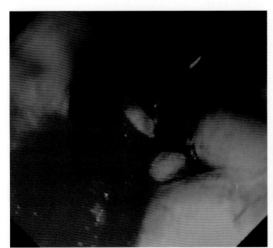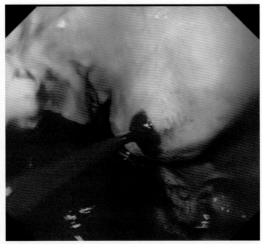

图1-6-1　食管－胃底静脉曲张破裂出血

第二节　内镜下硬化治疗技术

目前，内镜下治疗是临床干预EVB的常用方法。在内镜直视下操作，术野清晰，具有创伤小、恢复快等优点。随着内镜技术的发展，内镜下硬化疗法（endoscopic injection sclerotherapy，EIS）成为治疗EVB的首选方法之一，其止血效果确切，并发症少，再出血风险低。硬化剂的注入可有效阻断血流，使得血管内皮损伤，促进血栓形成，加快血管闭塞，引起组织纤维化，从而解除静脉曲张，急诊止血效果好，并能预防再出血的发生。

自EIS首次出现并应用于临床以来，其逐渐在肝硬化并发上消化道出血治疗中被广泛推广，已成为治疗EVB的优选方案。该手术可损伤血管内皮，促进血栓形成及组织纤维化，加快组织坏死，经3～4周时间静脉逐渐闭塞，而起到止血效果，能有效消除及预防静脉曲张。大量的临床病例报道显示，EIS治疗EVB患者的急诊止血成功率明显高于传统的药物止血方案，可达90%～100%，EIS治疗EVB患者止血效果确切，且能够明显缩小静脉曲张。

另外急性出血患者多数肝功能差，不能耐受外科手术治疗，硬化剂治疗可作为曲张静脉破裂出血急诊止血的有效手段，且并发症少，因此它为患者择期手术治疗乃至肝移植争取了时间和机会。

2008年国产硬化剂——聚桂醇注射液上市，以其并发症少，疗效确切的优势填补了国产高端硬化剂的缺失，成为临床硬化治疗唯一合法的专业硬化剂（聚桂醇注射液Lauromacrogol国药准字：H20080445，专利：ZL 2005 1 0096039.9）。它的化学名称是聚氧乙烯月桂醇醚，是目前在国内及欧美国家临床应用最广泛的一种专业硬化药物。国产聚桂醇现在是国家医保乙类药品、20年专利保护品种，主要应用于食管静脉曲张、下肢静脉曲张、静脉畸形、血管瘤、内痔、囊肿性疾病等的硬化治疗。

内镜下聚桂醇注射治疗食管静脉曲张，不但不会受到胸、腹水及肝脏功能等因素的限制，同时其操作程序简易方便，加之止血效果突出，已受到普遍欢迎。内镜下聚桂醇注射治疗食管静脉曲张时，通过直接破坏患者血管的内皮细胞，使之出现血管静脉炎等情况，刺激纤维母细胞快速增生，且在7天内出现局部组织下坏死，用药10～14天时就会有肉芽组织形成，而用药3～4个星期以后，纤维化会随之出现，在使患者血管呈现出闭塞状的基础上，即可达到止血效果。而治疗前、治疗中及治疗后有效的护理配合是保证治疗成功的重要因素。

第三节　内镜下硬化治疗的全程护理配合

一、术前护理

首先护理人员要积极与患者进行沟通，建立良好的信任关系，对患者因出血现象而出现的焦虑、恐慌等情绪进行安抚。

食管静脉曲张破裂出血患者因病程长、反复出血，加上对内镜下硬化剂注射疗法的不了解，以及对疗效及治疗费用的担心等问题，易出现紧张、恐惧心理，所以需要安慰患者，稳定其情绪，消除其恐惧心理。耐心细致地做好各项解释工作，讲解此种治疗方法的目的、具体操作步骤以及术中配合要点，结合以往成功病例讲解硬化剂注射治疗的效果，使其解除顾虑，树立战胜疾病的信心，以积极的态度接受治疗；针对过度恐惧、紧张的患者需考虑全身麻醉下治疗。

二、患者准备

完善术前检查，如血常规，输血前四项，配血，肝、肾功能，心电图，肺功能等。急诊患者要保持生命体征平稳：择期治疗者术前禁食、禁饮12小时。术中所需设备按消毒技术规范进行消毒灭菌；签署知情同意书，告知医疗风险。

治疗前15分钟指导患者口服利多卡因胶浆1支，以减轻咽喉部反应并增加胃内祛泡效果。术前，协助患者取左侧屈膝卧位，连接心电监护仪，予3L/min氧气吸入，建立静脉通道。

选择镇静治疗者，术前及内镜硬化剂注射治疗实施前，根据患者的一般情况和生命体征，遵医嘱给予静脉镇静镇痛药物并注意观察，避免出现恶心、呕吐、呛咳等。

三、器械、药品准备

电子胃镜（前视镜、角度良好），内镜专用注射针（外套管先端呈球型，针长45man，外径0.7ram），吸引装置、氧气装置，监护仪，注射器，无菌碗，无菌单，无菌手套，无菌冲洗水，聚桂醇注射液、咽部麻药、镇静药、解痉药、生长抑素，注射泵，急救用品及药品。备用套扎器和三腔二囊管，必要时备血、麻醉物品药品。

四、术中护理配合

患者取左侧屈膝卧位，全身放松，口角处置布巾。帮患者固定好有带口垫。协助医师进镜，平稳把持镜身。安慰、鼓励患者，给其讲解术中配合要领。

先行胃镜检查，了解食管静脉曲张程度，估算聚桂醇注射液用量。

试针：保证出针、收针顺畅，注射针内注满硬化剂。

方法：医师选定靶静脉、调整好注射角度、确定注射部位后，用无菌水冲洗内镜活检孔道后，护理人员将充填好聚桂醇注射液的注射针从活检孔插入，嘱患者放慢呼吸（尽可能屏气），严格执行操作医师口令，穿刺后先缓慢推注1ml，确定注射针在血管内后准确快速注入所需硬化剂量，可见该曲张静脉微隆起，退针前再注射1ml硬化剂，以封住针眼，减少出血，然后将胃镜送达胃内，边抽气、边用镜身压迫贲门区2～5分钟。同时嘱患者放松呼吸。退镜观察，常温无菌生理盐水冲洗，如仍有活动性出血，继续镜身压迫贲门止血。照此方法从贲门向口侧依次选择不同水平穿刺点进行注射，每个治疗过程选择3～5个注射点，每个注射点注射4～15ml聚桂醇注射液，总量不超过40ml，观察无出血后退镜。

注射过程重点注意事项：穿刺时小于45°角刺入，不能垂直进针。选择5ml注射器推注硬化剂，结合静脉充盈情况调整注射速度，避免压力过大注射器滑脱。保持穿刺点视野清晰，用常温无菌生理盐水冲洗，可避免患者不适感。部分患者治疗过程中选择亚甲蓝＋聚桂醇联合注射曲张静脉，提高治疗后内镜下视野，亚甲蓝浓度约为2%（图1-6-2～

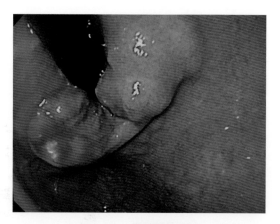

图1-6-2　食管静脉曲张

图1-6-4）。密切观察患者面色、血压、心率、呼吸及血氧饱和度的变化。指导患者做缓慢的深呼吸，尽可能抽吸胃内气体，以减轻恶心症状，冲洗速度与医师吸引速度相配合，以免液体逆流，预防窒息或吸入性肺炎。

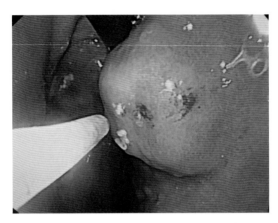

图1-6-3　穿刺时小于45°角刺入，不能垂直进针

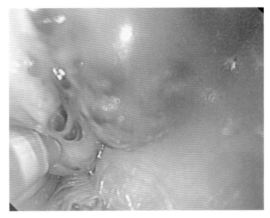
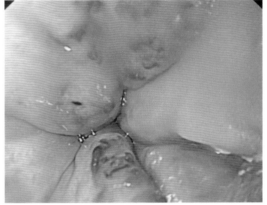

图1-6-4　内镜下亚甲蓝＋聚桂醇注射治疗食管静脉曲张

五、术后护理

（一）病情观察

术后协助患者取舒适体位（抬高床头15°～30°卧位）绝对卧床24小时。嘱患者缓慢呼吸，并给予吸氧。心电监护24小时，密切观察生命体征变化、出血先兆及有无呕血、黑便及其性状。观察有无腹痛、胸痛、吞咽困难、发热等不适，是否有呕吐及呕吐物的性质、量、颜色等。保持环境安静、舒适。2周内避免剧烈运动、劳累及情绪激动。必要时通知医师对症处理。

（二）饮食指导

术后禁食、禁水24小时，适当补液，如无出血即可进食高蛋白、低盐、低脂冷流质饮食，注意观察有无呛咳。4天后可给予易消化、清淡半流饮食，避免过热、粗糙、坚硬及辛辣刺激性食物，防止损伤食管黏膜。少量多餐，不能暴饮暴食，患者要保持大便通畅。

（三）强化营养支持护理

术前出血及治疗期间禁食水，术后约1周以流质食物为主要能量来源，加上肝硬化失代偿期本身存在营养不良等因素，致使多数患者存在营养不良。术后1～3周给予营养支持有利于黏膜修复、改善患者营养状况、降低术后并发症的发生、减少病死率。但目前国内外关于EIS术后营养支持护理方案的实施尚无统一认识。肠内营养制剂和睡前加餐是肝硬化患者改善营养状况首选的营养支持方式。

1. 首先计算总摄入量，制订营养支持护理方案。在非蛋白质25～35kcal/d、蛋白质1.0～1.2g/（d·kg）的准许范围内，以口服肠内营养为主的方式，术后均给予1周流质食物＋2周肝硬化普食。

2. 部分患者酌情在控制总摄入量基础上给予肠内营养制剂（500kcal/d）1周，序贯睡前加餐2周（进餐4次/天，包括睡前加餐）和口服复方氨基酸3周的干预方案。

对于许多疾病，特别是消耗性较高的疾病，如肿瘤、肝炎等，当患者出现营养不良势必会影响预后，导致病情加重甚至死亡。肝硬化失代偿期行内镜下硬化剂注射疗法的患者更是如此，但进行营养支持似乎并不容易，这是由于肝硬化的特殊性，常规的营养支持会引发部分营养素补充过剩及部分营养素补充不足的情况，甚至诱发肝性脑病、脂肪性肝病，加重肝负担。有效的护理干预对改善食管-胃底静脉曲张患者的疗效有积极影响。术前、术中以及术后相关护理措施配合治疗，可以明显减少患者并发症的发生率，治疗效果显著，值得临床推广。

参 考 文 献

［1］包宏洁. 探讨内镜下精准断流术治疗食管-胃底静脉曲张的疗效及护理体会［J］. 实用临床护理学电子杂志，2020，5（47）：38.

［2］何晓燕，胡建文，吕响银，等. 内镜下套扎术及硬化剂注射术同步和序贯治疗食管静脉曲张的随机对照研究［J］. 浙江医学，2019，41（8）：813-816.

［3］杨珺. 内镜下聚桂醇注射治疗食管静脉曲张的应用价值［J］. 临床合理用药杂志，2016，9（2）：63-64.

［4］周刚，王志勇，吴建良，等. 透明帽辅助内镜下硬化治疗在食管静脉曲张破裂出血中的应用价值［J］. 中国内镜杂志，2015，21（2）：136-140.

［5］凌晶，王娟. 胃镜下聚桂醇注射治疗肝硬化并发食管静脉曲张患者临床疗效研究［J］. 实用肝脏病杂志，2019，22（3）：389-392.

［6］崔美兰，贾彦生，康海燕，等. 内镜下聚桂醇硬化治疗重度食管静脉曲张破裂出血的效果观察［J］. 临床肝胆病杂志，2017，33（12）：2321-2325.

［7］刘倩倩，张彦. 内镜下组织黏合剂联合聚桂醇治疗肝硬化胃底静脉曲张破裂出血后再出血的影响因素研究［J］. 临床内科杂志，2019，36（6）：407-410.

［8］中华医学会外科学分会脾及门静脉高压外科学组. 肝硬化门静脉高压症食管、胃底静脉曲张破裂出血诊治专家共识（2015）［J］. 中国实用外科杂志，2015，35（10）：1086-1090.

［9］舒辉艳. 精细化护理在内镜下硬化剂注射治疗食管-胃底静脉曲张出血的应用体会［J］. 护理实践与研究，2018，15（22）：47-49.

［10］杜秋菊. 内镜下注射硬化剂治疗食管静脉曲张破裂出血46例围手术期护理［J］. 齐鲁护理杂志，2009，15（6）：660-661

［11］王玉含，阳凤，杨李荣，等. 内镜下精准断流术治疗食管-胃底静脉曲张的护理［J］. 安徽卫生职业技术学院学报，2017，16（6）：62-63.

［12］王小琪，于淑清，马列清. 慢性病毒性肝炎肝硬化合并慢性肾脏病病人的营养状况分析［J］. 肠外与肠内营养，2018，25（4）：47-50.

［13］唐娟，黄晓琴. 内镜下套扎术联合组织胶和硬化剂注射治疗食管－胃底静脉曲张破裂出血的护理配合［J］. 实用临床医药杂志，2018，22（14）：78-80，93.

第七章
聚桂醇联合组织胶注射治疗食管-胃底静脉曲张出血的护理配合

牟海军　　龙晓英

工作单位：遵义医科大学附属医院消化内科

探讨内镜下聚桂醇联合组织胶注射治疗食管-胃底静脉曲张出血的护理配合。对2013例次肝硬化并食管-胃底静脉曲张出血急诊止血或二级预防的患者，给予聚桂醇联合组织胶注射治疗，观察手术成功率、术中术后并发症发生率、静脉曲张根除率等。所有食管-胃底静脉曲张破裂出血的患者，首次治疗均获得成功，明显降低了食管-胃底静脉曲张的再出血率，6周内病死率低于1%。结论：内镜下聚桂醇联合组织胶注射治疗食管-胃底静脉曲张破裂出血是一种快速、安全、有效的首选方法。

食管-胃底静脉曲张破裂出血（esophagogastric variceal bleeding，EGVB）是肝硬化门脉高压的严重并发症，也是导致肝硬化患者死亡的主要原因，具有发病迅速、出血量大、病情凶险、病死率高等特点；若不及时治疗将会导致患者大量失血、休克，甚至死亡，病死率高达10%～30%。其中首次出血病死率高达50%～70%，反复出血发生率为80%；内镜下治疗是治疗EGVB的主要手段，包括内镜下组织胶注射、内镜下硬化剂注射术（endoscopic variceal sclerotherapy，EVS）和食管曲张静脉套扎术（esophageal varices ligation，EVL）等疗法。其中，内镜下聚桂醇联合组织胶注射具有止血效果好、再出血率低、术后并发症少等特点，在临床工作中使用最为广泛。内镜下组织胶注射一般采用新"三明治"夹心法即（聚桂醇＋亚甲蓝）混合液（3～4ml）＋组织胶＋（聚桂醇＋亚甲蓝）混合液（3～4ml）或＋空气（3.5ml）治疗，急诊治疗止血成功率达81.6%～96.8%，硬化治疗后5年与10年的生存率明显提高，取得良好效果。本文选择笔者医院2018年1月至2021年12月采用聚桂醇联合组织胶注射液治疗肝硬化伴食道-胃底静脉曲张破裂出血的患者，现将护理体会报告如下。

一、临床资料与方法

（一）临床资料

收集2018年1月至2021年12月于笔者医院接受内镜下食管-胃底静脉曲张聚桂醇与组织胶注射治疗术患者2013例的临床资料；其中男性1506例，女性507例，最小年龄5岁，最大年龄89岁，患者平均年龄（58.9±4.7）岁。肝功能分级：Child A级850，B级937例，C级226例。纳入标准：均经胃镜检查确诊为食管-胃底静脉曲张，危险因素为Rf1或Rf2，急诊止血；或二级预防的患者。排除标准：存在常规内镜检查禁忌证的患者；已经行门静脉高压介入治疗的患者；存在严重食管炎、食管溃疡和食管肿瘤的患者；肝性脑病者；严重精神疾病者；严重心脑血管疾病患者等。

（二）方法

1. **药品、物品及器械准备** 硬化剂选用陕西天宇制药有限公司生产的聚桂醇，亚甲蓝选用济川药业集团有限公司生产亚甲蓝注射液，剂量为每支2ml×20mg，生理盐水、止血剂、氧气、负压吸引器、心电监护仪、20ml、10ml注射器、弯盘、急救车、Olympus GIF-260J型电子胃镜治疗、注射针选择Boston Scientific（一次性使用体内注射针，M0518311透明，25G，直径0.5mm，针尖长为4mm），检查各种配件并确保完好；配置好术中用药：聚桂醇10ml＋亚甲蓝0.05ml抽入10ml注射器中，1∶10 000去甲肾上腺素200ml等备用。

2. **患者的准备** ①护士以专业的知识与患者进行有效的沟通，让患者及家属了解治疗过程及愈后情况，签署知情同意书，有效地防止医疗纠纷。②术前禁食6～8小时、饮食4小时。③密切监测患者意识、呼吸、血压及心率的变化，记录呕血、黑便量、颜色及性状。④对有失血性休克的患者，及时采取抗休克处理，迅速建立静脉通道，尽快补充血容量，输血及使用制酸剂、止血药物等。严格掌握无痛内镜检查的适应证和禁忌证，确保手术顺利完成。

3. **护士准备** 按常规无痛胃镜准备；协助患者取左侧位，行心电图、血氧饱和度监测；使胃镜处于正常工作状态，并做好内镜清洗消毒追溯管理。

4. **麻醉师准备** 根据患者病情麻醉师进行综合评估，本研究2013例患者均由麻醉师综合评估病情，符合全麻标准，术中全过程由麻醉师对患者进行心电图、呼吸及血氧饱和度监护下实施插管全身麻醉手术，并做好记录。

5. **方法与配合** 治疗前胃镜首先对食管、胃及十二指肠黏膜进行全方位的了解，特别是对曲张静脉的形态结构、出血情况、病灶位置以及大小进行仔细观察，做到心中有数；护士将配置好的聚桂醇与注射针连接，并排尽注射针内空气，然后将注射针交予术者插入活检孔内，此时注射针针尖务必退在注射针外管鞘内，避免注射针针尖损伤内镜管腔及曲张静脉引起出血；内镜前端到达食管、胃底空腔视野宽阔的地方再次进行注射针排气，其作用是排除注射针前端分泌物及污物，避免异物带进血液内，引起术后患者感染导致发热等。食管静脉曲张采用亚甲蓝示踪法聚桂醇注射：医生调节内镜方向及距离，保持曲张静脉置于最大视野内，选择12点或2点位齿状线上侧1～3cm处，进针点为曲张静脉根部弯曲处进行注射，穿刺角度宜30°～45°快速穿刺血管，见回血，静脉注射聚桂醇，根据患者曲张程度，每次注射3～4个点，每点注射3～15ml聚桂醇，注射过程中护士随时给医生报告硬化剂用量，最大剂量总共不超过40ml，掌握针头方向，避免针头移位，导致穿刺过深药液外渗及出血，影响镜下视野，而出现并发症或达不到治疗效果。治疗结束，再观察注射点有无出血，若有出血用注射针外鞘管压迫针孔60秒后拔出，注射部位出血者内镜前端压迫180秒。胃底静脉曲张治疗采用新"三明治"的方法注射组织胶，不宜用注射针外套管及内镜前端压迫止血，因组织胶遇水易凝固，内镜和注射针压迫止血，造成内镜及注射针与组织黏膜粘连引起更大的出血；可选用去甲肾上腺素＋冰生理盐水冲洗，依次对曲张静脉进行治疗，直至止血后退镜。在治疗过程中注意观察患者面色和生命体征、是否有出血及窒息现象。为避免引起术后腹胀，可吸引胃腔内气体，亦能选用二氧化碳泵注气，防止患者术后腹胀。

6. **术后处理** 术后嘱患者平卧位休息2～3天，头偏向一侧，防止呕吐物误入气管，引起窒息及吸入性肺炎；协助患者翻身，防止褥疮发生；3天后可做轻微活动，2周内避免剧烈运动，避免屈身、弯腰、下蹲等动作，防止患者腹部用力过猛，保持大便通畅。因活动量大可使门静脉压力增高，引起硬化处溃疡面出血。

7. **饮食护理** 根据患者病情术后禁食24～72小时，禁水4小时，之后进行冷流质饮食3天，半流质饮食2周，进食少量多餐，应以高热量、高蛋白、高维生素易于消化的食物，同时细嚼慢咽，避免粗糙、刺激、难消化的食物，注意肝性脑病患者应严格限制蛋白摄入。

8. 并发症护理　①出血：是该手术术后最常见并发症，原因有穿刺点痂皮脱落、黏膜糜烂溃疡、操作不当、未按要求进食或者过早的下床活动或过早用力都可能导致再次出血现象发生。护士应及时有效地做好患者在术后的生活护理，观察要仔细，特别观察患者的各项生命体征及在活动时尽量无增加腹内压的动作，并保持大便通畅，避免出现呕血和便血等现象。②溃疡形成：特别是胃底静脉曲张治疗后注射创面容易形成排胶后溃疡。使用胃酸和胃黏膜保护剂能达到一定的治疗效果。③术后感染、发热：多因急性炎症反应或化学性静脉炎或操作不规范所致。术后 1 ～ 3 天内可能出现发热现象，一般不超过 38.5℃，体温超过 38.5℃可用抗生素进行治疗。④胸骨后疼痛：术后 2 ～ 3 天，多为一过性疼痛，持续 1 ～ 2 周可自行消失。⑤穿孔：突发剧烈的腹痛现象，护士需立即报告医师进行相关检查，必要时转外科行手术治疗。⑥异位栓塞：偶见门静脉肠系膜及肺静脉栓塞，其原因为术后硬化剂或组织胶随血流运行堵塞细小血管而引起栓塞，护士应密切观察患者病情变化，如神志、呼吸、腹痛、四肢活动等情况，有异常及时进行记录并告知医师进一步处理。⑦吞咽困难：建议延长冷流质时间，等症状好转后再进软质饮食，再过度半流质饮食。

9. 出院指导　嘱患者劳逸结合，避免过度劳累及进刺激性、粗纤维及过冷、过热的食物，少量多餐，勿饮暴食暴，生活有规律，保持大便通畅，保持良好的心情和精神状态，并定期复查；一般注射 1 次，最好一次将曲张静脉闭塞，在曲张静脉栓堵效果不满意时可重复治疗，1 ～ 3 个月复查胃镜，直至曲张静脉消失或基本消失。

二、结果

1. 疗效评定　疗效判定标准：静脉曲张由串珠状、结节状或瘤状变为条索状，缩小超过 50% 或完全消失为显效；静脉曲张缩小但不及 50% 为有效；未改善为无效；（显效例数＋有效例数）/病例总数×100% ＝总有效率（%）。2013 例均于治疗后 2 ～ 4 周行胃镜检查评估，结果显示：显效 825 例（41.0%），有效 1050 例（52.2%），无效 138 例（6.8%），总有效率 93.2%。

2. 并发症　2013 例患者中，术后发热 82 例（4.1%），早期再出血（6 周以内）145 例（7.2%），异位栓塞 2 例（0.1%），食管溃疡 32 例（1.6%），食管狭窄 6 例（0.3%），食管穿孔 0 例，6 周内死亡 8 例（0.4%）。

三、讨论

食道－胃底静脉曲张内镜下硬化治疗术具有立竿见影之效；聚桂醇是目前临床使用最广泛的硬化剂，进入血液后可直接损伤血管内皮、产生无菌性炎症，促进血栓形成黏附于注射部位血管内，使血管闭塞起到有效硬化的作用。应用聚桂醇和改良新"三明治"法可以发挥聚桂醇和组织胶的互补及协同作用，增加组织胶与血管内皮的接触面，延长组织胶与血管内皮的接触时间，减少组织胶漂移，进而增强止血效果，有利于内镜下止血治疗，并可能减少异位栓塞的发生率。

聚桂醇联合组织胶注射术是治疗食道胃底静脉曲破裂出血较安全的治疗方法，止血率高，并发症较少，操作简单；但是治疗得成功与否与护理工作有着密切的关系，首先对患者进行心理疏导，以取得最佳的配合状态；医生与护士配合默契是决定手术成功的关键，对于护士而言要求其要有娴熟内镜护理配合操作技巧技术，要求具备 1 年以上内镜工作经验，并能独立完成消化道息肉切除术 100 例以上的护士配合该手术，避免因医护配合不当引起医疗安全事件的发生。整个过程做到医护、护护之间密切配合，是保证手术顺利进行的必然条件，任何小小的疏漏，都有可能造成患者大出血，导致治疗失败。因此，在操作前务必全面掌握病情，在选择注射针时尤其要注意针尖锋利程度，针尖越锋利越易穿入静脉，便于注射；保持针尖斜面与静脉的角度，才能确保注射针能迅速刺入，刺入后查看是否有回血；注射时做到精准、足量、避免药液外渗。

从护理配合角度出发，操作中护士掌握针尖进出时机，避免针尖划破静脉血管及内镜，导致出血和损伤钳子管道。更为重要的是护士配合贯穿整个操作流程，出针动作轻柔、推注硬化剂时"快速、均匀"，避免用力过猛药液外渗，甚至因压力过大导致注射针接头处与注射器针栓处崩开硬化剂及组织胶渗漏，而影响治疗效果及造成不必要的职业暴露。因此，在操作过程中，护士应密切注意药液推注时是否顺畅，并观察药液是否从针尖斜面处漏出，以确保硬化剂及组织胶完全注入静脉内；注射完毕及时收回针芯，观察穿刺点无出血，退出注射针，然后再退出内镜。在整个操作过程中，护士应该严格按照无菌技术操作规程执行避免引起院内感染，同时应严密观察患者的生命体征，如有异常应及时处理。术后给予患者生命体征持续监测、合理的饮食护理，病情监测，用药护理以及出院宣教内容全面、细致，切实落实精准、有效的医护配合是手术成功的关键。

综上所述：聚桂醇联合组织胶注射术是治疗食管-胃底静脉曲张破裂出血较安全的治疗方法，止血率高，并发症较少，操作简单；但是治疗得成功与否与护理工作有着密切的关系，首先对患者进行心理疏导，以取得最佳的配合状态；准备工作齐全，配合操作要熟练、敏捷，细心观察患者，发现问题及时处理，才能有效地减少并发症的发生，顺利完成手术，所以该治疗方法值得在临床推广应用。

参 考 文 献

[1] 中华医学会外科学分会脾及门静脉高压外科学组. 肝硬化门静脉高压症食管、胃底静脉曲张破裂出血诊治专家共识（2019版）[J]. 中华消化外科杂志，2019，18（12）：1087-1093.

[2] 安学健. 内镜下治疗食管-胃底静脉曲张破裂出血患者的研究进展 [J]. 医疗装备，2020，33（9）：201-202.

[3] 李志群，令狐恩强，刘迎娣，等. LDRf分型在食管联合胃底静脉曲张初次内镜治疗中的应用价值 [J]. 中华消化内镜杂志，2015，32（6）：388-390.

[4] 边芬，张国梁，王凤梅，等. 内镜下组织胶传统注射与联合聚桂醇改良三明治夹心法注射治疗胃静脉曲张的疗效比较 [J]. 中华肝脏病杂志，2016. 24（10）. 786-789.

[5] 林海，徐晓光，薛方喜. 改良三明治法同步与序贯联合套扎治疗食管-胃底静脉曲张的疗效比较 [J]. 中国内镜杂志，2017，23（2）：6-9.

[6] 李兆生. 上海消化临床工作手册 [M]. 第二军医大学出版社出版发行，2019. 10（1），171-177.

[7] 牟海军，徐靖宇，庹必光，等. 内镜下注射聚桂醇和美兰混合液在食管静脉曲张硬化治疗术中的应用 [J]. 中国内镜杂志，2018，24（3）：1-5.

[8] 刁云辉，贺东黎，戴兵，等. 组织胶联合聚桂醇急诊内镜下注射治疗食管-胃底静脉曲张破裂后出血预后因素分析 [J]. 中国现代医学杂志，2017，27（11）：117-121.

[9] 王智慧，邝文超，周海飞，等. 内镜下组织胶注射联合套扎术治疗食道胃底静脉曲张出血的疗效观察 [J]. 黑龙江医学，2017，41（3）：243-244.

[10] 张其良，刘应莉，王艳荣，等. 聚桂醇改良"三明治"法治疗胃底静脉曲张疗效及安全的Meta分析 [J]. 中华消化内镜杂志，2022，39（5）399-404.

[11] 李鲜翠. 内镜下联合组织胶黏合剂加聚桂醇对食管-胃底静脉曲张的治疗效果分析 [J]. 世界最新医学信息文摘，2018，18（38）：155.

[12] 吴以龙，黄丽静. 内镜治疗食管-胃底静脉曲张破裂出血的临床观察 [J]. 微创医学，2018，13（2）：115-116，127.

[13] 朱秀琴，郑娜，刘清华，等. 急诊内镜治疗食管-胃底静脉曲张破裂出血的护理风险管理 [J]. 护理学杂志，2018，33（5）：25-27.

［14］中华医学会肝病学分会，中华医学会消化病学分会，中华医学会内镜学分会，肝硬化门静脉高压食管胃静脉曲张出血的防治指南［J］. 中国肝脏病杂志（电子版），2016，8（1）：1-18.

［15］别彩群，俞力，冀明，等. 内镜套扎及组织胶栓塞治疗食管－胃底静脉曲张出血的疗效观察［J］. 中华消化内镜杂志，2013，30（12）：665-667.

［16］龙晓英，周广，秦语语，等. 透明帽辅助内镜下硬化术治疗痔疮的护理配合［J］. 实用临床护理学电子杂志，2020，5（32）：80-83.

［17］CHEN J，ZENG XQ，MA LL，et al. Randomized controlled trial comparing endoscopic ligation with or without sclerotherapy for secondary prophylaxis of variceal bleeding［J］. Eur J Gastroenterol Hepatol，2016，28（1）：95-100.

［18］CHANG CJ，HOU MC，LIAO WC，et al. Management of acutegastric varices bleeding［J］. J Chin Med Assoc，2013，76（10）：539-546.

第八章
食管静脉瘤的内镜下聚桂醇硬化治疗

田永刚　白飞虎

工作单位：宁夏回族自治区人民医院

食管静脉瘤是食管黏膜下局部形成的蓝色或浅蓝色小隆起状静脉扩张。在大多数情况下，这种扩张是良性的，增长速度较慢，而且是孤立发生的，因此常常被称为"食管孤立性静脉扩张"。由于大多数患者无任何临床症状，故不容易被发现，根据国外文献报道，其检出率为0.62%～1.30%，而国内有文献报道其检出率为0.59%。但近些年来，随着现代消化内镜技术快速发展，本病在临床上的检出率也随之升高。更需要引起注意的是，临床上有极少部分患者会出现严重并发症（出血、溃疡或者癌变）危及生命。因此，为了防止严重并发症的发生，早期进行食管静脉瘤内镜治疗是一种安全、有效且微创的治疗方式，包括硬化剂注射疗法以及静脉瘤结扎术，且硬化剂注射疗法治疗食管静脉瘤的效果得到了业界认可。

一、病因与发病机制

食管静脉瘤的病因和发病机制至今仍未阐明，部分是由于先天性或后天发展的血管闭塞、狭窄导致近端血管扩张，呈非连续性、孤立性或散在性的蓝色囊状静脉瘤。

二、病理

食管静脉瘤大体观呈青蓝色或紫蓝色圆形或卵圆形扁平状隆起，表面黏膜完好，无新近或陈旧性出血灶，无搏动，边界清楚，如无食管合并症，则周围食管黏膜无异常；如静脉瘤为多发性，则各个静脉瘤之间有正常食管黏膜间隔而非连续性；如与食管静脉曲张并存，其间也间隔有正常食管黏膜。

该疾病的镜下组织病理可以分为毛细血管瘤、海绵状血管瘤和混合瘤三种类型。

三、临床表现

食管静脉瘤的临床表现缺乏特异性，大多数患者无症状。因瘤体生长在食管黏膜或黏膜下层并突向腔内，有症状的患者可有程度不同的吞咽不适、吞咽困难和胸骨后不适感。食管静脉瘤有潜在的破裂出血的危险，但因其生长极为缓慢，很少发生自发性出血。有的患者可因偶吞尖锐异物（如鸡骨、鱼刺等）刺破静脉瘤而发生消化道大出血，可致死亡。

四、诊断

食管静脉瘤的诊断依靠食管钡剂造影、食管内镜检查以及超声内镜检查。在进行X线和内镜检查时，患者在增加腹压或深吸气情况下可见瘤体扩大，符合血管瘤的特点，但是需要注意排除下列疾病。

1. **门静脉高压症所引起食管静脉曲张**　此病多发于食管中下段，呈连续性、纵行条索状曲张，且有肝硬化门静脉高压的背景。

2. 蓝色橡皮疱痣综合征　此病系家族性表皮血管瘤，发生于口、舌、咽及消化道等部位，主要症状为消化道出血。

3. 其他食管疾病　如潴留性囊肿。

五、治疗

食管静脉瘤患者无临床症状及内镜检查体积较小时，无需特殊处理；如果食管孤立性静脉瘤的体积比较大，表面颜色明显发红或出血，或有明显吞咽困难症状时，应采取积极的治疗措施。目前，内镜治疗方法包括食管静脉瘤硬化剂注射疗法、静脉瘤结扎术或者两者的联合应用。聚桂醇作为一种硬化剂，可在内镜下对患者进行静脉注射治疗，手术方式简单。聚桂醇造成血管内皮损伤，促进血栓形成，治疗效果较为显著，不良反应相对轻微，因此在临床上应用广泛。鉴于此，本文重点探讨食管静脉瘤内镜下聚桂醇硬化治疗，具体步骤如下。

1. 术前完善相关检查，如肝功能、凝血酶原时间与血常规。

2. 患者取左侧卧位，行基础麻醉，进镜观察确认静脉瘤部位，使用生理盐水进行有效冲洗后，于静脉瘤上注射 1 ～ 3ml 聚桂醇注射液，用针头端轻轻按 10 ～ 15 秒，用内镜观察肿瘤是否由蓝色变为白色，若静脉瘤无明显出血情况发生，则可移开针头并退出内镜（图 1-8-1）。

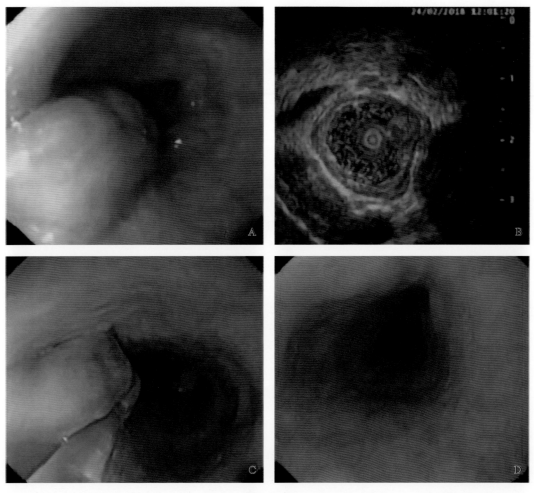

图 1-8-1

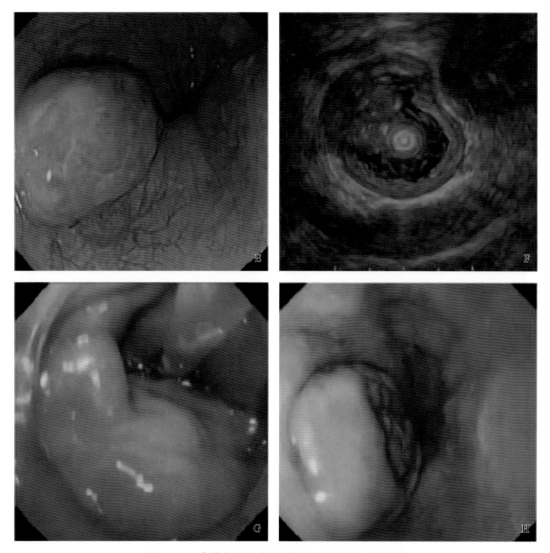

图1-8-1 食管静脉瘤内镜下聚桂醇硬化治疗（续）

注：A.胃镜下见食管蓝色黏膜下隆起；B.超声内镜见黏膜下中低回声团块；C.注射含亚甲蓝的聚桂醇后瘤体饱满、色泽发蓝；D.术后1个月复查胃镜，瘤体完全消失，局部黏膜光滑；E.胃镜示食管蓝色黏膜下隆起；F.超声内镜见黏膜下中低回声团块，内见强回声；G.内镜下注射针刺入瘤体后未见血液回流，在瘤体根部周围注射聚桂醇；H.术后5天复查胃镜见局部溃疡形成。

3. 注意观察术中及术后并发症（出血、穿孔、感染、异位栓塞）。

六、术后处理

1. **一般注意事项** 监测患者生命体征，术后禁食禁水24～48小时，72小时内进流质饮食，逐渐过渡为正常饮食。

2. **药物治疗** 埃索美拉唑镁，1次/天，每次40mg，口服2周。

3. **术后复查** 1个月后对患者进行复查，若静脉瘤症状有残留，则可再次进行注射。

七、技术小结

具体技术可以总结为如下几个步骤：内镜下诊断明确，排除内镜下聚桂醇硬化治疗禁忌证后进镜使用生理盐水清洗—注射4～10ml聚桂醇（根据大小酌情使用剂量）—针头端轻轻按压10～15秒–观察静脉瘤颜色变化以及无血–退镜–术后监测生命体征及观察相关并发症—定期随访。

总之，针对孤立性静脉瘤患者，采用内镜下聚桂醇硬化治疗能有效改善患者临床症状，最大限度消除静脉瘤，且治疗过程安全、可靠，治疗所需费用低，患者住院时间短，治疗总有效率高，无明显不良反应出现，值得临床推广应用。

参 考 文 献

[1] 安部孝，樱井幸弘. 食管孤立性静脉扩张（食管孤立性静脉瘤）[J]. 临床消化器内科，1998，13：499-502.

[2] 聂道鸿，倪金良，丁静. 食管孤立性静脉瘤186例临床内镜分析 [J]. 中国医疗前沿，2011，6（16）：56.

[3] 关风信. 实用消化内镜术 [M]. 北京：中华医药科技出版社，1996：37.

[4] 柴宁莉，宋军，令狐恩强，等. 内镜下聚桂醇注射治疗食管多发静脉瘤1例 [J]. 中华胃肠内镜电子杂志，2016，3（2）：85-87.

[5] 田永刚，曹贞子，辛瑞娟，等. 内镜下聚桂醇联合金属钛夹治疗蓝色橡皮疱痣综合征并上消化道出血1例 [J]. 中国现代医学杂志，2020，30（4）：126-128.

[6] 朱玉，李栋梁，陈志勇，等. 平阳霉素与聚桂醇治疗静脉畸形疗效对比观察 [J]. 中国美容医学，2014，23（14）：1181-1183.

[7] 周燕，白飞虎，虎金朋，等. 孤立性食管静脉瘤223例临床内镜分析 [J]. 中华消化病与影像杂志（电子版），2019，9（3）：103-104.

[8] 侯运萌，向慧玲. 组织胶联合聚桂醇治疗胃底静脉曲张出血的排胶规律研究 [J]. 中国内镜杂志，2015，21（7）：673-679.

[9] 蔡陈效，吴云林. 聚桂醇注射治疗食管静脉曲张的临床应用分析 [J]. 中国内镜杂志，2012，18（5）：466-469.

[10] 杨苗苗，伍建业，郑中伟，等. 内镜下改良注射聚桂醇联合组织胶治疗急诊食管胃静脉曲张破裂出血的疗效对比 [J]. 徐州医学院学报，2016，33（12）：784-786.

[11] 王文文，李学岐. 评价聚桂醇治疗食管孤立性静脉瘤疗效 [J]. 世界最新医学信息文摘，2017，17（96）：90. DOI：10.19613/j.cnki.1671-3141.2017.96.076.

[12] ALI M，RABIA S，NADEEM C A，et al. Diagnostic Accuracy of Doppler Ultrasonography in Predicting Presence of Esophageal Varices in Patients with Hepatitis-C Induced Cirrhosis [J]. JCPSP，2019，29（7）：612-615.

第九章
聚桂醇在经颈静脉肝内门-体分流术中的应用

赵东强　陈　雷

工作单位：河北医科大学第二医院

第一节　食管-胃底静脉曲张治疗进展

门静脉高压症是肝硬化的主要并发症之一。肝内血管阻力增加及脾血流量增多导致的高动力循环状态是其发生的主要原因。门静脉高压导致的食管-胃底静脉曲张破裂出血的治疗方法包括药物治疗、内镜治疗、介入治疗和外科治疗等多种方法，其中内镜治疗包括内镜下套扎术、硬化剂注射疗法及组织黏合剂注射等方法；介入治疗包括经颈静脉肝内门-体分流术（TIPS）、胃左静脉栓塞术（left gastric vein embolization，LGVE）、球囊导管辅助下逆行静脉栓塞术（ballon-occluded retrograde transvenous obliteration，BRTO）等，也可以几种方法联合应用，每种方法各有其优点及局限性。内镜治疗及介入治疗是目前主要的治疗方法。

TIPS通过在肝静脉与门静脉之间的肝实质内建立分流道，以微创的方式从结构上显著降低门静脉阻力，是降低肝硬化患者门静脉压力的关键措施之一。目前，TIPS已广泛地用于治疗肝硬化门静脉高压所致食管-胃底静脉曲张破裂出血、顽固性胸腔积液、顽固性腹水、巴德-基亚里（Budd-Chiari）综合征及肝窦阻塞综合征等。经过近30年的不断探索和发展，特别是随着技术的不断进步及聚四氟乙烯（polytetrafluoroethylene，PTFE）覆膜支架的应用，TIPS的有效率明显增加，并发症逐渐减少，使TIPS在门静脉高压症治疗中的地位日益提高。

内镜治疗可阻断食管黏膜及黏膜下层的曲张静脉，但对交通支、穿通支静脉及食管外壁静脉丛作用较小，而且内镜治疗没有从根本上降低门静脉压力，这也是内镜治疗后静脉曲张容易复发的原因。应用TIPS联合LGVE，既显著降低了门静脉压力，又同时阻断了胃左静脉主干，食管-胃底静脉曲张复发率及再出血率明显降低，这种联合手术方式已成为治疗食管-胃底静脉曲张破裂出血的主要手段。

第二节　TIPS在食管-胃底静脉曲张破裂出血中的应用

一、适应证

1. 对于急性食管静脉曲张（EV）破裂出血的患者，在初次药物联合内镜治疗后，若存在治疗失败的高危因素（Child-Pugh评分C级或Child-Pugh评分B级且内镜证实有活动性出血），在没有禁忌证的情况下，应在72小时内（最好在24小时内）行覆膜支架TIPS治疗。

2. 经内科药物治疗和内镜治疗失败的急性食管静脉曲张破裂出血，覆膜支架TIPS可以作为挽救治疗措施。

3. 对保守治疗难以控制的急性胃静脉曲张（GV）破裂出血的患者，TIPS可作为挽救治疗措施，同时栓塞曲张静脉。

4. 胃底静脉曲张破裂出血（GOV2）和1型孤立性胃静脉曲张（isolated gastric varices type 1，IGV1）（排除胰源性门静脉高压）有较高的早期再出血率，优先考虑覆膜支架TIPS控制急性出血。

5. 预防EV再出血时，TIPS可以作为内镜联合药物治疗失败后的二线治疗。而对于合并以下情况：①非选择性β受体阻滞剂（non-selective β blocker，NSBB）不耐受或应用NSBB一级预防失败者。②合并复发性或顽固性腹水。③合并门静脉血栓。④肝功能较差者，可优先选择覆膜支架TIPS。

6. 对出血得到控制的GOV2和IGV1患者，首选TIPS和/或BRTO联合预防曲张静脉再出血。

二、禁忌证

（一）绝对禁忌证

1. 充血性心力衰竭或重度瓣膜性心功能不全。
2. 难以控制的全身感染或炎症。
3. Child-Pugh评分＞13分或者终末期肝病评分＞18分。
4. 重度肺动脉高压。
5. 严重肾功能不全（肝源性肾功能不全）。
6. 快速进展的肝衰竭。
7. 肝弥漫性恶性肿瘤。
8. 对比剂过敏。

（二）相对禁忌证

1. 先天性肝内胆管囊状扩张症（Caroli病）、胆道阻塞性扩张。
2. 多囊性肝病。
3. 门静脉海绵样变。
4. 中度肺动脉高压。
5. 重度或顽固性肝性脑病。
6. 胆红素＞51.3μmol/L（胆汁淤积性肝硬化患者除外）。
7. 重度凝血系统疾病。

三、TIPS联合LGVE

患者局部麻醉下行右侧股动静脉穿刺，分别置入5F血管鞘，右侧股静脉置入猪尾导管至右心房，测量右心房压力，然后经右侧股静脉置入5F Cobra导管，选至肝静脉；股动脉引入5F RH导管，置于肠系膜上动脉内；经肠系膜上动脉留置导管行间接门静脉数字减影血管造影（digital subtraction angiography，DSA）正侧位片，造影前给予罂粟碱各15mg动脉推注。然后经颈静脉路径引入穿刺套管，在间接造影参考图指引下，确定肝静脉－门静脉穿刺角度及距离，经肝静脉穿刺门静脉，成功后引入交换导丝及猪尾导管至脾静脉，行门脉正、侧位造影，了解门脉主干、分支血流情况和胃左静脉曲张情况（图1-9-1A），同时进一步确认穿刺点的位置满意后，沿超长超硬交换导丝将长鞘送入门脉主干并测定门脉压力；根据胃曲张静脉情况选择不同导管。直径＜5mm的曲张静脉直接应用泡沫硬化剂缓慢注射；直径＞5mm的曲张静脉先应用弹簧圈栓塞曲张静脉主干，然后应用适量聚桂醇泡沫硬化剂缓慢灌注（图1-9-1B、C）。造影复查胃曲张静脉不显影或血流明显减慢。然后引入Amplaze 180cm交换导丝，引入Viatorr支架1枚释放，透视下精确定位，远端定位于门脉主干，近端进入下腔静脉约1cm；经导丝引入球囊扩张导管，透视下，扩张肝右静脉－门静脉主干穿刺通路持续约30秒；将多侧孔导管置于脾静脉远端测压，复查造影观察门静脉血流及支架内血流是否通畅（图1-9-1D）。回撤导管至右心房测压。

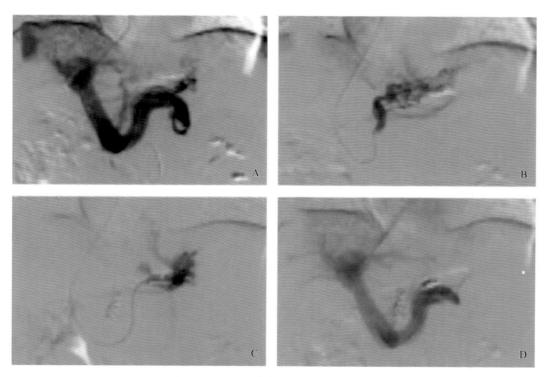

图1-9-1　TIPS联合LGVE的DSA表现

注：A.分流及栓塞前门静脉造影；B.超选至胃左静脉造影；C.超选至胃短静脉造影；D.栓塞及分流后门静脉造影。

第三节　聚桂醇在TIPS中的应用

　　经TIPS治疗的患者约有90%可成功降低门静脉压力，如联合LGVE，术中应用血管硬化剂等栓塞材料封堵食管－胃底曲张静脉，即分流加断流，患者术后再出血率明显降低。

　　目前，应用于临床的栓塞材料有弹簧圈、明胶海绵、组织黏合剂及聚桂醇等。聚桂醇注射液作为一种国产的新型泡沫硬化剂，化学名为聚氧乙烯月桂醇醚，具有制备操作简单、不易液化、较为稳定、黏稠度较低、血管内注射后刺激性小等优点。在静脉注射聚桂醇后，可损伤血管内皮、促进血栓形成、阻塞血管，从而起到止血作用，在曲张静脉硬化治疗领域中的应用越来越广，已被应用于胃左静脉硬化剂注射疗法。聚桂醇形成泡沫后与血管内壁接触面积大，在血管内滞留时间长，药剂分子浓度稳定，因此相比其他液体硬化剂，治疗相似范围病变所用剂量明显减少；而且聚桂醇为醚类化合物，对血管及周围局部组织有轻微麻醉作用，可以有效地减轻患者术后病灶局部疼痛感，使患者的耐受性增加。使用弹簧圈联合聚桂醇栓塞，既有近端栓塞剂也有末梢栓塞剂，从而最大限度地预防了血管再通和交通支的再形成，既有较好的即刻止血效果，同时兼顾中长期栓塞效果，有效防止了侧支循环的重新建立，克服了应用单一栓塞剂的弊病。患者耐受性好，术后食管-胃底静脉曲张改善率高，再出血率较低，未出现相关严重并发症。

　　术中应用聚桂醇可应用原液，也可制备成泡沫硬化剂后使用。聚桂醇原液极易被血液稀释，快速冲走，这就使得药物与血管壁组织的接触面积较小且时间较短，导致疗效下降，出现血栓等并发症。而应用Tessari法制备的聚桂醇泡沫硬化剂，对于内皮组织细胞具有更强的附着力，因此与血管壁组织的接触面积会增大且时间会延长，可有效提高硬化效能，增强临床疗效（图1-9-2）。

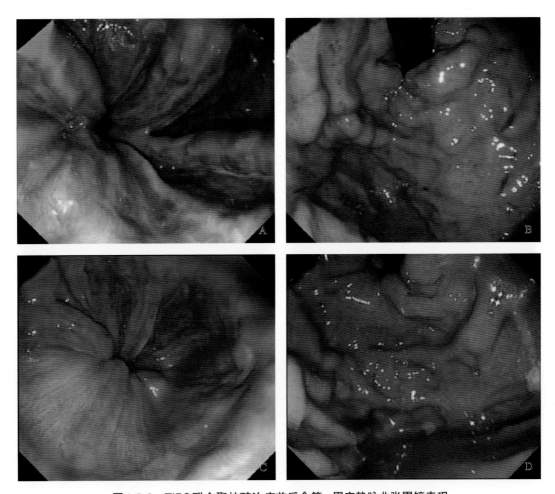

图1-9-2　TIPS联合聚桂醇治疗前后食管-胃底静脉曲张胃镜表现
注：A.治疗前食管静脉曲张；B.治疗前胃底静脉曲张；C.治疗后食管静脉曲张；D.治疗前胃底静脉曲张。。

参 考 文 献

［1］李云涛. TIPS方案对肝硬化合并门静脉血栓患者血管再通及生存率［J］. 哈尔滨医药，2022，42（4）：22-24.

［2］吴军政，刘圣，施海彬，等. TIPS联合PTVE治疗自身免疫性肝硬化曲张静脉出血疗效分析［J］. 南京医科大学学报（自然科学版），2022，42（8）：1142-1146.

［3］汪春雨，何福亮，王宇. 经颈静脉肝内门体静脉分流术临床实践指南推荐意见［J］. 实用肝脏病杂志，2022，

25（4）：609-610.

［4］吕勇，樊代明，韩国宏. 经颈静脉肝内门体分流术在肝硬化食管－胃底静脉曲张破裂出血中的应用现状与未来展望［J］. 临床肝胆病杂志，2022，38（6）：1229-1233.

［5］卢勇，郑翼德，余永忠，等. 应用经颈静脉肝内门体分流术治疗食管－胃底静脉曲张破裂出血的疗效［J］. 吉林医学，2022，43（5）：1202-1204.

第十章
异位静脉曲张内镜下硬化剂注射疗法的应用

范合璋

工作单位：成都市公共卫生临床医疗中心

异位静脉曲张（ectopic varices，EcV）是指食管、胃底以外的曲张静脉，位于肠系膜血管床任何位置的门-体侧支循环形成所致的静脉曲张。可单独存在或伴有其他部位的静脉曲张，由于其出血部位及方式各异、临床表现不一，很难及时发现与治疗。一些异位静脉曲张破裂出血，由于止血困难，可导致患者死亡。异位静脉曲张发生率最初报道约为30%，常见于十二指肠（DV）（图1-10-1～图1-10-4）、小肠、结肠、直肠（RV）和腹膜。日本最新的一项调查表明，异位静脉曲张最常见于直肠（占44.5%），其次是十二指肠（占32.9%）。直肠异位静脉曲张患者94.8%既往有食管静脉曲张破裂出血病史，并有87%的患者接受过内镜治疗。

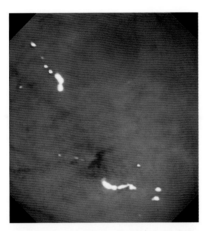

图1-10-1 十二指肠球部溃疡（H1期）

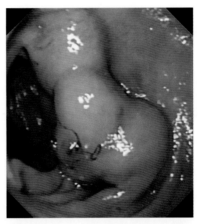

图1-10-2 十二指肠降部异位曲张

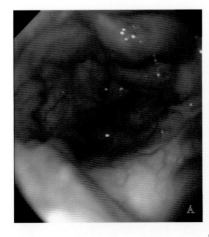

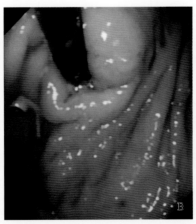

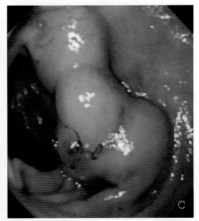

图1-10-3 消化道静脉曲张内镜下观察

注：A.胃底静脉曲张（重度）；B.肠球部溃疡（H1期）；C.降部：块状曲张静脉，表面见红色血栓头。

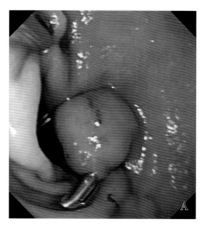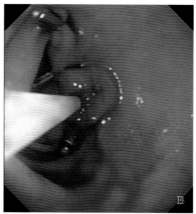

图 1-10-4　异位静脉曲张内镜下钛夹联合聚桂醇、组织胶治疗

注：A.以钛夹三枚减慢曲张静脉血流；B.分两点注射聚桂醇＋组织胶。

一、病因

1. **肝内门静脉高压**　如肝硬化、原发或继发性肝癌阻塞门静脉分支等，这是EcV的主要原因。近10年来，经尸解和血管造影证实，大多数为门静脉高压所致，发生出血者占全部门静脉高压症出血的1.6% ～ 6.0%。

2. **肝外门静脉阻塞**　如门静脉血栓形成、感染或肿瘤，肠系膜上静脉血栓形成或先天性门静脉狭窄波及肠系膜上静脉等。此类病因属肠系膜血流区域性门静脉高压症（mesenteric segmental portal hypertension），其中20% ～ 30%的患者可发生EcV。

3. **脾静脉血流障碍**　亦称左侧门静脉高压症/区域性门静脉高压症，胰腺疾病是导致脾静脉回流障碍的重要原因，如胰腺炎、胰腺癌、药物性无功能性胰岛细胞增生症、假性胰腺囊肿等。

4. **先天性静脉异常及遗传因素**　此类型少见。

5. **其他**　下腔静脉阻塞、血吸虫病及分流术后血栓形成等均可导致EcV的发生。近几年来，发现食管静脉曲张经硬化剂注射治疗后再出血的患者中，2.5%是由于EcV所致，认为阻断门-奇静脉血流后，门静脉血流重新再分配促使EcV的发生。

二、病理

EcV的病理多来源于尸解和手术中探查所见的结果。与食管-胃底静脉曲张相比，EcV血管直径细而短；食管静脉曲张常位于黏膜下层，EcV位置则较深，主要是肠壁外的静脉曲张。EcV的发生部位常见的是直肠、十二指肠，其次是结肠、盲肠、小肠，胆囊和肝外胆管更为少见；个别患者可发生在小肠系膜根部、右肾、脐周、腹膜后、前腹壁及网膜与阑尾切除端瘢痕间等。

三、临床表现

主要有两个方面，一是原发病的表现，依病因和疾病的严重程度不同而表现各异。二是出血，十二指肠静脉曲张破裂出血的发生率占全部EcV的35%，结肠占25% ～ 31%（其中左半结肠占57.7%、盲肠占27.5%），由于小肠段在解剖上缺乏门静脉交通支，故其静脉曲张的发生率很低。消化道内的病变主要表现为反复大量的出血，有时呕血，但以便血为主，且出血常常是致命的，不及时处理易导致循环衰竭。肠外病变以血腹为主，多表现为突然发生的腹痛、腹胀、血压下降，腹腔穿刺可抽得不凝血。

四、诊断

EcV的诊断非常困难，确诊有赖于对本病的认识和仔细的检查。临床上对有门静脉高压症的表现，而无食管-胃底静脉曲张或有食管-胃底静脉曲张而无出血证据的消化道出血，特别是反复出血的患者，应考虑本病的可能。术前的诊断方法主要包括内镜、血管造影、消化道钡餐或钡灌肠及放射性核素扫描等。

1. **内镜检查**　内镜为主要诊断手段，而且能在检查的同时对出血病灶进行相应的处理，但其诊断的正确率仅为44%。内镜包括食管镜、胃镜、十二指肠镜、小肠镜和结肠镜等。胃镜的诊断价值很大，对于上消化道出血的诊断率较高，而下消化道出血行结肠镜检查时，由于注气使腔内压力升高，静脉易被压瘪，有时需要多次检查才得以明确诊断。

2. **血管造影**　灵敏度高，其阳性率在90%～95%，因其为侵入性检查，故不列为常规。常用的造影方法有门静脉造影、脾静脉造影和腹腔动脉、股动脉造影等，大多数可明确出血部位，并可证实或排除门静脉高压症、脾静脉阻塞、肠系膜静脉血栓形成或门静脉血栓形成等。

3. **消化道钡餐或钡灌肠X线检查**　消化道钡餐价值有限，但对十二指肠EcV的诊断似有帮助。钡灌肠时结肠的EcV有时会在钡剂前端产生压力使静脉塌陷而造成漏诊或误诊，有时可误诊为多发性息肉样变。

4. **其他**　如B超、CT、彩色多普勒超声、腹腔穿刺、诊断性腹腔灌洗等对肠外EcV出血的诊断有帮助。

五、治疗

关于EcV的治疗目前尚没有形成专家共识和指南，主要包括药物治疗、血管介入治疗、外科手术和内镜治疗。但针对消化道出血，内镜检查及治疗是首选手段。治疗的主要目的是预防和治疗出血。

内镜治疗的方式以套扎术和硬化剂注射疗法（聚桂醇联合组织黏合剂注射）为主。Sato等报道了硬化剂注射疗法与内镜套扎术治疗直肠静脉曲张（RV）的小样本量的回顾性研究，结果显示，硬化剂注射疗法（EIS）和内镜套扎术（endoseopie band ligation，EBL）的消除率分别为83.3%、66.7%，在统计学上无差异。Sato等在2010年再次发表了一篇样本量较大（34例）的EIS与EBL治疗RV的回顾性研究。结果表明，EIS、EBL治疗RV后复发率分别为33.3%、55.6%；有4例发生再出血，并且均是EBL治疗组的患者。COELHO-PRABHU回顾性研究了10例EBL治疗RV患者，结果表明，总体再出血率为40.0%，1年再出血率、病死率分别为30.0%、40.0%。目前针对EIS、EBL治疗RV的研究都认为两者均是有效的治疗方式，但EIS似乎比EBL更加有效、安全（图1-10-5、图1-10-6）。

我们在临床实践工作中针对EcV患者的经验是按照LDRf分型的指导意义，根据血管的直径和形态选择不同的治疗方案。

聚桂醇＋组织黏合剂＋聚桂醇的改良"三明治法"为首选方案，可以用于大多部位的EcV。聚桂醇注射入静脉后首先破坏血管内皮，形成血栓性静脉炎，促进血栓形成、血管闭塞，从而更利于消除曲张静脉及交通静脉。但聚桂醇不像组织黏合剂一样迅速固化，容易被血流快速冲走而难以起到硬化血管、止血的目的，所以当联合使用组织黏合剂时，既可以阻断血流又可以让聚桂醇更多地存留于曲张血管内，大大提高了曲张静脉的根除率，并可降低再出血率（图1-10-7、图1-10-8）。

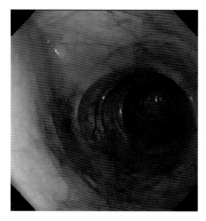
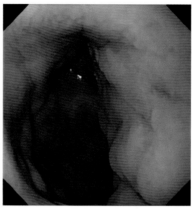
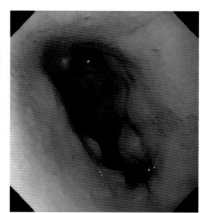

图1-10-5 直肠静脉曲张（RV）

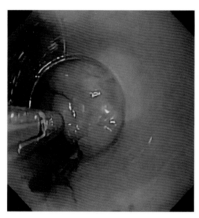
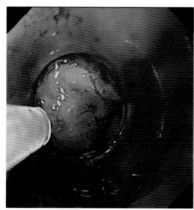
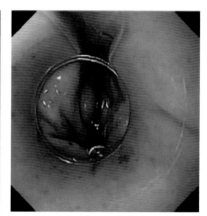

图1-10-6 在曲张静脉表面多点注射聚桂醇

注：肛门约20cm肠壁四周可见条形分布的曲张静脉团，于曲张静脉表面多点注射聚桂醇。

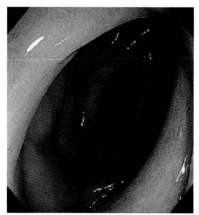
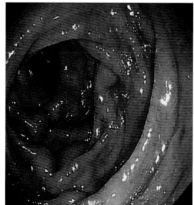
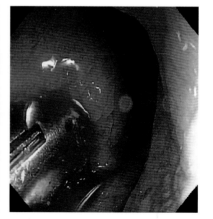

图1-10-7 升结肠可见蛇形迂曲的曲张静脉，横结肠见粗大迂曲曲张静脉，实变，表面溃疡形成

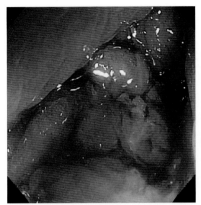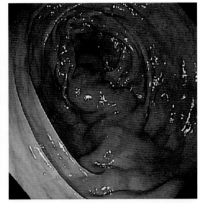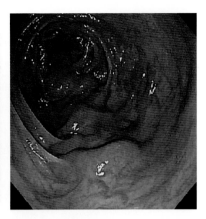

图1-10-8　行钛夹＋聚桂醇、组织胶注射术，术后静脉曲张血管塌陷效果明显

病例（图1-10-9）：

食管：中下段见3条迂曲曲张静脉，最大直径约1.0cm，红色征阳性，予以套扎器螺旋式套扎七环。

胃底：可见团块状曲张静脉，以三明治法（聚桂醇＋组织胶＋生理盐水）分3点注射（共使用聚桂醇10ml，组织胶2ml）。

降部：可见曲张静脉团，实变，表面钛夹残留。

结论：

1. 食管静脉曲张套扎术。

2. 胃底静脉曲张组织胶注射术。

3. 十二指肠异位静脉曲张治疗后改变。

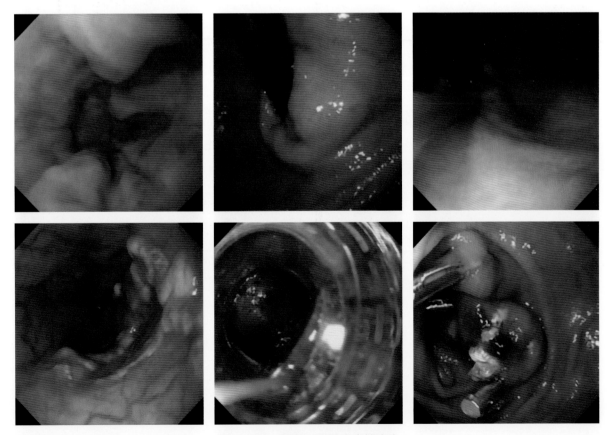

图1-10-9　间隔16天再次内镜治疗

病例

回盲部：回盲瓣唇样，可见片状溃疡。

全结肠：退镜距肛门约30cm可见多处片状溃疡，未见活动性出血。退镜距肛门约20cm肠壁四周可见条形分布曲张静脉团，表面见破口，以钛夹两枚止血治疗（图1-10-10）第二天再次内镜下治疗所见结肠：退镜距肛门约20cm肠壁四周可见条形分布的曲张静脉团，局部曲张静脉表面可见两枚钛夹残留，见少许血性液体渗出，于曲张静脉表面分多点注射聚桂醇，每点2.0～2.5ml，共使用20ml聚桂醇，穿刺点少许渗血，透明帽压迫后渗血停止（图1-10-11、图1-10-12）。

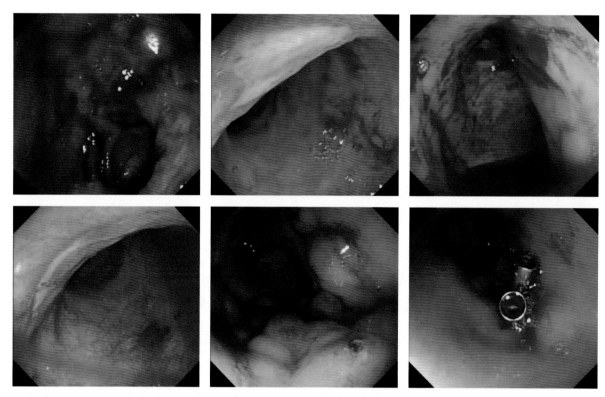

图1-10-10　全结肠部曲张静脉团行钛夹止血

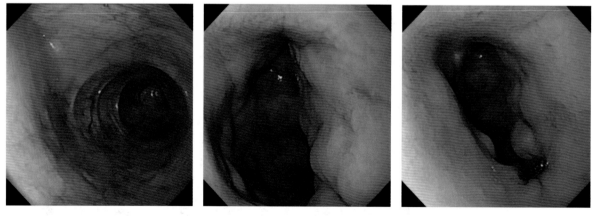

图1-10-11

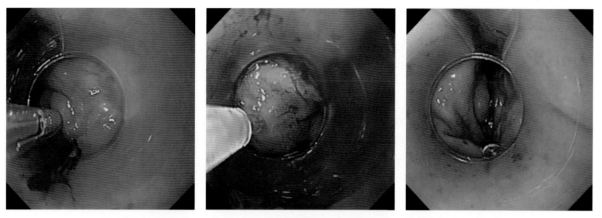

图 1-10-11　结肠静脉曲张表面分多点注射聚桂醇（续）

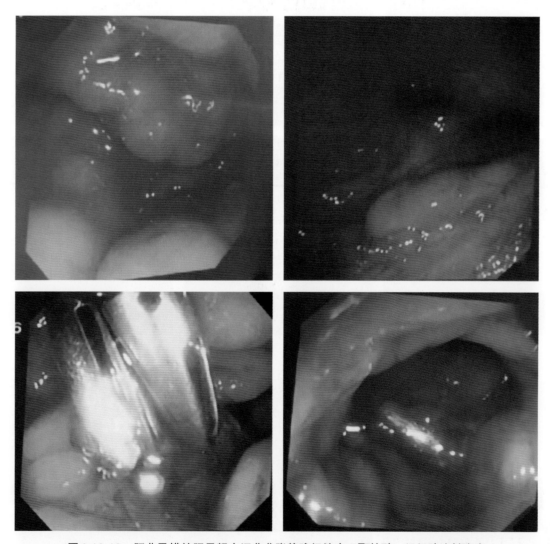

图 1-10-12　肝曲及横结肠见粗大迂曲曲张静脉行钛夹＋聚桂醇、组织胶注射治疗

病例：

食管、贲门、胃底、胃角黏膜光滑。

胃体：黏膜充血水肿、糜烂。

胃窦：黏膜广泛充血水肿，可见多发毛细血管。

幽门：类圆形，开闭好。

球部：充血水肿。

降部：可见一大小22cm×2cm隆起，表面光滑（图1-10-13）

全结肠：升结肠可见蛇形迂曲的曲张静脉，表面钛夹残留，横结肠见粗大迂曲曲张静脉，实变，表面溃疡形成钛夹＋聚桂醇＋组织胶治疗后治愈（图1-10-14）。

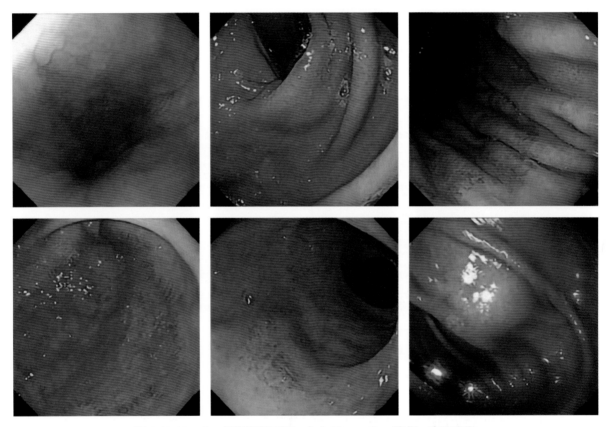

图1-10-13　十二指肠降部可见一大小22cm×2cm隆起，表面光滑

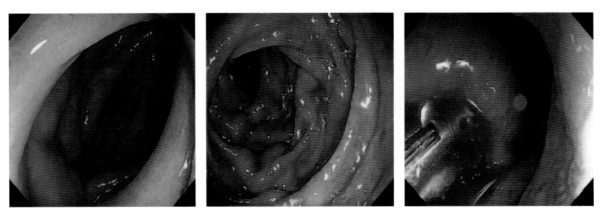

图1-10-14

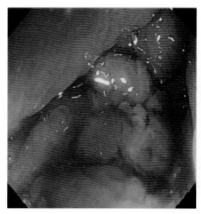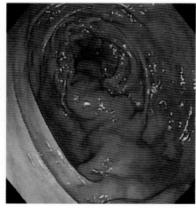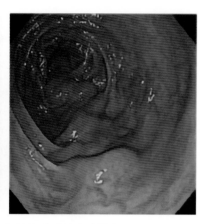

图1-10-14　升结肠部、横结肠静脉曲张行钛夹＋聚桂醇＋组织胶治疗后治愈（续）

六、术后处理

（一）一般注意事项

1. 向患者简单介绍治疗后的效果，做好心理疏导，做好健康宣教。严格管控饮食。
2. 严格卧床休息1～2周，避免剧烈咳嗽、用力排便、快速改变体位及其他增加腹压的行为。
3. 术后预防性使用抗生素72小时。

（二）并发症观察

密切观察患者生命体征，如出现心悸、恶心、呕血、腹痛、大汗等情况，立即通知医师，及时发现术后消化道大出血，对提高抢救成功率有积极作用。

七、技术小结

1. 消化道EcV患者中，DV较其他类型更容易出血。
2. EcV出血，硬化剂注射疗法为首选。
3. RV的治疗以硬化剂注射疗法为首选，直肠静脉曲张可以聚桂醇联合组织黏合剂处理，痔静脉曲张可按照内痔出血以聚桂醇硬化注射治疗。
4. 内镜治疗消化道EcV是可行、安全、有效的。
5. 注射方式推荐改良"三明治法"：聚桂醇＋组织黏合剂＋聚桂醇。
6. 严格血管内注射，避免血管旁注射，以减少并发症。

参 考 文 献

［1］刘志民，郭允希，齐兆生. 腹部外科诊疗参考版［M］. 北京：中国医药科技出版社，1994：546-548.
［2］姚国和，邵明德. 十二指肠静脉曲张［J］. 临床消化病杂志，1997，9（3）：115-117.
［3］HEATON N D，KHAWJA H，HOWARD E R. Bleeding duodenal varices［J］. Br J Surg，1991，78（12）：1450-1451.
［4］LEBREC D，BENHAMOU J P. Ectopic varices in portal hypertension［J］. Clin Gastroenterol，1985，14（1）：105-121.

［5］BEN ARI Z，MCCORMICK A P，JAIN S，et al. Spontaneous hemoperitoneum caused by ruptured varices in a patient with non-cirrhotic portal hypertension［J］. Eur J gastroenterol Hepatol，1995，7（1）：87-90.

［6］MILLER L S，BARBAREVECH C，FRIEDMAN I S. Less frequent causes of lower gastrointestinal bleeding［J］. Gastroenterol Clin North Am，1994，23（1）：21-52.

［7］RAI R，PANZER S W，MISKOVSKY E，et al. Thrombin injection for bleeding duodenal varices［J］. Am J Gastroenterol，1994，89（10）：1871-1873.

［8］SATO T，AKAIKE J，TOYOTA J，et al. Clinicopathological features and treatment of ectopic varices with portal hypertension［J］. Int J Hepatol，2011，2011：960720.

［9］VOGT P R，ANDERSSON L C，JENNI R，et al. Dorsocranial liver resection and direct hepatoatrial anastomosis for hepatic venous outflow obstruction：long-term outcome and functional result［J］. Am J Gastroenterol，1996，91（3）：539-544.

［10］NIKOLOPOULOS N，XYNOS E，DATSAKIS K，et al. Varices coli totalis：report of a case of idiopathic aetiology［J］. Digestion，1990，47（2）：232-235.

［11］WATANABE N，TOYONAGA A，KOJIMA S，et al. Current status of ectopic varices in Japan：Results of a survey by the Japan Society for Portal Hypertension［J］. Hepatol Res，2010，40（8）：763-776.

［12］KHAWAJA A，SONAWALLA A A，SOMANI S F，et al. Management of bleeding gastric varices：a single session of histoacryl injection may be sufficient［J］. Eur J Gastroenterol Hepatol，2014，26（6）：661-667.

第十一章
急性非静脉曲张性上消化道出血内镜硬化剂注射疗法技术详解

薛迪强

工作单位：兰州市第二人民医院

第一节 上消化道出血性疾病概述

从食管到肛门之间的消化道出血，以十二指肠悬韧带与回盲瓣为界，按照消化道出血部位可分为上消化道出血（upper gastrointestinal bleeding，UGIB）、中消化道出血（middle gastrointestinal bleeding，MGIB）、下消化道出血（low gastrointestinal bleeding，LGIB）（图1-11-1）。十二指肠悬韧带以上的消化道（食管、胃、十二指肠以及屈氏韧带）出血为上消化道出血，十二指肠悬韧带至回盲瓣之间的消化道病变引起的出血为中消化道出血，回盲瓣以远的消化道出血为下消化道出血。其中，60%～70%的消化道出血源于上消化道。

急性上消化道出血为临床最常见消化道急症，发病率在不同地理范围内差异较大，总体为（48～160）/10万，病死率为6%～14%，尤其是危险性上消化道出血，病死率可高达30%。

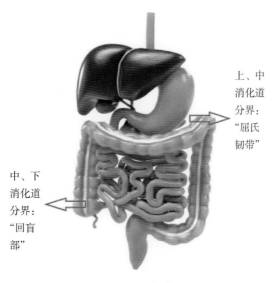

图1-11-1 消化道分界

一、急性上消化道出血的定义

急性上消化道出血指十二指肠悬韧带以上的消化道，包括食管、胃、十二指肠、胆管和胰管等病变引起的出血。

二、急性上消化道出血的分类

根据出血的病因分为急性非静脉曲张性上消化道出血（acute non-variceal upper gastrointestinal bleeding，ANVUGIB）和急性静脉曲张性上消化道出血（acute variceal upper gastrointestinal bleeding，AVUGIB）两类。

根据出血速度、病情轻重及预后的显著差异，急性上消化道出血又分为一般性上消化道出血和危险性上消化道出血。前者是指出血量少，生命体征平稳的上消化道出血，预后相对较好。后者多为累及较大血管的出血，病死率或潜在死亡风险极高，占全部上消化道出血的10%～30%，其主要特征包括血流动力学不稳定、生命体征不稳定、器官功能障碍，以及临床判断有活动性出血。

三、急性上消化道出血的常见病因

急性上消化道出血中，80%～90%为非静脉曲张性上消化道出血，常见病因包括胃十二指肠消化性溃疡、胃十二指肠糜烂、糜烂性食管炎、贲门黏膜撕裂及动静脉畸形，其他原因有黏膜下恒径动脉破裂出血（Dieulafoy病）（图1-11-2）、上消化道恶性肿瘤等。静脉曲张性上消化道出血即食管-胃底静脉曲张破裂出血（EGVB）。

危险性上消化道出血，包括严重的消化性溃疡出血、EGVB和侵蚀大血管的恶性肿瘤出血，亦见于严重基础疾病出血后对低血红蛋白耐受差者，以及凝血功能障碍的患者。

四、风险评估

危险性上消化道出血具有极高的死亡风险，因此，在急诊对急性上消化道出血患者进行早期风险分层，快速筛选出危险性上消化道出血患者尤为重要。

Glasgow Blatchford scoring（GBS）评分主要基于简单的临床与实验室检查指标，多项研究表明，其在预测临床干预和早期内镜检查方面明显优于其他评分系统，评分≥6时即为危险性上消化道出血。高危患者进一步根据病情分为潜在急险患者（生命体征暂时稳定，伴风险因素）、急重患者（血流动力学不稳定）、急危患者（呼吸、脉搏停止等），根据不同分层采取不同的处置措施，尤其潜在风险患者早期即可通过GBS评分筛查加以重点关注。

Rockall评分系统可以更好地预测患者的再出血和死亡风险，适合患者病情稳定后二次评估时使用。

五、急性上消化道出血的临床表现

急性上消化道出血患者多以呕血、黑便为主要临床表现，也有以头晕、乏力、晕厥等不典型症状来急诊科就诊。

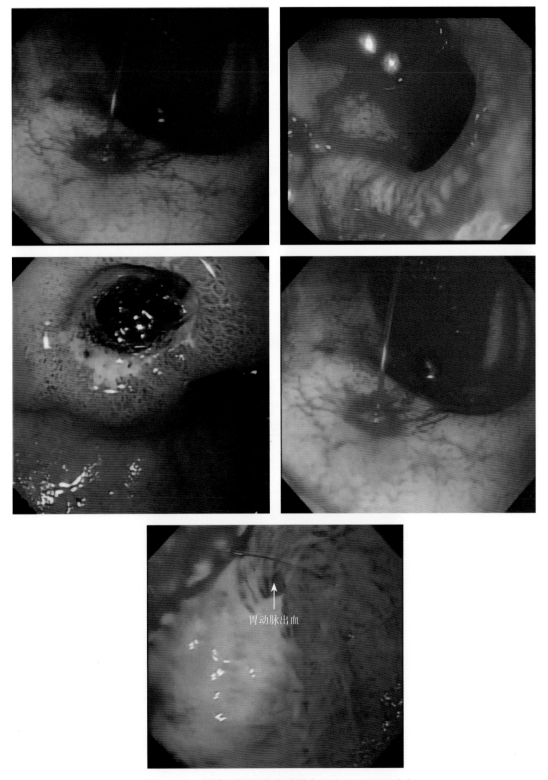

图1-11-2　黏膜下恒径动脉破裂出血（Dieulafoy病）

急性上消化道出血患者的呕血可为暗红色甚至鲜红色伴血块（出血量大），并可以出现失血性周围循坏衰竭症状。如果出血量＞400ml可出现头晕、心悸、出汗、乏力、口干等症状，出血量＞700ml时上述症状显著，并出现晕厥、肢体湿冷、皮肤苍白、血压下降等；出血量＞1000ml时可发生休克。

急性上消化道出血的患者尿素氮会上升，会出现38.5℃以下的发热。需要注意的是，在出血早期，红细胞计数、血红蛋白、血细胞比容初期可无变化，数小时后可持续降低。

六、急性上消化道出血的紧急评估

对以典型的呕血、黑便等表现就诊的患者，容易做出急性上消化道出血的诊断。而对以头晕、乏力、晕厥等不典型症状就诊的患者，急诊医师应保持高度警惕，特别是伴有血流动力学不稳定、面色苍白及有无法解释的急性血红蛋白降低的患者，应积极明确或排除急性上消化道出血的可能性。对意识丧失、呼吸停止及大动脉搏动不能触及的患者应立即开始心肺复苏。

急性上消化道出血的紧急评估包括意识判断、气道评估、呼吸评估和血流动力学状态评估。

意识障碍既是急性失血严重程度的重要表现之一，也是导致患者呕吐误吸、窒息死亡和坠积性肺炎的重要原因。如果患者格拉斯哥昏迷量表（Glasgow coma scale，GCS）＜8分表示患者昏迷，需要格外注意。如果存在任何原因的气道阻塞，应当采取必要的措施，保持其开放。消化道出血患者可以出现呼吸频率、呼吸节律异常，出现呼吸窘迫（如三凹征）者会出现氧饱和度下降。对疑有急性上消化道出血的患者应及时测量脉搏、血压、毛细血管再充盈时间，以估计失血量，判断患者的血流动力学状态是否稳定。出现下述表现提示患者血流动力学状态不稳定，应立即收入抢救室开始液体复苏：心率＞100次/分，收缩压＜90mmHg（或在未使用药物降压的情况下收缩压较平时水平下降＞30mmHg），四肢末梢冷，出现发作性晕厥或其他休克的表现，以及持续的呕血或便血。

七、内镜介入治疗

对于危险性上消化道出血患者，内镜治疗的效果是显著的，包括药物局部注射、热凝疗法和机械疗法。大多数急性非静脉曲张性上消化道出血患者可在24小时内进行内镜治疗，但并非越早越好，宜在血流动力学相对稳定的情况下进行内镜治疗。

一般对于急性上消化道出血患者来说，相关指南或共识均推荐应在入院后24小时内接受内镜介入治疗，而对于高危征象的患者，应在入院12小时内接受紧急内镜治疗。

内镜检查时间是患者院内病死率的独立预测因素。其他类似研究也指出，＜12小时与12～24小时内进行内镜检查相比，能够减少输血需求。研究显示，超早期内镜检查（＜6小时）显著降低急性非静脉曲张性上消化道出血高危患者的病死率。但以2小时为时间节点的极早期内镜检查存在血氧饱和度下降的潜在风险。

第二节　Dieulafoy病的内镜下硬化止血治疗

Dieulafoy病是一种少见但不罕见的上消化道出血性疾病，病灶小、出血量大且反复，严重者危及生命。Dieulafoy病系先天性疾患，又称黏膜下恒径动脉破裂出血（bleeding of submucosal caliber-persistent artery）。1884年，Gallard首次报道了该疾病，1898年法国外科医师Dieulafoy发现了溃疡下的血管畸形改变，3名患者因动脉破裂致上消化道出血而死亡，该病因而命名。

Dieulafoy病占上消化道出血的0.3%，所有Dieulafoy病均表现为重症出血，病死率2.9%，发病年龄平均52岁，男女比例3.2：1。

一、临床表现

Dieulafoy病表现为黏膜下恒径动脉破裂出血（图1-11-3、图1-11-4），常从2～5mm的黏膜缺损处突出引发出血。75%发生于胃上部（食管－胃连接部6cm以内），14%发生于十二指肠，也可发生于结肠等其他部位。Dieulafoy病的首要表现为出血，其中28%表现为单纯呕血，51%表现为呕血加黑便，18%表现为单纯黑便。起病突然，无明显征兆，饮酒、刺激性药物或食物、高血压及应激可能为其诱因，无胃病、无肝病史而突然不明原因大出血，尤其是呕血，应考虑到该病。

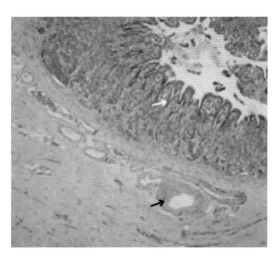

图1-11-3　恒径动脉综合征——浆膜层－黏膜下层可见增粗、扭曲的动脉

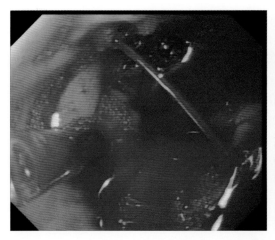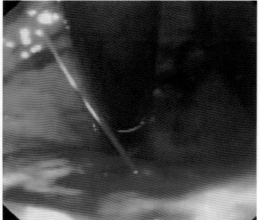

图1-11-4　黏膜下恒径动脉破裂出血

二、病因及发病机制

该病病因尚未阐明，多数认为是由于先天性黏膜下血管发育异常引起。正常人胃壁供血主要依

靠胃短动脉，其进入胃体后分支逐渐变细，在胃黏膜下形成毛细血管网。若达黏膜下层动脉分支内径缺乏渐细过程，并保持管径不变细称恒径动脉。此种迂曲扩张的血管压迫局部胃黏膜，使受压胃黏膜发生血液循环障碍，同时因局部黏膜经常受食物机械性刺激、过量饮酒及吸烟、胆汁反流或服用黏膜损伤药物等多种因素刺激，引起该处黏膜糜烂、缺损。随年龄增加，血管硬化、弹性减退，胃蠕动时动脉受外压易致血管破裂出血。

三、诊断

诊断主要依靠胃镜检查，急性上消化道出血争取在24小时内进行准确诊断。

胃镜下主要特征为贲门区胃黏膜局限性缺损伴喷射状出血、血栓或渗血。胃黏膜浅表溃疡中有血管行走，表面有血块附着，偶见小血管突出黏膜表面，有搏动出血，少见黏膜表面呈出血样渗血。位置特殊及病变微小是Dieulafoy病的两大特点。

内镜下的诊断标准主要包括两方面：

1. 小的黏膜缺损（通常小于3mm）。

2. 出现喷射状或搏动性动脉出血，突出的血管残端或血块附着。

四、治疗

Dieulafoy病的治疗包括内镜下治疗、血管介入治疗、外科治疗等。由于起病急骤，常无先兆，病死率可达80%，近年来随着内镜技术的不断发展，目前内镜已成为诊断及治疗Dieulafoy病的首选。以往采用局部注射1/10 000肾上腺素的方法，因复发率高临床应用少。近年来，随着硬化剂（聚桂醇）广泛使用，采用硬化剂注射治疗Dieulafoy病也逐渐开展起来。

所有患者行内镜治疗前应建立静脉通道，行补液、止血、抑酸、吸氧等治疗，对血红蛋白＜70g/L者行内镜检查前需输血。

对所有患者均需履行术前告知义务并签署相关治疗同意书，均采用无痛胃镜形式检查。进镜后对胃腔内积血充分吸引，充分暴露黏膜明确出血病灶，按诊断标准确定为Dieulafoy病后，在裸露血管根部黏膜下，距离病灶中心1cm范围内，分2～5点注射聚桂醇，总量不超过10ml，局部可见病灶周围黏膜隆起发白，再用生理盐水冲洗病灶后观察，确认活动性出血停止或观察无新的出血灶后停止治疗并退镜。

术后禁食24小时，给予抑酸、保护黏膜、补液治疗。

观察大便性状及有无再发呕血情况，确定未复发者7天内复查胃镜，明确止血成功率及溃疡并发症等发生率。

五、技术小结

采用内镜下硬化剂注射治疗是"创伤小、获益大"的现代微创技术。

采用血管周围黏膜下硬化剂注射治疗Dieulafoy病，需要注意以下两方面。一方面，血管旁或血管腔多点注射聚桂醇，每次1～2ml为宜，可直接损伤血管内皮，促进血栓形成，黏附于注射部位血管内，继而产生炎症病变和组织纤维化，纤维化条索代替病理性血管，导致病理性血管永久闭塞从而达到硬化目的，但每次不能注射过多，以免硬化剂进入动脉主干，形成游离血栓而造成远端栓塞。另一方面，恒径动脉属直径＜3mm的微小动脉，较难将硬化剂聚桂醇直接注入血管。用硬化剂注射疗法治疗Dieulafoy病的机制在于将聚桂醇注入破损血管周围黏膜后，造成局部黏膜坏死而破坏黏膜屏障作用，形成局部炎症刺激，胶原沉积，造成瘢痕挛缩，局部黏膜增生，形成新的黏膜上皮覆盖血管，重新包裹裸露血管而达到预防出血目的。聚桂醇有破坏黏膜屏障作用，这也是导致术后溃疡形成的主要原因，这种溃疡形成本身存在出血风险，如何降低此类并发症的发生率值得思考。研究表明，不在同一部位重复注射可有效避免硬化部位发生溃疡出血的风险。

治疗中也发现多点注射、小剂量注射（每点≤2ml）、浅层注射（一般不超过黏膜下层）也可较好预防术后溃疡发生。

第三节　食管胃溃疡大出血的内镜下急诊止血

急性非静脉曲张性上消化道出血的致病原因很多，多数因溃疡类疾病引起，如胃溃疡、食管溃疡、吻合口溃疡等。

因胃或十二指肠溃疡引起呕血、大量柏油样黑便，导致红细胞计数、血红蛋白和血细胞比容下降，患者心率加快、血压下降，甚至出现休克症状，称为胃十二指肠溃疡大出血（图1-11-5）。

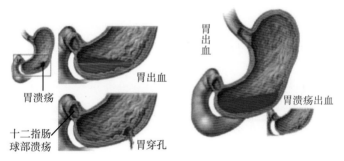

图1-11-5　胃十二指肠溃疡大出血示意图

一、初步评估

初诊时，根据生命体征和患者因素进行风险评估以确定上消化道出血的严重程度。心动过速（心率＞100次/分）、低血压（收缩压＜100mmHg）、年龄＞60岁以及主要共存疾病，与再出血和死亡的风险增加相关。在确定极低风险患者时，可使用风险评估工具，监测血红蛋白水平，但是不同于血压和心率，它们是评估上消化道出血严重程度的价值较低的初步指标。因为患者丢失的为全血，血红蛋白水平并不会立即下降，需要时间来平衡，因为血管内容量由静脉血和组织液补充。

二、临床表现

临床表现与出血量及速度相关。出血量少者可仅有黑便。出血量大且速度快者可伴呕血，且色泽红。便血色泽可由黑色转为紫色，便血前有头晕、黑矇、心悸、乏力。出血更甚者可出现晕厥和休克症状。短期内出血超过800ml，患者可表现为烦躁不安、脉搏细速、呼吸急促、四肢湿冷。出血时患者通常无明显腹部体征。由于肠腔内积血，刺激肠蠕动增加，肠鸣音增强。红细胞计数、血红蛋白值和血细胞比容的连续监测可帮助评估出血量和速度。

三、诊断与鉴别诊断

食管胃溃疡大出血主要需与食管－胃底静脉曲张破裂出血、胃癌和应激性溃疡引起的出血相鉴别。食管胃溃疡大出血患者通常有溃疡病史。食管－胃底静脉曲张破裂出血患者有肝硬化病史，此类患者通常面色灰暗，腹壁浅静脉显露，腹壁皮肤可见蜘蛛痣。应激性溃疡患者多有重度感染、创伤、使用激素、非甾体类抗炎药等引起应激的病因。胃镜检查可明确出血部位和原因（图1-11-6）。选择性动脉造影也可用于明确出血部位。

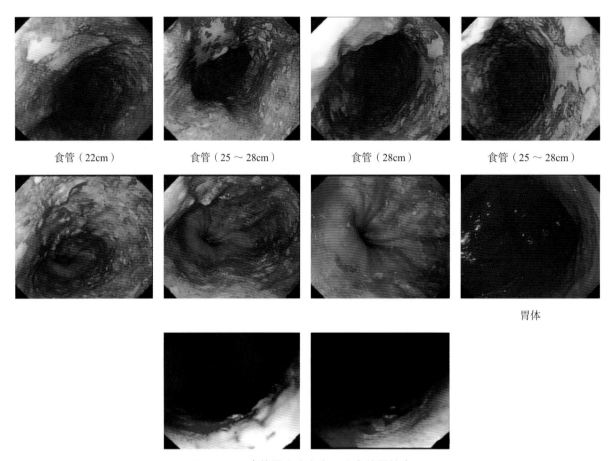

食管（22cm）　　　食管（25～28cm）　　　食管（28cm）　　　食管（25～28cm）

胃体

图1-11-6　食管胃溃疡大出血患者的胃镜表现

四、内镜下治疗

食管胃溃疡大出血以前常采用外科手术治疗，但存在创伤大、恢复慢、并发症发生率高、住院时间久等缺点。近年来，内镜技术的发展为急性非静脉曲张性上消化道出血的治疗提供了便利，提高了疗效。胃镜下止血方法较多，包括硬化注射疗法、喷洒药物、电凝、激光、微波、钛夹止血等方法，各种治疗方法有各自的优势，并且都有一些不良反应。其中，硬化剂注射疗法运用较普遍，其作用机制在于局部组织经药物注射后肿胀，从而压迫、收缩血管，形成血栓而达到止血的效果。硬化剂注射疗法在硬化剂选择和用量上目前尚无统一规范。理想的硬化剂应是组织反应轻、黏稠度小并能迅速形成血栓，能收缩血管引起无菌性炎症性组织坏死。聚桂醇是较为理想的硬化剂，特点是硬化效果可靠，局部及系统不良反应小，常用于食管－胃底静脉曲张破裂出血的硬化剂注射疗法，在急性非静脉曲张性上消化道出血方面应用较少。经过临床使用观察发现，聚桂醇在黏膜下注射后注射部位水肿吸收缓慢，从而达到止血目的。复查胃镜未发现注射部位新的溃疡形成，患者不良反应少。针对胃镜下较大溃疡单一注射硬化剂聚桂醇后止血不理想，可联合钛夹止血或氩等离子凝固法。部分患者术后出现咽痛、腹胀、腹痛、吞咽不适等不良反应，经对症处理后可自行消失。

1. **术前准备**　检查患者血型，建立静脉通道，必要情况下进行加压输液以保证血压，按医嘱准备相应急救药品与相关设备，协助医师做好相应的准备工作，必要情况下给患者注射10mg地西泮，抽吸胃内积血与积液。为了达到良好的止血效果，在给药后禁止饮食，避免其他药液注入影响疗效。

2. **治疗流程**　急诊内镜检查发现出血部位可先用8%冰去甲肾上腺素生理盐水冲洗，直至病灶暴露清楚，注射针自活检管道放入，使用硬化剂聚桂醇先于血管周围黏膜下注射3～5点，每点注射1.5～2.0ml。注射顺序是先远端，后左右两侧，最后在近端注射，注射深度不宜超过肌层，以黏膜下层为主。对于退针后仍有喷血者，可在喷射出血点上使用合金钛夹夹住出血血管。每次治疗时硬化剂注射总量不超过10ml，术中严密观察患者血压、脉搏变化。

3. **术后处理**　术后禁饮禁食6～24小时，术后1周内进流质食物，避免粗硬刺激性食物。预防性使用抗生素、抑酸剂等，术后1周常规复查胃镜，并根据情况选择合理处理方案。

五、技术小结

内镜下聚桂醇硬化治疗是急性非静脉曲张性上消化道出血安全、经济、有效的治疗方法。可部分缩短上消化道出血时间，减少出血量，明显减少外科手术率，具有操作简单、止血速度快、止血确切、并发症少、费用低等优势。在施行手术前要做好充分准备工作，常规术前谈话，签署知情同意书；术中要观察仔细，手法轻柔、注射到位；术后要严格管理患者饮食，密切观察生命体征变化，及时处理并发症。

第四节　蓝色橡皮疱痣综合征合并上消化道出血的聚桂醇硬化治疗

一、疾病概述

蓝色橡皮疱痣综合征（blue rubber bleb nevus syndrome，BRBNS）是一种罕见的以皮肤和胃肠道多发性静脉畸形为特点的综合征。其皮肤病变可广泛分布于全身，多见于手掌和脚底，胃肠道病变可广泛分布于从口腔至肛门黏膜的任何部位，多见于小肠。皮肤病变见于94.8%的BRBNS患者，通常无症状。而胃肠道内病灶可自发性破裂出血或渗血，成为本病最常见的并发症（69.2%），可表现为急性出血、慢性出血、黑便及慢性缺铁性贫血等，便血有时可成为该病的首发症状，除皮肤和胃肠道以外，散发在肝、心、脾、肺、眼部、膀胱、肌肉、骨骼和神经系统等各种器官系统中的静脉畸形也有报道（图1-11-7）。

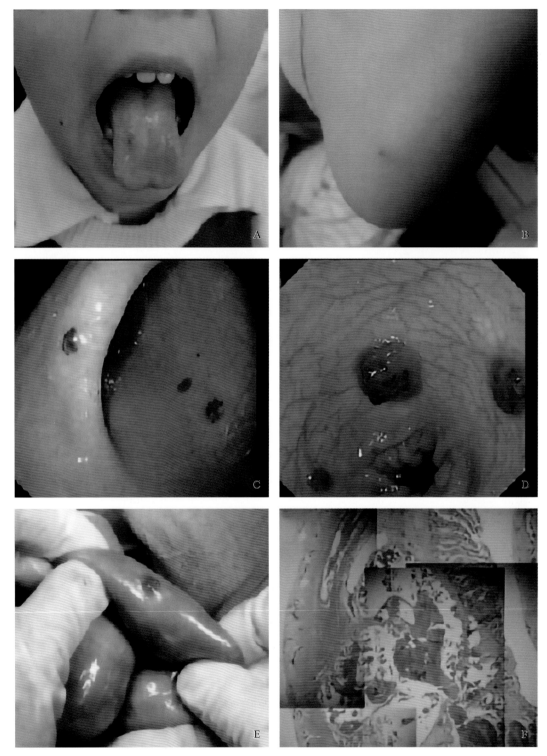

图 1-11-7　患儿为蓝色橡皮疱痣综合征

注：A.舌面血管瘤；B.脚底血管瘤；C.胃内多发血管瘤；D.结肠内多发血管瘤；E.小肠血管瘤的肠壁外表现；F.小肠血管瘤的病理表现（50×）。

二、发病机制

BRBNS的发病机制尚不明确，有研究显示可能与9号染色体断臂点突变有关，表现为常染色体显性遗传，但大多数患者是散发性的，c-kit的表达上调可能与该类患者发病相关，TEK（*TIE2*）基因突变可能也是其发病原因，并且哺乳动物雷帕霉素靶蛋白可能参与其中。

三、诊断

BRBNS的诊断可以根据临床表现、影像学检查（B超、CT、MRI、血管造影）、内镜（胃镜、肠镜、胶囊内镜、小肠镜、超声内镜）及组织病理学检查进行判定。新生儿时期的诊断可能很困难，因为在儿童时期，皮肤病变往往是逐渐出现的。Ivars等研究发现，在新生儿中，皮肤的静脉畸形中出现蕨类植物样斑块可作为诊断BRBNS的特征性标志。近年来，随着消化内镜检查的普及，本病发现率及诊断率有所提高。BRBNS的组织病理学表现为海绵状血管瘤，管腔内皮细胞增生形成乳头状结构突向管腔。BRBNS可以通过皮肤、内镜、影像学等检查基本确认，而病理学检查缺乏特异性表现，因此病理学检查结果对BRBNS的诊断并不是必要条件。

四、治疗

BRBNS的治疗方法目前尚无定论。由于药物对于BRBN的长期治疗并不能奏效，故多采取内镜及手术治疗。

内镜治疗方法主要包括氩离子凝固术（Argon plasma coagulation，APC）、圈套器切除术、内镜硬化治疗、尼龙绳结扎术等。有学者应用止血钳电凝治疗直径＜0.5cm的病变，对于直径＞0.5cm的病灶用圈套器切除，使患者在1年的随访中无复发迹象。Kumei等学者报道了内镜下注射硬化剂治疗BRBNS的十二指肠血管畸形的成功案例。另外，有研究者报道了应用尼龙绳结扎术联合硬化剂注射治疗BRBNS的案例。

内镜治疗具有迅速、安全、有效、费用低等特点。有其他研究者在内镜治疗失败或无法行内镜治疗，以及出现肠套叠、肠扭转等情况下，选择外科手术切除。但需要指出的是，无论内镜治疗或者外科治疗，患者均有出现消化道穿孔、出血等并发症及复发的概率。以下介绍常用的3种内镜治疗方法。

1. **单纯内镜下聚桂醇硬化治疗**　每个隆起注射聚桂醇1.5 ~ 2.0ml，合计注射10ml（图1-11-8），穿刺点少许渗血，压迫后渗血停止，术后给予补液、止血等对症支持处理。

2. **钛夹联合聚桂醇硬化治疗**　插入胃镜，通过胃镜确认患者病灶的具体位置，使用生理盐水冲洗病灶，充分暴露血灶，置入金属钛夹，按压血灶，及时封锁钛夹，随后将钛夹断离，在内镜下寻找靶静脉注射部位，注射聚桂醇（图1-11-9）。

3. **内镜下聚桂醇硬化治疗联合APC**　肠道病变较大处给予聚桂醇硬化治疗，较小处给予APC治疗（图1-11-10，图1-11-11）。

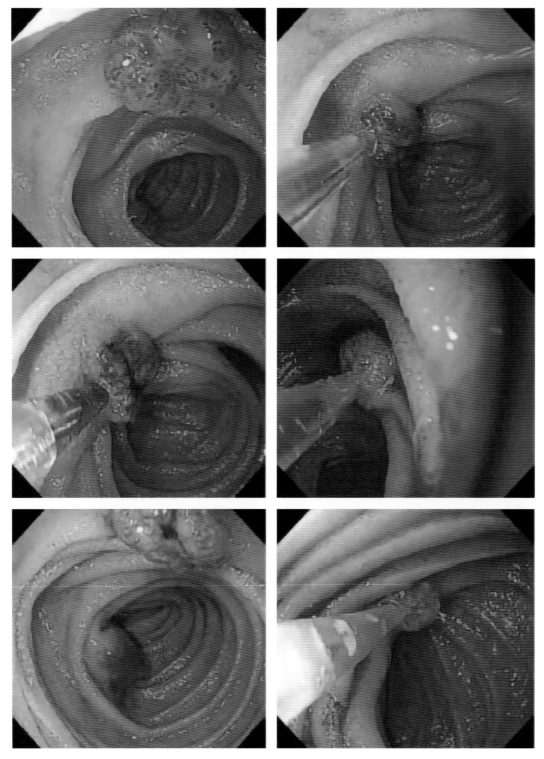

图1-11-8 内镜下聚桂醇硬化治疗BRBNS

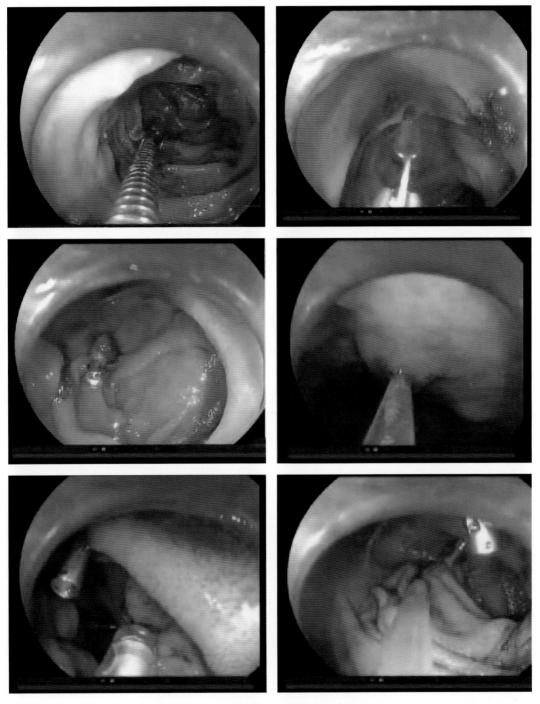

图1-11-9　钛夹联合聚桂醇硬化治疗BRBNS

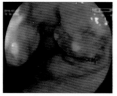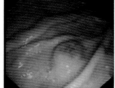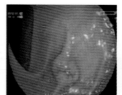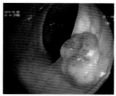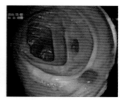

图1-11-10　患者治疗前的影像学表现

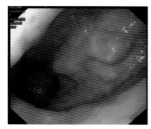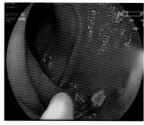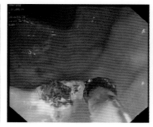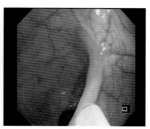

图1-11-11　患者内镜治疗中及治疗后的影像学表现

五、技术小结

目前BRBNS尚没有根治性的治疗方法，临床上以对症治疗为主，对于存在胃肠道症状的患者，应当定期监测患者胃肠道病变的进展以预防严重出血的发生。对于没有严重出血症状的患者，可仅给予支持性的补充铁剂及定期输血治疗。

而对于胃肠道出血灶较多的患者可进行内镜硬化剂注射、APC、结扎、激光光凝等手术治疗，对于肠管内出血灶多且集中的患者可进行肠管部分切除。除手术外，一些药物也有助于减少患者出血发作频率和严重程度，如哺乳动物雷帕霉素靶蛋白抑制剂西罗莫司、生长抑素类似物奥曲肽、皮质类固醇、静脉注射免疫球蛋白（intravenous immunoglobulin，IVIG）、长春新碱等。

内镜硬化剂注射治疗BRBNS有效，操作简单，并发症少，可分次进行注射治疗，可在临床中进行应用。

参 考 文 献

［1］刘信才. 分析内镜下注射硬化剂治疗非静脉曲张消化道出血的治疗有效率［J］. 健康必读，2020，（25）：31-32.

［2］黄靖. 聚桂醇黏膜下注射联合护理干预在非静脉曲张性上消化道出血治疗中的效果观察［J］. 家庭医药，2019，（8）：281-282.

［3］易静，吕靖，段志刚，等. 内镜下聚桂醇硬化注射术联合奥美拉唑、血凝酶治疗非静脉曲张上消化道出血的临床研究［J］. 中国医学创新，2020，17（27）：121-124.

［4］何大业，王星. 内镜下硬化止血术对非静脉曲张消化道出血患者的疗效分析［J］. 牡丹江医学院学报，2014，35（1）：58-59.

［5］李学孔. 内镜下注射聚桂醇联合抑酸药治疗非静脉曲张性上消化道出血的疗效观察［J］. 全科口腔医学电子杂志，2020，7（3）：149.

［6］娜仁满都拉，图雅. 胃镜下注射硬化剂聚桂醇治疗非静脉曲张性上消化道出血的体会［J］. 中国现代医药杂志，2013，15（2）：69-70.

［7］陈波. 内镜下注射硬化剂治疗非静脉曲张消化道出血100例临床观察［J］. 中国民族民间医药，2015，24（12）：68.

［8］龙绍明，成云福，赵晓亮，等．内镜下联合应用组织胶与聚桂醇治疗非静脉曲张性上消化道出血的效果［J］. 名医，2019，（10）：51.

［9］王鹏斌，薛迪强．内镜下局部注射聚桂醇治疗Dieulafoy病17例临床治疗效果分析［J］．甘肃科技纵横，2018，47（2）：85-87.

［10］王凯悦，杨义超，赵振峰，等．内镜下硬化联合氩离子凝固术治疗蓝色橡皮疱痣综合征1例［J］．临床消化病杂志，2021，33（3）：211-212.

［11］田永刚，曹贞子，辛瑞娟，等．内镜下聚桂醇联合金属钛夹治疗蓝色橡皮疱痣综合征并上消化道出血1例［J］．中国现代医学杂志，2020，30（4）：126-128.

第十二章
食管静脉曲张球囊辅助下硬化剂注射治疗技术详解

孔德润　张倩倩

工作单位：安徽医科大学第一附属医院

迄今，国内外指南一致推荐内镜治疗是食管静脉曲张破裂出血（EVB）的首选治疗方法，在临床实践中得到了广泛的应用。内镜治疗方法包括曲张静脉内镜下套扎术（EVL）、内镜下硬化剂注射疗法（EIS）以及组织黏合剂注射治疗，直到静脉曲张消失或基本消失。近年来，内镜技术与治疗方法学的进步让胃静脉曲张（GV）可以达到几乎根治的效果，但是，食管静脉曲张的内镜治疗在很多患者中远达不到理想效果。

食管静脉曲张主要来自胃左静脉分支，在贲门区进一步分支呈栅栏状，再流经食管壁的穿通支曲张静脉，引流到奇静脉，进入上腔静脉体循环。对于这些曲张静脉，指南推荐EVL或者EIS方法，两种方法有其积极的一面，但也有其不足之处。EVL可结扎表浅曲张静脉，但即使反复套扎治疗，仍然难以根除深层来源支血管以及穿通支血管，静脉曲张复发率较高，而且套扎产生的瘢痕使后续的治疗更加困难，因此EVL技术与疗效很难有再提升的空间。采用EIS方法，硬化剂通过穿通支血管，到达更多的曲张静脉及深层血管中，最终实现曲张静脉及穿通支血管根除，减少复发率。然而，硬化剂也会迅速从食管曲张静脉引流入奇静脉，局部血药浓度迅速降低，难以达到理想的治疗效果。因此，如果能控制硬化剂在食管曲张静脉内的滞留时间，不但会提高EIS疗效，也可以减少硬化剂引流入奇静脉进入心肺循环，防止心肺栓塞的发生。基于这一思想，比照BRTO技术原理，能否在食管腔中以充气式球囊压陷曲张静脉，阻断血流，再向暂时断流的血管中注射硬化剂，则可控制药物停留在局部曲张静脉内的时间与浓度，使药物与血管内皮产生充分作用，发挥最大的疗效。因此，我们提出了球囊辅助下硬化剂注射疗法（balloon compression-assisted endoscopic injection sclerotherapy，bc-EIS），并研发了相关的球囊产品。

一、适应证

1. 急性食管静脉曲张破裂出血。
2. 食管静脉曲张一级或二级预防性治疗。

二、禁忌证

同内镜下硬化剂注射疗法。

三、器械和硬化剂

1. **内镜**　首选工作通道直径为3.2cm的治疗用前视性内镜，次选工作通道直径为2.8cm的普通内镜。

2. 注射针　选择内镜注射针是非常重要的，适合于硬化剂注射疗法的注射针头长度为4.0～5.0mm，型号首选25G、次选23G，以透明针为佳。

3. 硬化剂　与常规硬化剂注射疗法相同。临床实践证明，聚桂醇是理想的硬化剂，其特点是硬化效果可靠，局部与系统不良反应小。

四、操作方法

经过临床实践，笔者认为"曲张静脉的血管内注射技术"是最佳方法。

首先，检查球囊气密性良好。球囊从胃镜前端置入，在距顶端2～3cm处固定（图1-12-1）。气囊的长度1.6cm，内径为1.1cm，充气前的外径为1.3cm，充气后的外径为3.5～4.0cm（图1-12-2）。根据内镜医师的习惯，笔者在内镜顶端装入平头短透明帽或者长帽，也可以不用。

患者取麻醉与气管插管状态为最佳，也可在清醒状态下进行。装上球囊的胃镜，进至食管中下段，距贲门上方5cm，打开阀门，球囊注入20ml空气，关闭阀门，此时球囊充气呈泳圈形，球囊外径3.5cm。检查胃镜不能前后移动，说明球囊在食管腔内充气并固定，能有效压迫食管腔表面曲张的血管（图1-12-3）。选择一支粗大的曲张静脉注射硬化剂，如果球囊充气导致穿刺取点不理想，可以放气并稍退胃镜，重新给球囊充气，直到理想的位置，暴露易于穿刺的血管。透明针穿刺见针鞘有柱状回血（图1-12-4），开始注射聚桂醇（聚桂醇10ml＋染色剂亚甲蓝0.1ml），由于血管间存在交通支，因此注射1个点常可以让所有血管充盈蓝色硬化剂（图1-12-5、图1-12-6）。依据蓝色硬化剂充盈状况，依次对未充盈曲张静脉注射，每条曲张静脉内注射聚桂醇最大量10ml，直至所有曲张静脉充盈硬化剂，注射完毕用针鞘或透明帽稍压迫针眼部位防止硬化剂外溢与出血。

注射过程中，可见混合有蓝色示踪剂的聚桂醇充满曲张静脉，尤其是逆行贲门下方曲张静脉（胃左静脉的分支，是食管曲张静脉的起源部分），观察亚甲蓝在曲张静脉内滞留时间，如果短时间内蓝色消褪明显，则将球囊内增加注气至25ml，球囊直径可达4.0cm。气囊持续压迫10分钟，使硬化剂充分破坏血管内皮，形成血栓。

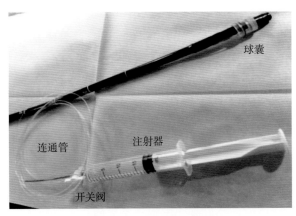

图1-12-1　球囊封堵器

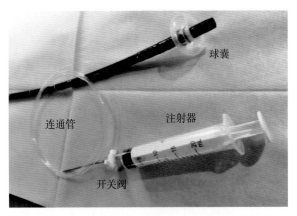

图1-12-2　充气后球囊外径扩张

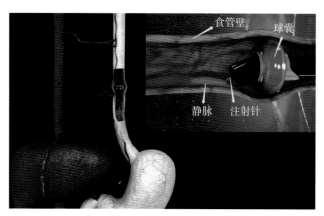

图1-12-3　充气后的球囊压迫食管表面曲张静脉血管

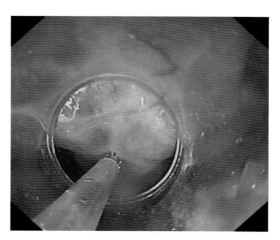

图1-12-4　注射针回血

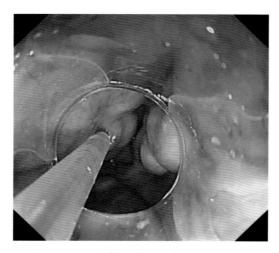

图1-12-5　注射后的硬化剂（亚甲蓝作为示踪剂）充盈食管曲张静脉

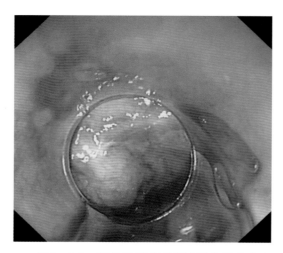

图1-12-6　蓝色示踪曲张静脉及交通支内充盈硬化剂

五、术后处理

术后常规禁食及应用抗菌素，与常规硬化剂注射疗法相同。由于是血管内注射，不会产生食管溃疡，因此不需加用PPI。

术后1个月复查胃镜，判断食管静脉曲张情况，必要时追加bc-EIS治疗。如果曲张血管完全消失，再嘱3个月复查胃镜。依据笔者的初步观察，bc-EIS每例聚桂醇用量6～40（20.03±7.49）ml，平均在20ml，较指南推荐用量（35～40ml）减少近一半，注射点数2～3点，注射点仅为渗血，未发现喷血，一次治疗后食管静脉曲张完全消失率达到70%以上。

另一项观察研究发现，相比于EVL重复套扎，bc-EIS的曲张静脉完全根除率更高，无术后再出血与溃疡。

六、并发症

bc-EIS术后出现腹胀、胸骨后不适、咽部不适，多与麻醉与气管插管有关，短时间内可有效自行缓解，无需特殊处理，对机体功能影响轻微。目前，未发现异位栓塞、溃疡出血及其他严重并发症。

七、bc-EIS的原理与展望

1. 流体力学原理 血容量ε和药化浓度η呈反比关系（图1-12-7）。显然在阻滞状态下注射硬化剂，其血管内药化浓度远高于在流通状态下的药化浓度。

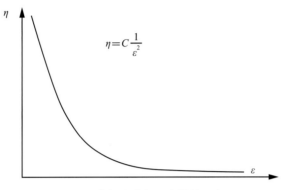

$$\eta = C\frac{1}{\varepsilon^{\frac{1}{2}}}$$

图1-12-7 药化浓度与血容量关系参照图

注：ε.血容量；η.药化浓度。

2. bc-EIS技术展望 bc-EIS治疗能使硬化剂滞留更久、提高硬化剂疗效。bc-EIS也是一种实际可行的操作，有望获得类似BRTO的优良成果，达到内镜下食管胃静脉曲张治疗的理想终点。

参 考 文 献

［1］项艺，吴雯玥，张倩倩，等. 可充气球囊压迫辅助下硬化剂注射治疗38例食管-胃底静脉曲张的疗效评价［J］. 中华消化杂志，2021，41（12）：812-816.

［2］晋晶，张倩倩，项艺，等. 球囊压迫辅助下内镜硬化剂注射术治疗食管静脉曲张的随机对照研究［J］. 中华消化内镜杂志，2022，39（5）：367-372.

［3］GARCIA-TSAO G，SANYAL A J，GRACE N D，et al. Prevention and management of gastroesophageal varices and variceal hemorrhage in cirrhosis［J］. Hepatology，2007，46（3）：922-938.

［4］MIYAAKI H，ICHIKAWA T，TAURA N，et al. Endoscopic management of esophagogastric varices in Japan［J］. Ann Transl Med，2014，2（5）：42.

第十三章
食管－胃底静脉曲张破裂出血的内镜下急诊硬化治疗

张明鑫　路　宁

工作单位：西安医学院第一附属医院

食管－胃底静脉曲张破裂出血（esophagogastric variceal bleeding，EGVB）是门静脉高压常见并发症，严重时可危及患者生命。其中，各种病因导致的肝硬化是引起门静脉高压的最主要原因。此外，还有多种病因导致的非肝硬化性门静脉高压以及左侧门静脉高压，均可引起EGVB。我国一项上消化道出血15年临床流行病学变化趋势显示，约15%的上消化道出血患者考虑为EGVB所致。EGVB具有起病急、出血量大、止血困难、高复发率和高病死率等特点，其年发生率在5%～15%之间，其中有超过15%的初始出血事件是致命的。尽管过去几十年来诊断方法和护理标准的进步逐渐降低了死亡率，但其6周死亡率仍高达15～20%。因此，如何在明确EGVB后进行有效的治疗是降低死亡的关键，本章我们将探讨EGVB的急诊治疗选择，着重关注食管－胃底静脉曲张破裂出血的内镜下急诊硬化治疗。

第一节　EGVB的治疗选择及优劣

针对EGVB，治疗方式从药物保守治疗，到内镜、介入和外科的积极治疗，各有优劣，需要根据情况具体选择。

一、药物治疗

对于出血量少的患者，可给予质子泵抑制剂、H_2受体阻滞剂等抑酸药物，能够通过有效升高胃内酸碱pH，进而维持局部血栓稳定而起到止血的效果；当然，给予生长抑素或者生长抑素类似物如奥曲肽具有更为重要的作用，在降低胰高血糖素浓度进而减少门脉血流和压力的同时，还有收缩内脏血管进而减少胃黏膜血流量、抑制胃酸分泌进而提高胃内pH、抑制胃肠运动进而减少机械性刺激等作用，是EGVB治疗的主要和关键药物，止血率可达50%～100%。当然，如果出血量比较大，需要同时给予输血、补液、维持生命体征等治疗，且药物治疗可能难以达到止血的效果，还需要进一步的治疗方法。

二、内镜治疗

常见的内镜治疗包括内镜下硬化治疗术（endoscopic injection sclerotherapy，EIS）、内镜下套扎术（endoscopic variceal ligation，EVL）、组织胶硬化剂治疗术、氩气刀凝固治疗术（argon plasma coagulation，APC）、光动力学治疗术（photo dynamic therapy，PDT）、钛夹夹闭治疗术、自膨式覆膜食管金属支架置入术等方式。不论病因如何，处理EGVB的策略基本相似，即在维持生命体征稳定的前提下，反复出血不见缓解或急诊出血者，内镜下治疗是EGVB治疗的首选。并且有研究发现，急性静脉曲张破裂出血入院12小时内内镜治疗后，在住院时间、氨水平、肝性脑病的纠正、再出血和死亡率等方面，均优于入院12～24小时内接受内镜治疗。对于EGVB的急诊治疗，内镜治疗早期干预也就是急诊治疗意义重大。

三、介入治疗

包括经颈静脉肝内门体静脉分流术（transjugular intrahepatic portosystemic shunt，TIPS）、经皮经肝胃冠状静脉栓塞术、脾栓塞术、球囊阻断经逆行静脉闭塞术（balloon retrograde venous occlusion，BRTO）等治疗方法。对于内镜不能控制的急性出血、反复内镜治疗后仍出血的患者，以及合并门静脉血栓、胃肾分流及腹水的患者，介入治疗有其独特的优势。但相较于内镜治疗，介入治疗对设备、经验、团队配合等要求更高，限制了其广泛开展。

四、外科手术

包括肝移植术、门体分流术、断流术、脾切除术等方式。但围手术期死亡率及术后再出血率仍较高，尤其是肝硬化门静脉高压患者，因此仅推荐无法开展TIPS手术、且有较丰富相关经验的单位开展。

五、三腔二囊管压迫

对于经药物、内镜或介入等治疗后无法控制的出血，可选择使用三腔二囊管压迫止血，具有很好的止血效果，在挽救患者生命的同时，为后续进一步治疗争取时间。但是也有再出血率高、并发症多等缺点，临床上多不作为一线治疗方案。

第二节　食管－胃底静脉曲张破裂出血的内镜下急诊硬化治疗

基于上述各种EGVB治疗方式的优劣，结合EGVB发病急和死亡率高等特点，内镜治疗成为EGVB的主流急诊治疗方式。尤其是通过规范培训和一定病例积累，EGVB的急诊内镜治疗可在广大基层医院开展，挽救更多患者生命。

目前国外最新门脉高压共识（Baveno Ⅶ版）推荐EVL作为急性EGVB的首选治疗措施，不建议采用EIS治疗，主要的原因是考虑EIS操作难度较EVL大，副作用较EVL高。但我国指南推荐EIS作为急性EGVB的内镜下治疗措施，尤其适用于不适合EVL治疗的患者。EIS的急诊止血率为95%（76%～100%），与EVL无明显差异，然而EVL具有更高的静脉曲张根除率，更低的再出血率和并发症发生率。此外，与单纯药物治疗相比，EIS可降低急性EGVB患者的病死率，但其并发症发生率显著高于药物治疗及EVL。造成上述结果差异的根本原因，可能是EIS的操作难度及精准度因人而异，EIS相较于ELV更需要规范及标准，故本章节着重关注EGVB急诊EIS的注意事项及操作规范。

一、术前准备

行急诊硬化治疗的患者，多数存在急性出血及生命体征不稳定，或者已经休克，故在收住院到急诊硬化治疗前，主要的术前准备包括：①确定患者的血型；②建立多条静脉通道，有条件的医院最好行术前深静脉穿刺置管，保证有效血容量；③备血：急诊硬化治疗有出血的可能性，根据患者出血量和血红蛋白情况给予必要的备血意义重大；④如果患者出现药物无法控制的持续出血，紧急情况时可以在加压输液输血保证血压的情况下，进行急诊硬化止血治疗；⑤急诊硬化治疗一般不用麻醉，或采用插管全麻。如果插管麻醉，需提前联系麻醉科进行相关术前准备；⑥备齐急救设备及药品，并通知内镜中心，一般建议两名内镜技师配合；⑦签署知情同意书。

二、内镜相关设备及耗材准备

提前拆放准备好硬化剂（如聚桂醇）、美兰（示踪剂）、透明帽、内镜用注射针（23G 或 25G，需要透明可见回血）、各种规格的注射器；同时准备好结扎器、组织胶、钛夹、丙酮等，作为硬化治疗失败后的可能补救治疗准备；一般准备两条治疗镜，选择先端直视的内镜，使用工作通道为 2.8mm 或 3.2mm，带有附送水功能。

三、麻醉准备

急诊硬化治疗很多都是床旁内镜下的治疗，患者一般采用侧卧位，不需要进行麻醉。但普通胃镜检查患者反应大，可能诱发出血（静脉曲张破裂、贲门黏膜撕裂等），加上越来越多患者对无痛诊疗的需求，无痛化已成为一个趋势。随着内镜治疗技术、麻醉技术、危重症监护医学的进步，在 ICU 及麻醉科的支持下，对于难控制的失血性休克或肝性脑病患者，在征得家属充分理解和知情的基础上，在全身麻醉气管插管下仍可行急诊内镜硬化治疗。文献表明，在内镜注射硬化治疗食管静脉曲张患者选择麻醉药物相关研究中，与咪达唑仑联合舒芬太尼相比，采用咪达唑仑联合羟考酮的患者，术中低氧发作次数、围手术期肢体运动情况等方面均更优，而且医生和患者的满意度也更高。且两者的不良反应发生率基本相似。

四、操作技巧

胃静脉曲张（Gastric varices，GV）见于 17% ～ 25% 的肝硬化门静脉高压患者，其 3 年出血率为 16% ～ 45%，一旦出血其死亡率较食管静脉曲张出血患者高。硬化剂主要作为组织黏合剂的预充剂用于 GV 的治疗，故本章节主要讨论 EIS 在食管静脉曲张出血中的操作技巧。

（一）注射部位

1. 静脉内注射 在出血部位附近静脉内注射。对无法找到活动性出血处的急性出血患者，可在齿状线上方 2cm 左右的曲张静脉内注射。每点注射硬化剂 3 ～ 10ml 为宜，亦可根据静脉曲张程度酌情增减，总量一般不超过 40ml。每次注射 1 ～ 4 点，注射完后建议针鞘局部压迫止血，内镜观察确保无活动性出血时退镜。一般采用无辅助内镜下注射，但更建议选择透明帽辅助内镜下注射，研究显示辅助条件下可减少硬化剂注射点数及注射剂量，进而可能减少相关并发症或其严重程度。

2. 静脉旁注射　在曲张静脉周围粘膜下每点注射剂量0.5～1.0ml，使静脉周围黏膜形成隆起，压迫静脉达到辅助止血目的，远期效果差，多不提倡。但在急诊内镜无清晰视野时，可酌情使用，但是注射剂量如果超过1ml，有发生穿孔、狭窄等并发症风险，需要谨慎。

（二）注射点位

很多EGVB存在大于一个以上的破口，食管破口多位于食管下段，需要认真寻找。故强调在食管下括约肌范围内进行注射，不排除紧急状态下其他部位注射；如果是食管静脉曲张出血及溃疡时，一般在出血点或溃疡的肛侧血管内注射；而胃或十二指肠等静脉的出血，可在出血点口侧血管内注射。

（三）注射角度

注射针平面与血管的夹角选择30～45°最佳，但可以根据血管形态及操作的具体情况选择进针点，保证注射针先端在血管内，刺入不宜过深。部分血管较薄或者表浅，可能需要配合刺入后适度退针的技巧即"悬针"。推注硬化剂速度应快，使局部达到较高的药物浓度，同时需要镜身很好稳定，并配合患者的呼吸，上述技巧均需要在实践操作中慢慢体会。

（四）血栓的处理原则

如果遇见食管红色血栓，表示血栓刚形成，常底部发红，可伴渗血，这种血栓再出血风险极高，建议立刻进行处理；如果遇见食管白色血栓，多表示血栓形成时间长，再出血风险低，可继续进镜观察胃内情况，如果胃底有静脉曲张，可先行处理。

（五）术后处理及观察指标

①饮食：术后禁食6～8小时后，根据术中治疗情况进流质或硬化口腔半流质饮食，禁食粗糙坚硬食物。②预防感染：适当应用抗生素（推荐头孢三代），使用抑酸药物及食管黏膜保护剂，酌情应用降门脉压药物如奥曲肽或生长抑素类，严密观察有否异位栓塞、出血、穿孔、发热、败血症等并发症。

（六）治疗后的观察指标

主要包括患者的住院时间、治疗时间、肝功能恢复情况、再出血率、食管静脉曲张的闭塞和复发、Child-Pugh分级评分、止血率、聚桂醇用量、并发症和死亡率以及患者的治疗成本和满意度等方面。

（七）随访及序贯治疗

和非急诊EIS一样，第1次EIS治疗后，间隔2～4周行第2或第3次EIS，直至静脉曲张消失或基本消失。

第三节　EGVB急诊硬化治疗失败后的补救措施

EVB患者EIS治疗后5天内出现出血性死亡或出现以下三个征象之一提示治疗失败：治疗后＞2小时，出现呕吐新鲜血液或鼻胃管吸出超过100ml新鲜血液；发生失血性休克；未输血情况下，在任意24小时期间，血红蛋白下降30g/L（红细胞压积降低≈9%）。以下挽救方案均可使用，临床医生可结合医院条件、医师技术水平、患者病情及意愿等因素综合选择补救方案。

一、内镜下组织胶注射术

一项纳入113例EVB患者的随机对照临床研究发现：EIS与组织黏合剂治疗在再出血率、并发症、住院时间及死亡率方面无明显差异，但组织黏合剂组即时止血率更高（98.25% vs 83.93%）。因此，组织黏合剂可考虑作为EIS治疗无法控制的急性EVB的挽救措施，但大剂量组织黏合剂可导致食管溃疡、狭窄等，宜小剂量应用。

二、三腔二囊管压迫止血

作为挽救生命的措施，三腔二囊管压迫止血无绝对禁忌证。但患者深度昏迷、不能配合操作或患方拒绝签署知情同意书者，不能进行三腔二囊管压迫止血。使用三腔二囊管压迫可使80% ～ 90%的EGVB病例得到控制，但再出血率高达50%以上，并且患者痛苦大，并发症多，如吸入性肺炎、气管阻塞、压迫部位黏膜缺血坏死、食管破裂等。

三、TIPS

国内外多个指南均推荐TIPS作为内镜治疗失败的EGVB的有效挽救措施，研究显示急诊TIPS可作为EIS治疗失败的EGVB的挽救措施。

四、外科手术

近年来，随着内镜和介入手术的不断成熟和推广，需要行外科断流术的患者越来越少。虽然有文献报道外科断流术可作为内镜治疗失败EGVB患者的挽救措施，但围手术期死亡率及术后再出血率仍较高，尤其是肝硬化门静脉高压患者，因此仅推荐无法开展TIPS手术、且有较丰富相关经验的单位开展。

第四节　展　　望

EGVB具有起病急、出血量大、止血困难、高复发率和高病死率等特点，决定了多数患者都需要急诊治疗的特点，也需要面对急诊治疗可能失败的风险。所以了解不同治疗的优劣并选择适合患者和本单位开展的治疗方式十分重要。内镜下治疗因其对设备的要求不高，在广大基层应用广泛。但EIS对技术要求高，限制了应用，呼唤行业建立规范并进行培训，必要时设置准入要求和门槛。另外，新的创新耗材如球囊辅助下内镜下注射，将有助于大幅度提高急诊治疗的成功率，也降低了治疗的技术要求，将是未来研究的方向。希望通过更加规范的培训和更加简易的技术，让EGVB的内镜下急诊硬化治疗拯救更多患者，造福更多家庭。

参 考 文 献

［1］GIOIA S，NARDELLI S，RIDOLA L，et al．Causes and Management of Non-cirrhotic Portal Hypertension．Curr Gastroenterol Rep［J］，2020，22（12）：56．

［2］GUNARATHNELS，RAJAPAKSHAH，SHACKELN，et al．Cirrhotic portal hypertension：from pathophysiology to novel therapeutics［J］．World J Gastroenterol，2020，26（40）：6111-6140．

［3］王锦萍，崔毅，王锦辉，等．上消化道出血15年临床流行病学变化趋势［J］．中华胃肠外科杂志，2017，20（4）：425-431．

［4］ZANETTO A，SHALABY S，FELTRACCO P，et al．Recent Advances in the Management of Acute Variceal Hemorrhage［J］．J Clin Med，2021，10（17）：3818．

［5］DIAZ-SOTO MP，GARCIA-TSAO G．Management of varices and variceal hemorrhage in liver cirrhosis：a recent update［J］．Therap Adv Gastroenterol，2022，15：17562848221101712．

［6］AL-KHAZRAJIA，CURRYMP．The current knowledge about the therapeutic use of endoscopic sclerotherapy and endoscopic tissue adhesives in variceal bleeding［J］．Expert Rev Gastroenterol Hepatol，2019，13（9）：893-897．

［7］MOUSA N，ABDEL-RAZIK A，SHETA T，et al．Endoscopic management of acute oesophageal variceal bleeding within 12 hours of admission is superior to 12-24 hours［J］．Br J Biomed Sci，2021，78（3）：130-134．

［8］张明，诸葛宇征．介入治疗在食管胃静脉曲张破裂出血中的选择与运用［J］．中华消化内镜杂志，2022，39（5）：358-361．

［9］DE FRANCHIS R，BOSCH J，GARCIA-TSAO G，et al；Baveno Ⅶ Faculty．Baveno Ⅶ-Renewing consensus in portal hypertension［J］．J Hepatol，2022，76（4）：959-974．

［10］中华医学会肝病学分会，中华医学会消化病学分会，中华医学会消化内镜学分会．肝硬化门静脉高压食管胃静脉曲张出血的防治指南［J］．中华内科杂志，2016，55（1）：57-72．

［11］TRIANTOS CK，GOULIS J，PATCH D，et al．An evaluation of emergency sclerotherapy of varices in randomized trials：looking the needle in the eye［J］．Endoscopy，2006，38（8）：797-807．

［12］DAI C，LIU WX，JIANG M，et al．Endoscopic variceal ligation compared with endoscopic injection sclerotherapy for treatment of esophageal variceal hemorrhage：a meta-analysis［J］．World J Gastroenterol，2015，21（8）：2534-2541．

［13］ROBERTS D，BEST LM，FREEMAN SC，et al．Treatment for bleeding oesophageal varices in people with decompensated liver cirrhosis：a network meta-analysis［J］．Cochrane Database Syst Rev，2021，4（4）：CD013155．

［14］于琳，尚国臣，陈丽娜，等．气管插管与非气管插管静脉复合麻醉在食管胃静脉曲张内镜治疗中的对比分析［J］．世界华人消化杂志，2019，27（5）：299-304．

［15］QUAN Z，LUO C，CHI P，et al．Analgesic Effects of Oxycodone Relative to Those of Sufentanil，in the Presence of Midazolam，During Endoscopic Injection Sclerotherapy for Patients With Cirrhosis and Esophageal Varices［J］．Anesth Analg．2018，127（2）：382-386．

［16］SARIN SK，LAHOTI D，SAXENA SP，et al．Prevalence，classification and natural history of gastric varices：a long-term follow-up study in 568 portal hypertension patients［J］．Hepatology，1992，16（6）：1343-1349．

［17］KIM T，SHIJO H，KOKAWA H，et al．Risk factors for hemorrhage from gastric fundal varices［J］．Hepatology，1997，25（2）：307-312．

［18］周刚，王志勇，吴建良，等．透明帽辅助内镜下硬化治疗在食管静脉曲张破裂出血中的应用价值［J］．中国内镜杂志，2015，21（2）：136-140．

［19］ELSEBAEY MA，TAWFIK MA，EZZAT S，et al．Endoscopic injection sclerotherapy versus N-Butyl-2 Cyanoacrylate injection in the management of actively bleeding esophageal varices：a randomized controlled trial［J］．BMC Gastroenterol，2019，19（1）：23．

［20］中国医师协会介入医师分会．中国门静脉高压经颈静脉肝内门体分流术临床实践指南［J］．中华肝脏病杂志，2019，27（8）：582-593．

［21］EUROPEAN ASSOCIATION FOR THE STUDY OF THE LIVER. EASL Clinical Practice Guidelines for the management of patients with decompensated cirrhosis ［J］. J Hepatol，2018，69（2）：406-460.

［22］SHARMA A，VIJAYARAGHAVAN P，LAL R，et al. Salvage surgery in variceal bleeding due to portal hypertension ［J］. Indian J Gastroenterol，2007，26（1）：14-17.

［23］项艺，吴雯玥，张倩倩，等. 可充气球囊压迫辅助下硬化剂注射治疗38例食管－胃底静脉曲张的疗效评价 ［J］. 中华消化杂志，2021，41（12）：812-816.

第十四章
肝硬化门静脉高压食管-胃底静脉曲张出血诊治

梁　斌

工作单位：江西省赣州市第五人民医院

一、疾病概述

食管-胃底静脉曲张是由于各种原因导致的门脉高压、血流阻力增加而形成的门体侧支循环，其中包括食管下段的黏膜下静脉曲张，易破裂而致出血。临床表现有呕血、脾脏增大、脾功能亢进和腹水等症状。

门静脉高压症是指由各种原因导致的门静脉系统压力升高所引起的一组临床综合征，其最常见病因为各种原因所致的肝硬化。门静脉高压症基本病理生理特征是门静脉系统血流受阻和/或血流量增加，门静脉及其属支血管内静力压升高并伴侧支循环形成，临床主要表现为腹水、脾脏增大、脾功能亢进及食管胃静脉曲张（gastroe-sophageal varices，GOV）及其破裂出血（esophagogastric variceal bleeding，EGVB）和肝性脑病（hepatic encephalopathy，HE）等，其中EVB病死率高，是最常见的消化系统急症之一。

二、静脉曲张的发病机制

食管-胃底静脉曲张是由于门静脉系统压力升高所引起的，其最常见病因为各种原因所致的肝硬化；除此之外，特发性门脉高压症、非肝硬化门静脉血栓、布加氏综合症也是导致门脉高压食管-胃底静脉曲张的常见原因。门静脉高压症基本病理生理特征是门静脉系统血流受阻和/或血流量增加，肝硬化时在肝纤维化区域内有大量血管新生及肝血窦血管化，肝内血流量及阻力因此增加。门静脉高压也促进肝静脉属支血管新生，形成门-体侧支循环。门-体侧支循环形成后，内脏小血管舒张，血流量增加，肝内阻力未降低。因此，这些自发性门体分流并不能有效减压，门静脉高压持续存在。门静脉及其属支血管内静力压升高并伴侧支循环形成，是机体对门脉高压的一种代偿。

三、食管胃静脉曲张临床表现

主要症状是呕血和柏油样便，出血量大，不易自止，可出现休克或死亡；部分病例出血虽能停止，但常反复，最终因出血而死亡；少数患者可因侧支循环建立，呕血现象改善。呕血发生率取决于病因及发病时间，近50%门静脉高压症患者可出现食管-胃底静脉曲张，其发生率与肝功能损害的严重程度有关。肝功能Child-Pugh分级A级患者仅40%有静脉曲张，Child-Pugh C级患者则为85%。肝脏疾病的严重程度、内镜下静脉曲张的范围和程度以及红色征的范围是食管-胃底静脉曲张破裂出血的主要危险因素。通常情况下，静脉曲张出血的发生率为5%～15%。EGVB是消化道出血死亡率最高的一种疾病，首次出血死亡率约20%，再次出血死亡率高达40%～50%，未经治疗的患者1年内因出血导致的死亡率达70%。胃静脉曲张发生率较食管静脉曲张为低，但出血量大，病情重，病死率可高达45%；可伴有脾大、腹水及各种原发病症状如食欲不振、消瘦、贫血、白细胞减少、血小板降低等。

四、食管胃静脉曲张辅助检查

1. **肝功能检查** 肝内型门静脉高压肝功能多有损害，肝外型多正常。

2. **门静脉高压出血的超声表现** ①血管内径增宽：门静脉内径≥16mm、脾静脉内径≥11mm、胃左静脉内径≥6mm提示出血高风险。②血流速度减慢：门静脉血流速度为（12.0±2.6）cm/s、脾静脉血流速度为（10.8±1.5）cm/s，提示出血风险增加。③频谱波幅减低：当门静脉血流波动速度的最大值与最小值之间的差值＜4.2cm/s时，出血风险明显增加。④血流逆向：门静脉及胃左静脉血流逆向，尤其当胃左静脉逆向血流流速≥17cm/s时，出血风险明显增加。⑤胃左静脉分流指数（胃左静脉血流量/门静脉血流量）≥0.22时，曲张静脉破裂出血风险增加。⑥食管壁厚度≥8mm时，尤其当腹部超声探查左肝后方食管下段，发现管壁内可见曲张静脉，出血风险明显增加。⑦脾门处或脾上极内侧可见迂曲蚓状或蜂窝状无回声暗区，彩色多普勒提示静脉血流时，提示胃底静脉曲张。⑧曲张静脉破裂出血至腹腔时，于肠管间、髂窝、肝肾夹角处可见无回声暗区。瞬时弹性成像检测肝脏硬度值＞20kPa。

3. **CT门静脉血管成像（CT portography，CTP）或MRI检查** 一种广泛应用的无创检查方法，由于无需应用镇静剂、患者耐受性好、同时可检出肝癌等病变、并且可对扫描的图像数据进行三维后处理，可清晰显示门静脉主干及其分支与侧支循环，及有无门体分流道及其大小、类型，有无门静脉及其属支血栓等。多层螺旋增强CT能区别黏膜下GOV与食管周围GOV，也与内镜分级关系密切。活动性EVB患者，CT对比剂可抵达食管内壁；而非活动EVB多在门静脉及其他并行循环通路中出现对比剂增强，与胃镜检查在EGV诊断方面具有一致性，临床上应结合相关化验及影像学检查结果尽量寻找静脉曲张的病因，并针对病因进行治疗。静脉曲张治疗有条件的单位可通过多学科会诊讨论选择最佳治疗方式的选择。

4. **门静脉压力梯度（portal pressure gradient，PPG）** 发生静脉曲张、肝硬化失代偿预测因子的重要评估手段，用以显示脾静脉、门静脉的影像和由脾静脉发出的门、腔静脉各侧支循环的情况，鉴别门静脉高压的类型，了解阻塞部位和食管静脉曲张的情况。同时可行肝静脉压力梯度（hepatic venous pressure gradient，HVPG）测定，是门静脉高压风险评估的有效方法（图1-14-1）。HVPG＞5mmHg（正常3～5mmHg）可诊断门静脉高压（portal hypertension PH），HVPG＞10mmHg为临床显著性门静脉高压（Clinically significantportal hypertension，CSPH）一般认为，HVPG＞12mmHg容易发生EGVB，而HVPG＞20mmHg是PH患者预后不良的有效预测因子。但HVPG的检测为侵入

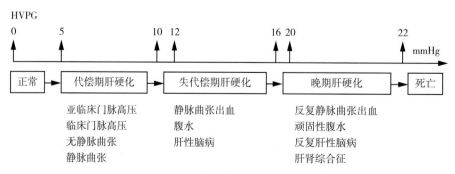

图1-14-1 HVPG与肝硬化门静脉高压症不同分期之间的关系

性操作，无单纯了解HVPG为目的有创性HVPG检测。

5. **食管-胃底静脉曲张及评估**　食管胃十二指肠镜（Esophagogastroduodenaoscopy，EGD，简称胃镜）是诊断食管胃静脉曲张的可靠方法，胃镜检查是诊断GOV和EVB的金标准。作为一种侵入性的检查措施，目前仍是确定GOV及评估EVB风险的主要方法。

初次确诊肝硬化的患者均应常规行胃镜检查，胃镜直视下可清晰显示曲张静脉的位置、数量、大小、有无破裂出血危险因素（红斑征、血栓头等）、是否存在活动性出血（渗血或喷血），以及是否同时存在消化道其他病变。

GOV的分级：关于GOV内镜下分型与分级标准，国外常使用Sarin分型。Sarin分型主要依据胃静脉曲张（gastric varices，GV）与食管静脉曲张（esophageal varices，EV）的关系及其在胃内的位置将GV分为胃食管静脉曲张（gastroesophageal varices，GOV）和孤立性胃静脉曲张（isolated gastric varices，IGV）。GOV1：GV位于胃小弯，伴有EV；GOV2：GV位于胃大弯，伴有EV；IGV1：GV位于胃底部，不伴有EV；IGV2：GV位于除胃底外的其他部位，如胃体、胃窦或幽门部周围，不伴有EV，多见于脾静脉阻塞的区域性门静脉高压。

我国指南推荐LDRf分型（图1-14-2）作为我国GOV的分类记录方法：LDRf分型于2009年在中华医学会消化内镜学分会食管胃静脉曲张学组制定的《消化道静脉曲张及出血的内镜诊断和治疗规范试行方案（2009年）》中首次提出。LDRf分型主要参照3个因素进行描述记录：①曲张静脉位置（location，L）；②曲张静脉直径（diameter，D）；③危险因素（risk factor，Rf）。该分型方法便于识记和书写，可覆盖全消化道静脉曲张，集记录、分类、治疗方法与治疗时机为一体，针对不同部位、不同直径、不同血管表型的静脉曲张，采用何种治疗方法，治疗时机提出指导建议（图1-14-3）。

表1-14-1　LDRf分型

指标	表示内容	意义
L	静脉所处位置	对治疗方法有建议作用
D	曲张静脉直径	确定采取何种治疗方法
Rf	风险因子	确定采取治疗的时机

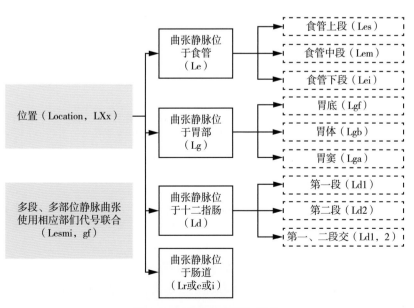

图1-14-2　LDRf分型记录法

LXx：第一个X为脏器英文名称的首字母，如食管e（esophageal），胃g（gastric），十二指肠d（duodenum），空肠j（jejunum），回肠i（ileum），直肠r（rectum）等。第二个x是曲张静脉位于该器官的哪一段，以食管为例，上段s（superior）、中段m（middle）、下段i（inferi-or），分别记Les、Lem、Lei。孤立性胃静脉曲张记Lg：其中曲张静脉位于胃底（fundus）、胃体（body）、胃窦（antrum），分别记Lgf、Lgb、Lga。若食管静脉曲张延伸至胃底，则记做：Le，g；若曲张静脉为多段，则使用相应部位代号联合表示，如食管下段与胃底均存在静脉曲张，但未相通，记录为Lei，Lgfo。D0.3-5.0：表示所观察到曲张静脉的最大直径，按D＋直径数字方法表示。数字节点以内镜下治疗方式选择为依据：D0.3、D1.0、D1.5、D2.0、D3.0等。

Rf0, 1, 2：表示观察到的曲张静脉出血的风险指数。静脉曲张破裂出血的相关危险因素主要包括：①红色征（red color，RC）。红色征阳性（RC＋）指曲张静脉表面呈红斑，红色条纹，血泡样等改变，是曲张静脉易于出血的征象。②肝静脉压力梯度。③糜烂。④血栓。⑤活动性出血。

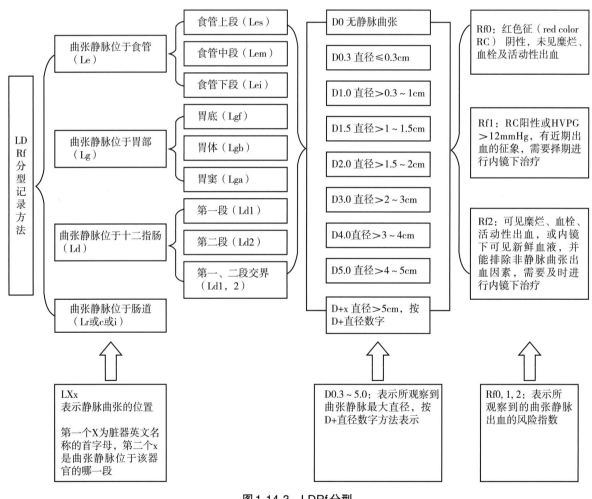

图1-14-3　LDRf分型

6. **胶囊内镜**　用于静脉曲张诊断的临床研究主要局限EV，相比于胃镜，胶囊内镜检查耐受性好，但其在评估静脉曲张的存在、位置、大小和红色征等方面不理想，在判断EV是否需要一级预防方面价值有限。因此，胶囊内镜主要用于有胃镜检查禁忌证或不愿意行胃镜检查，而需筛查EV的患者。

7. 超声内镜（Endoscopic ultrasound，EUS）　可在胃镜检查的基础上，提供更多细节信息，如胃食管黏膜下结构、门静脉及其属支改变、有无门体分流、壁内亦或壁外静脉曲张等，尤其在静脉曲张与黏膜下肿瘤鉴别困难、左侧门脉高压中具有较高诊断价值，可提高病程早期的诊断率。近年来，随着超声内镜诊疗技术的不断普及，超声内镜是当前消化内镜领域发展的重要技术，在门静脉高压领域也展现出很好的应用前景。内镜超声可观察食管及胃腔外血管，能精准定位靶血管并且可以评估靶血管注射后静脉血流情况。分为EUS引导下弹簧圈栓塞术、EUS引导下组织胶注射术以及EUS引导下弹簧圈栓塞联合组织胶注射术。

五、肝硬化门静脉高压症食管-胃底静脉曲张破裂出血的预防和处理建议

（一）EVB的一级预防

1. EVB的管理策略　①预防首次EVB（一级预防）。②控制急性食管胃静脉曲张出血（acute esophageal-gastric variceal bleeding，AEVB）。③预防再次EVB（二级预防）。④改善肝脏功能储备。

2. EVB一级预防的目的　治疗原发病、抗纤维化，防止曲张静脉形成和进展、预防中－重度曲张静脉破裂出血，防止并发症的发生，提高生存率。引起肝硬化的病因包括病毒性、酒精性、脂肪性肝病、胆汁淤积性、自身免疫性、遗传代谢、药物性肝病及寄生虫病等，应重视对原发疾病的治疗。乙型肝炎是我国肝硬化的主要病因，抗病毒治疗可减轻肝纤维化，降低门静脉压力，从而预防静脉曲张发生或出血，且可降低终末期肝病和肝癌的发生。其他原因所致肝病也应积极针对原发疾病进行治疗，以阻止肝硬化的进展。对某些疾病无法进行病因治疗，或充分病因治疗后肝脏炎症和/或肝纤维化仍然存在或进展的患者，可考虑给予抗炎抗肝纤维化的治疗。目前常用的抗肝纤维化药物包括安络化纤丸、扶正化瘀胶囊、复方鳖甲软肝片等，其方药组成均体现了扶正祛邪、标本兼治的原则，在中医辨证基础上给予药物效果更佳。

在一级预防、控制AEVB、二级预防时应注意患者白蛋白水平，及时补充人血白蛋白，有利于创面的愈合、间接提高止血效果，减少感染的发生等。细菌感染是导致肝硬化患者再出血的关键因素，白蛋白可通过促进质子泵抑制剂和抗菌药物等重要药物的转运，控制出血风险；白蛋白可调节血管内外间隙的渗透压维持液体平衡，抗氧化清除自由基，保护毛细血管内皮完整性。联合抗菌药物在控制肝硬化炎症止血方面优于单用抗菌药物。

（二）不同程度静脉曲张的预防措施

1. 无食管静脉曲张，预防食管－胃底静脉曲张的进展和破裂出血　轻度门静脉高压症代偿期肝硬化患者（一级患者）。该期主要处于肝纤维化阶段，有逆转可能，应围绕消除致病因素进行治疗：如他汀类药物抗纤维化等治疗。此时不推荐使用非选择性β受体阻滞药（Non-selectiveβ-blockers，NSBB）。

2. 轻度食管－胃底静脉曲张的肝硬化代偿期患者（三级患者）　该期患者仅在有较大出血风险时（红色征阳性或肝功能Child-Pugh C级）推荐使用NSBB：如起始剂量为10mg，每8h 1次，逐渐增大至最大耐受剂量。治疗后HVPG下降至12mmHg以下，或较基线水平下降＞20%时可有效预防食管－胃底静脉曲张破裂出血。

3. 中、重度食管－胃底静脉曲张的代偿期肝硬化患者（三级患者）　推荐NSBB治疗、卡维地

洛或内镜下食管曲张静脉套扎术（endoscopic variceal ligation，EVL）治疗。治疗目标是预防首次出血。该类患者应用经颈静脉肝内门体分流术（transjugular intrahepatic potorsystemic shunt，TIPS）会导致肝性脑病发生率及病死率升高，故不推荐。

（三）急性活动性出血的治疗

急性活动性出血的定义为：AEVB 5天内被认为是急性出血，12～24小时内进行胃镜检查是诊断AEVB的可靠方法。

1. 内镜下可见食管-胃底静脉曲张破裂活动性出血（渗血、喷血）、血栓头，或存在静脉曲张又未发现其他可解释出血的病变。

2. 已存在食管-胃底静脉曲张患者出现上消化道出血表现（呕吐鲜血或血凝块、黑便、严重者伴有出血性休克等），同时排除其他出血可能。

（1）急诊评估

1）评估患者生命状态：心电图、血压、血氧饱和度、血气分析等持续监测可以帮助判断患者的循环状态。格拉斯哥昏迷指数（Glasgow coma scale，GCS）评分＜8分表示患者昏迷，应当对呼吸道采取保护措施，如存在任何原因的气道阻塞时，应当采取必要的措施，建立人工气道。

2）至少开放两条肘以上的外周静脉，保持通畅，尽量行中心静脉置管；必要时行加压输液、输血治疗。对于意识障碍、排尿困难及所有休克患者均需留置尿管，记录每小时尿量。所有急性上消化道大出血患者均需绝对卧床，意识障碍者要将头偏向一侧，避免呕血误吸。

（2）复苏和药物治疗

1）输血、输液纠正休克，补充血容量：复苏液体可选择包括生理盐水、平衡液、人工胶体和血液制品。无论是否可以立即得到血液制品或胶体液，通常主张先输入晶体液。输血以维持血红蛋白在60～70g/L以上。

2）使用降低门静脉压力的药物：①特利加压素（1a，A级），是一种人工合成的血管加压素缓释剂，其不良反应较血管加压素少而轻。特利加压素是控制AEVB的一线药物，2～12mg/d，一般疗程3～5天，止血成功率约85%。持续静脉注射可能比间歇推注有效，且不良反应更少。特利加压素联合EVL可提高止血疗效。特利加压素可能引起低钠血症，尤其是肝功能差的患者，应监测血钠。②生长抑素及其类似物（奥曲肽），包括生长抑素类药物。八肽生长抑素首次静脉推注50μg后，继以50μg/h持续静脉输注。③十四肽生长抑素首次静脉推注250μg后，继以250μg/h持续静脉滴注，严重者可增加至500μg/h静脉滴注。生长抑素及其类似物一般疗程3～5天，其控制首次出血成功率约80%。临床研究显示，特利加压素、生长抑素或奥曲肽在控制肝硬化AEVB的疗效相似。对于生长抑素或奥曲肽治疗失败者，可换用或联合特利加压素治疗。

3）肝硬化急性破裂出血的患者应该短期使用抗生素，抗菌药物选择与使用时机：考虑肝硬化门静脉高压食管-胃底静脉曲张或者异位静脉曲张破裂出血者，5～7天短期使用三代头孢类抗生素；头孢过敏者可选用喹诺酮类抗菌药物，推荐的特异性抗菌药物应基于个体患者风险特征和局部抗菌药物敏感性来选择。

4）应用血管活性药物以及限制性输血，当收缩压＜90mmHg（1mmHg＝0.133kPa）或较基础收缩压下降＞30mmHg；血红蛋白（Hb）＜70g/L；红细胞压积＜25%；心率＞120次/分可行输注红细胞等血液制品以稳定血流动力学。在血流动力学稳定后尽早行腹部强化CT或MRI检查明确血管解剖结构和分型。

5）三腔二囊管：三腔二囊管桥接内镜和介入治疗均有极高的止血成功率，条件允许的患者可尽早采取三腔二囊管压迫止血后桥接内镜止血或者介入治疗；实行三腔二囊管压迫的患者，如因不适感而无法耐受，适当的镇痛治疗可显著缓解不适。要注意食管气囊过度膨胀，可压迫食管缺血、溃疡、穿孔；食管气囊12～24小时放气或放水1次，以恢复食管血运，如仍有出血，再行充气。该法止血成功率80%～90%，但再出血率高达50%以上，且患者痛苦大，并发症较多，如吸入性肺炎、食管破裂等。

6）血容量补足的指标：①收缩压稳定在90～120mmHg；②脉搏＜100次/分；③尿量＞17ml/h；④神志清楚或好转；⑤全身情况明显改善，无明显脱水征。

7）根据患者出血量尤其是否有活动性出血进行危险分层：①低危即患者意识完全清楚，可有黑便，但是血压较前平稳，血管活性药物维持剂量减小，乳酸下降，判断暂无活动性出血。②中危即神志仍然清楚，休克体征重，呕血和黑便量较前减少，纤维蛋白原在1.0g/L以上，乳酸不升高或仅仅轻度升高，考虑加强药物治疗可以暂时维持基本生命体征但必须采取进一步干预措施止血。③高危则为休克体征更明显，已经出现神志改变，持续呕血或血便，血管活性药物剂量需要加大，乳酸进行性升高，不立即进行干预则短期内会出现死亡。④判断危险的最佳指标：休克症状体征是否继续加重，是否仍存在呕血、黑便和血便，乳酸、纤维蛋白原以及神志水平是否仍在动态恶化。

（3）内镜治疗：患者入院血流动力学稳定后尽早（最好12小时内）进行。血流动力学稳定或恢复的疑似肝硬化AEVB患者，应12～24小时进行内镜检查和治疗。目前，胃镜治疗仍是肝硬化AEVB首选的主要方法。其目的是控制急性出血及尽可能使静脉曲张消失或减轻，以防止其再出血。胃镜治疗方法包括EVL、内镜下硬化剂治疗（endoscopic injection sclerotherapy，EIS）及钳夹法或组织胶注射治疗。EVL和EIS在临床中的适应证、禁忌证及操作注意事项。

1）EVL适应证：适用于LDRf分型D1.0-D2.0cm食管静脉曲张和Le, g型EVB患者；食管静脉曲张、胃底静脉曲张破裂出血，药物止血无效者；既往有食管静脉曲张破裂出血史者预防再出血；外科手术治疗后再次出血者；食管静脉曲张有出血史、全身情况差，不能耐受外科手术者。外科/血管介入等其他方法治疗后AEVB患者。首次套扎间隔2～4周可再次套扎或硬化剂注射等序贯治疗，直至静脉曲张消失或基本消失（图1-14-4）。

2）EVL禁忌证：有上消化道内镜检查禁忌；肝性脑病≥2级不能配合者；伴严重心、脑、肺、肾功能障碍；严重出血、出血性休克未纠正者；大量腹水、低蛋白血症等术后愈合不良者；过于粗

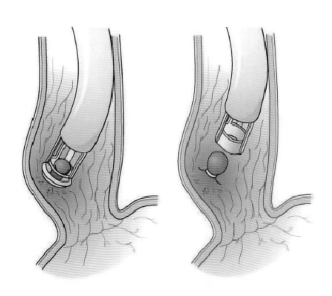

图1-14-4　EVL示意图

大或细小的食管静脉曲张者；内镜下硬化剂治疗后血管硬化或瘢痕组织形成者；食管狭窄、扭曲，有憩室者；乳胶过敏者；全身情况极差，不能耐受治疗者。

3）手术操作方法：①患者取左侧卧位，双腿屈曲，头垫低枕，松开领口及腰带，取下活动义齿。②安装套扎器（单次或连续套扎器）后，进镜了解食管或胃底静脉曲张的范围和程度。③进镜至食管和胃结合部，充分显露欲套扎的曲张静脉，将套扎器先端帽全方位与之接触，持续负压吸引将曲张静脉吸入套筒内，视野变为一片红色，顺时针旋转手动控件的旋钮，完成第一次套扎，依次类推，EVL治疗顺序应从食管胃结合部位的贲门开始，向口侧螺旋上移进行套扎，对于曲张静脉起始部位套扎尤为重要。内镜下组织胶栓塞胃底曲张静脉序贯食管静脉曲张套扎治疗食管胃相通的Le, g型静脉曲张具有可靠的中长期疗效。④EVL治疗原理：即时阻断曲张静脉血流，进一步使结扎的曲张静脉纤维化，闭塞曲张静脉腔，预防和减少出血，术后肝功能无明显损害。

4）EIS适应证：适应证同EVL，还包括不适合EVL治疗的食管静脉曲张者，食管静脉曲张急诊出血，当曲张静脉直径＞2.0cm，EVL后近期再发大出血风险者；EV伴食管狭窄扭曲或食管憩室，套扎难以操作者；EVB的二级预防；作为GV组织胶治疗的预充剂；外科手术等其他方法治疗后再发急性EVB可采用EIS，与EVL控制出血效果相似。

5）EIS禁忌证：有消化道内镜检查禁忌者不能配合，未纠正的失血性休克，肝性脑病≥2期，急性肺部疾病包括呼吸困难时（如支气管哮喘），对醇类过敏史，在妊娠头3个月和妊娠第36周后禁用，禁注入动脉血管，患者未签署知情同意书，伴有严重肝、肾功能障碍，大量腹水。

6）手术操作方法：常用硬化剂为聚桂醇（10ml∶100mg）、23G或25G注射针，采用曲张静脉内注射为主。EIS的操作要点（图1-14-5）包括加强进针/控针技术，注射针平面与血管的夹角选择30～45度最佳，但可以根据血管形态及操作的具体情况选择进针点，保证注射针先端在血管内，刺入不宜过深，一旦注射完毕直接退出；每次注射1～4点；初次注射每点以10ml左右为宜，总量一般不超过40ml/次，依照静脉曲张的严重程度，减少或增加剂量。第1次EIS后，间隔2～4周可再次EIS治疗，EV第1次EIS治疗后，间隔2～4周左右行第2次EIS。序贯治疗时若D＜0.4cm时可采取血管旁注射，在静脉血管旁黏膜下层注射聚桂醇后，压迫静脉血管、以降低血管内血流速率及压力，达到止血的目的，直至静脉曲张消失或基本消失。

EIS机理：聚桂醇注射至曲张静脉后，可以损伤血管内皮，刺激血管上皮细胞、血管出现痉挛、

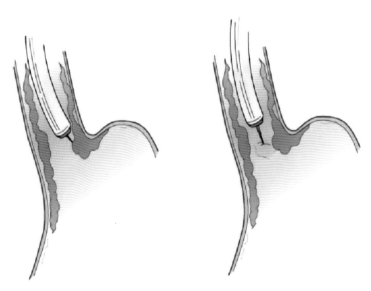

图1-14-5　EIS治疗示意图

收缩，血液细胞脱水、坏死、失活、沉降、凝结即可阻塞血管。1周后继而形成血栓、纤维化，组织坏死形成溃疡，10天后肉芽组织形成，3～4周纤维化闭塞静脉腔，静脉曲张消失；最终使管腔闭塞消失。

7）胃镜下组织胶注射（endoscopic cyanoacrylate injection，ECI）：主要成分是α-氰基丙烯酸正丁酯。组织胶是一种快速固化的水溶性制剂，其止血机制主要在于，当组织胶注射到组织液或血液中，在人体微量阴离子的作用下即刻产生聚合反应，固化和阻断血管。组织胶与血液中的阴离子发生聚合反应，形成圆柱体闭塞血管，导致血管坏死，静脉曲张消失。适合Lgf的孤立胃静脉曲张和Leg出血；常用组织胶"三明治"夹心法静脉内注射；不建议用碘化油夹心，一般一次注射应尽量单点精准足量注射将曲张静脉完全闭塞。

①适应证：a.急性GVB；b.有出血高危风险GV的一级预防；c.GVB的二级预防；d.急性EV出血其他方法无效或不可及；e.少见部位静脉曲张出血。②禁忌证：a.有上消化道内镜检查禁忌；b.患方未签署知情同意书；c.难以纠正的弥漫性血管内凝血或多器官功能衰竭。③相对禁忌证：a.未控制的肝性脑病或未纠正的失血性休克；b.严重肝、肾功能损害或大量腹水。

8）聚桂醇＋组织胶＋聚桂醇"三明治"法：中华医会消化内镜学分会食管胃静脉曲张学组推荐：聚桂醇＋组织胶＋聚桂醇"三明治"法完成注射。术中根据靶静脉长度或静脉瘤直径，选择聚桂醇、组织胶的注射量。

第一步：23G或25G注射针管腔预充2ml聚桂醇硬化剂，注意排空气。

第二步：注射针插入内镜工作通道，缓慢推注2～3ml聚桂醇，快速注射组织胶0.5～1.0ml，后再注射聚桂醇硬化剂2～3ml将针芯内的组织胶推入静脉腔内完成栓塞。

第三步：退出内镜针芯，可用针鞘压迫注射口3～5秒。

第四步：用针鞘轻触曲张静脉观察是否实变，不能止血时可按照以上步骤重复注射（聚桂醇＋组织胶＋聚桂醇）。

9）内镜下聚桂醇＋组织胶＋聚桂醇："新三明治法"注射技巧（图1-14-6）。①注射点和出针方向选择破口下方、曲张静脉隆起最明显处；②镜身与注射点保持合适距离，先出针预判刺入点；③旋镜＋旋臂＋旋腕＋固定小旋钮，减少旋身；④必要时可加亚甲蓝示踪，聚桂醇先预充注射针管，预判组织胶量；⑤穿刺后注意鞘管回血，防溢漏，加强镜身及注射点的控制，防穿刺点脱靶；⑥医护配合需加强，听口令，注射"三明治"针管快速交替，防止掉落；⑦严密观察注射针鞘管回血情况，注射顺畅无阻力，局部无快速隆起提示注入血管内，达到血管铸形的标准。

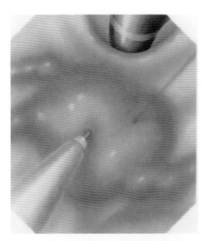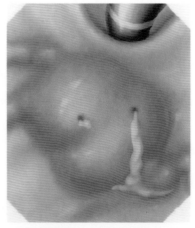

图1-14-6　内镜下组织胶注射

10）药物辅助内镜治疗：降门静脉高压药物可显著降低HVPG，提高内镜治疗安全性和疗效，减少近期再出血。特利加压素与奥曲肽联合EVL，止血率分别为98%、96%。不建议常规使用凝血酶原复合物、新鲜冰冻血浆、纤维蛋白原来降低与内镜治疗相关出血的发生率，以避免门静脉血栓的发生。

11）自膨式覆膜食管金属支架（SEMS）：2018年欧洲肝病学会失代偿期肝硬化患者临床管理指南亦指出：经过药物或胃镜治疗后在EVB无法控制的情下，仍有15%～20%患者反复出血或活动性出血不能有效控制，而其他挽救治疗措施（如TIPS、外科手术）不可及，严重威胁患者生命时，内镜下SEMS挽救治疗有一定的效果。可使用SEMS替代三腔二囊管，但必须要有相关经验的专业医师操作，并作为一种临时的"桥梁"，直至制订明确的治疗方案。因普通SEMS无法锚定贲门，支架移位率高，需使用专门适用于EVB治疗的新支架（如SX-ELLA Danis支架），然而国内尚无该支架，缺乏相关应用经验。

（4）放射介入——经颈静脉肝内门体分流术（TIPS）：TIPS是通常经颈静脉途径穿刺，通过在肝静脉与门静脉之间的肝实质内建立分流道，从而控制急性出血和降低再出血率；以微创的方式从结构上显著降低门静脉阻力的关键措施之一。TIPS优点是微创，手术成功可起到立竿见影的效果，但术后有发生分流道再狭窄或闭塞和肝功能受损及HE的风险。急诊TIPS可作为EIS治疗失败的EVB的挽救措施。但对于Child-pugh评分＞13者不推荐使用。对于Child-Pugh C级（＜14分）、Child-Pugh B级肝硬化合并胃镜下活动性出血、HVPG＞20mmHg等高风险患者，有条件的单位可尽早行TIPS治疗。

（5）经静脉逆行球囊导管栓塞术（balloon-occluded retrograde transvenous obliteration，BRTO）：BRTO通过球囊导管阻断异常分流道，如胃肾分流，注入硬化剂、组织胶和/或弹簧圈栓塞曲张的胃静脉，从而控制胃静脉曲张出血网。BRTO适用于GOV2、IGV1和少见部位静脉曲张出血，特别是伴HE或HE高风险患者，可作为胃镜治疗或TIPS的替代方法。

（6）脾切除和/或贲门周围血管断流术（断流术）：适合Child-Pugh A/B级肝硬化AEVB，药物或胃镜治疗不能控制的出血或无急诊TIPS条件，行急诊断流术可能挽救患者的生命；对Child-Pugh C级者优先考虑肝移植。由于脾切除术后门静脉血栓（portal vein thrombosis，PVT）发生率高达50%左右，且影响门静脉高压症的恢复及后续治疗措施，如TIPS或肝移植等。因此，脾切除术仅作为药物和胃镜治疗失败，或没有急诊TIPS条件的挽救治疗措施之一。

（7）多学科诊疗模式：难治性EVB一般指药物和/或内镜治疗后，短期内仍有活动性EVB的患者。临床多见于Child-Pugh C级或ACLF患者，或HVPG＞20mmHg患者。肝硬化难治性EVB患者，需要根据各医院肝硬化门静脉高压症多学科协作诊治团队的技术优势，选择TIPS或肝移植，伴有ACLF患者优先选择肝移植。

六、EVB的二级预防

AEVB停止后，患者再次出血和死亡的风险仍很大。对于未进行二级预防的患者，1～2年内再出血率高达60%，6周病死率达20%。因此，二级预防对于降低肝硬化GOV再出血率及病死率很重要。二级预防方法包括NSBB、内镜、血管介入及外科治疗。

（一）二级预防目的

根除或减轻GOV，减少再出血率及降低病死率。二级预防时机：既往有EVB史或AEVB 5天后，可开始二级预防。二级预防前，需常规评估肝脏储备功能及门静脉高压的严重程度。

（二）胃镜治疗目的

根除或显著减轻GOV，减少再出血率及相关病死率。在临床实践中，精准预测或评估肝硬化静脉曲张出血或再出血的风险，减少不必要的内镜筛查，仍是临床面临的问题。NSBB可降低肝硬化门静脉高压患者HVPG，预防GOV再出血及肝硬化失代偿，内镜治疗可根除或减轻GOV；因此，胃镜联合NSBB是二级预防GOV再出血的标准方案，除非药物不能耐受。

（三）周期性序贯治疗

经首次治疗，一般2～4周胃镜检查，评估首次治疗的效果。GOV尚未到达根除或仍有再出血风险，且食管黏膜溃疡完全愈合，可再次行2～3个周期EVL、EIS或组织胶等序贯治疗，直到患者GOV消失或无再出血风险。GOV消失或无出血风险后，至少12个月胃镜检查1次，以评估GOV复发风险。经过胃镜治疗的患者，应终生胃镜监测、跟踪序贯胃镜治疗。

七、特殊类型静脉曲张的处理

少见部位静脉曲张：少见部位静脉曲张指除食管和胃以外，消化系统其他部位静脉曲张，如十二指肠、胆道、大肠等；或消化系统以外部位，如腹膜、卵巢等。少见部位静脉曲张出血，可选择EIS、EVL、组织胶注射、TIPS联合栓塞治疗等。面对下消化道出现的静脉曲张出血由于管壁薄、静脉瓣膜相对不全，组织胶治疗异位栓塞风险发生概率相对较高，可考虑行EVL治疗或者EIS治疗。异位静脉曲张仅个案报道具有较好的疗效和安全性，需要多学科诊治。

门静脉血栓形成（portalvein thrombosis，PVT）：低分子肝素抗凝治疗越早，门静脉再通率越高，对于近期形成的PVT，一般认为活动性出血停止后，越早启动抗凝治疗，PVT再通率越高。肝硬化合并PVT经TIPS、抗凝和未治疗患者，没有观察到低分子肝素抗凝药物引起的出血并发症增加。伴有PVT的肝硬化患者，TIPS和低分子肝素抗凝都是安全、有效的方法；TIPS较EVL联合NSBB预防Child-Pugh A/B级肝硬化PVT预防再出血更有效，PVT消退率更高。

门静脉癌栓伴肝硬化EVB：TIPS是预防肝癌伴门静脉高压患者GOV再出血有效和安全的方法，与内镜治疗相比，TIPS明显降低再出血的风险，但总体无肝移植生存率无差异。

日常工作中要全面、科学做好评估，发挥好多学科作用制定出一项行之有效、安全的治疗手段。门脉高压诊治不仅需要精湛的技术、强大的内心、敢于担当，还要有所为，有所不为。治疗工作应根据医院的条件、医生的经验及患者或家属的意愿综合决策，制订科学合理、个体化的临床诊断与治疗策略，最大化减低术后不良事件发生，尽可能缩短疗程，优化医疗资源，节约医疗成本。

参　考　文　献

［1］徐小元，丁惠国，令狐恩强，等. 肝硬化门静脉高压食管静脉曲张出血的防治指南［J］. 临床肝胆病杂志，2023，39（3）：527-538.

［2］中华医学会消化内镜学分会食管胃静脉曲张内镜诊断与治疗学组. 肝硬化门静脉高压食管胃静脉曲张内镜下硬化治疗专家共识（2022，长沙）［J/CD］. 中华胃肠内镜电子杂志，2022，9（4）：181-192.

［3］周光文，杨连粤. 肝硬化门静脉高压症食管、胃底静脉曲张破裂出血诊治专家共识（2015）［J］. 中国实用外科杂志，2015，35（10）：1086-1090.

［4］中华医学会肝病学分会，中华医学会消化病学分会，中华医学会内镜学分会. 肝硬化门静脉高压食管胃静脉曲张出血的防治指南［J］. 临床肝胆病杂志，2016，32（2）：203-219.

［5］周存金，唐小鹤，马健，等. 聚桂醇和血凝酶局部注射联合密集套扎治疗食管静脉曲张破裂出血的临床研究

[J]. 中国内镜杂志，2021，27（1）：59-63.

［6］中华医学会急诊分会，中国医师协会介入医师分会，中华医学会放射学分会介入学组，等. 门静脉高压出血急救流程专家共识（2022）[J]. 中华内科杂志，2022，61（5）：496-506.

［7］ELSEBAEY MA，TAWFIK MA，EZZAT S，et al. Endoscopic injection sclerotherapy versus N-Butyl-2 Cyanoacrylate injection in the management of actively bleeding esophageal varices：a randomized controlled trial [J]. BMC Gastroenterol，2019，19（1）：23.

［8］EUROPEAN ASSOCIATION FOR THE STUDY OF THE LIVER. EASL Clinical Practice Guidelines for the management of patients with decompensated cirrhosis [J]. J Hepatol，2018，69（2）：406-460.

第二篇
消化内镜新领域——内镜下内痔的
微创治疗

第一章
消化内镜新领域——内镜下内痔的微创治疗

刘　俊

工作单位：华中科技大学同济医学院附属协和医院内镜中心

　　痔病是人类直立行走后特有的疾病，常伴有出血、脱垂等症状，影响着人们的正常生活和工作。痔病在全球范围内是最常见的肛肠疾病，中国民间有"十男九痔、十女十痔"之说，充分说明了痔病发生率之高。痔是黏膜下动静脉窦集合的血管垫，是正常肛门直肠的一部分，其主要作用是协助肛门的正常闭合，起协调与控制排便的作用，并有助于保护肛门括约肌在排便时免受伤害。1974年Thomson首次提出"痔是直肠下端的唇状肉赘或称肛垫，是人人皆有的正常结构"，在齿线上方1.5～2.0cm处有一环状的血管性衬垫，称为肛垫（图2-1-1）。我国痔病的治疗历史悠长，从汉朝的《神农本草经》到清朝的《医宗金鉴》等众多古代医书都详细介绍了痔疮的治疗方法，其中挂线结扎疗法和枯痔钉疗法堪称是现代微创治疗的鼻祖。过去传统痔病的主要治疗方式为外科手术，如痔核切除术、痔上黏膜环切术等，这些手术治疗方式往往用于治疗严重的内痔、混合痔及外痔，有着手术创伤面大、术后痛苦重、恢复期长的缺点，导致痔病患者极度害怕传统手术治疗。因此，许多患者宁愿忍着痔病带来的痛苦，也不愿意接受手术治疗。在痔病患者中Ⅰ～Ⅲ度内痔占绝大部分，这些患者症状通常不严重，既不是手术治疗的适应证，保守治疗又得不到完全缓解，内痔微创治疗的出现极大满足了这部分患者的需求。

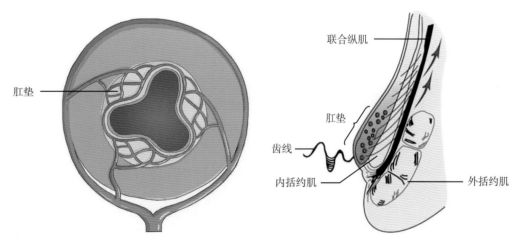

图2-1-1　肛垫解剖示意图

　　在我国，痔病的现代微创治疗开始于中医痔瘘科和外科结直肠专科，其主要的微创治疗手段是直肠镜下痔疮硬化注射和皮圈结扎。目前国内外在内痔微创治疗方面有一些研究报道，主要是结直肠外科和中西医结合专科的临床研究，消化内镜在内痔微创治疗方面的报道并不多见。目前内痔的微创治疗方法主要有：皮圈套扎、硬化注射、红外凝固、射频消融、局部冷冻、直肠上动脉多普勒引导结扎等，这些微创治疗方法既缓解和消除了痔病的症状，也极大地减轻了患者痛苦，得到了医患双方的欢迎。随着消化内镜在内痔微创治疗中的逐步推广和应用，其优点被广泛认可，主要为：图像清楚，视野较大、操控灵活、治疗精准。文献报道，内痔的微创治疗对症状的1年内缓解率在80%以上，3年缓解率在60%以上（图2-1-2）。

2019年10月中华医学会消化内镜学分会成立内痔协作组，从而确立了消化内镜在内痔微创治疗领域的学术地位，为广大内镜医师应用消化内镜开展内痔的微创治疗开启了一扇门。内痔协作组自成立后及时组织国内从事内痔微创治疗的消化内镜专家和肛肠领域专家，基于最新的循证医学证据，

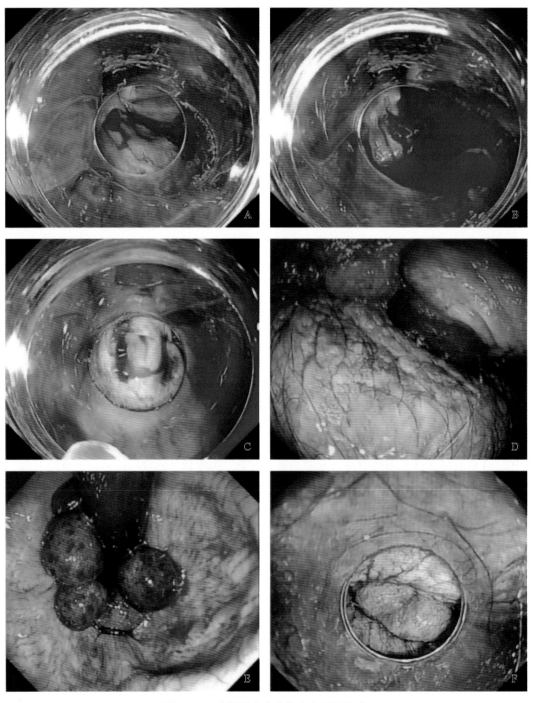

图2-1-2 内镜下内痔的临床表现及治疗

注：A～B.出血型内痔；C.聚桂醇注射治疗；D～E.硬化＋套扎治疗；F.治疗后的表现。

国内外近期发布的痔病诊疗指南和国内外已经发表的研究数据制定了适合中国国情和消化内镜特点的内痔诊疗指南《中国消化内镜内痔诊疗指南及操作共识》。这版指南的及时推出为在中国已经广泛开展的内痔微创治疗提供了宝贵的指导建议，指南中就内痔的概念、痔病的发病和发展机制、痔病的治疗原则和治疗目标、治疗手段的规范、围手术期管理等诸多方面给出了推荐意见。指南的发布不仅为广大内镜医师从事内痔治疗提供了全面的理论基础，为开展实践操作提供了详尽的指导意见，同时也规范了消化内镜微创治疗的方法，避免了不规范治疗带来的后果，维护了广大痔病患者的利益，保障了内痔微创治疗的健康发展。与此同时，内痔协作组还组织专家在全国范围内积极推广和培训内痔的微创治疗；由此在中国大地掀起了一股内痔微创治疗的热潮，广大消化内镜医师纷纷学习和开展内镜下内痔微创治疗，取得了丰硕的成果。目前我国内痔微创治疗方法主要为：内镜下内痔硬化术和内痔套扎术。这两种治疗方法均适用于伴有内痔相关症状，或经饮食及药物等保守治疗无效的Ⅰ～Ⅲ度内痔。对于内痔手术后复发、肛门反复手术后、高龄、高血压、糖尿病、严重系统性疾病等不能耐受外科手术，或者不愿接受外科手术的患者，内镜下套扎和硬化治疗都是优先选择的替代治疗方式。

内镜下硬化注射治疗的基本原理是将硬化剂注射到痔核黏膜下或痔核组织中，通过硬化剂的渗透，硬化剂与痔核组织中的微小血管密切接触，导致痔血管闭塞、痔核组织纤维化，从而达到止血和改善脱垂等作用。

目前内痔硬化治疗常用的硬化剂聚桂醇注射液（Lauromacrogol）为国产的硬化剂，可有效治疗出血性内痔，对治疗Ⅰ～Ⅲ度内痔安全有效。

临床研究表明，内镜下聚桂醇硬化治疗适合有出血倾向的Ⅰ～Ⅲ度内痔伴出血，具有操作简便、安全性好、疼痛轻微、并发症少、可重复治疗等优点，得到了广泛的接受。内镜下套扎治疗是通过套扎器将内痔吸引后释放橡皮圈套扎内痔的基底部，利用橡皮圈持续的弹性束扎力阻断内痔的血液供给，造成痔核组织缺血坏死并脱落。套扎治疗相对更适用于Ⅱ～Ⅲ度内痔，特别是脱垂严重的Ⅲ度内痔，具有疗效好、缓解期长的优点。近年来的临床实践经验进一步提示，应用消化内镜硬化和套扎治疗相对传统外科手术有着众多优势，包括安全性好，操作快速简便，术中术后痛苦极低，并发症少，恢复快，费用低等，因此内痔的微创治疗具有广阔的发展前景。

内痔的消化内镜微创治疗在我国起步不久，诸多问题需要我们去解决，如国内外的研究结果需要在今后的临床研究中去验证，制定适合消化内镜治疗特点的临床分型，套扎治疗与硬化治疗在不同程度和不同临床症状内痔中的疗效对比，痔上套扎与痔核套扎的疗效对比，硬化剂原液与泡沫的疗效对比，目前的内痔微创治疗适应证和禁忌证的优化，内痔微创治疗围手术期管理以及微创治疗操作方式方法等。上述问题未来需要我们组织全国多中心前瞻性的临床研究去解答，让内痔的微创治疗更科学、更规范。

内痔微创治疗已在我国各地陆续开展，从开始的星星之火，到现在的星火燎原。内痔协作组也不断调动组中各地专家的积极性，通过在各种会议上的指南巡讲，线上会议的专题讲座，举办不同规模的学习班和培训班等形式，在各地开展和推动内痔微创治疗。据不完全统计，到目前为止在全国开展的有关内痔微创治疗的各类学术活动已经超过一百多场，极大地推动了内痔微创治疗在中国的发展。我们坚信在消化内镜学分会的领导下，在内痔协作组各组员的努力下，有全国消化内镜医师的积极参与，中国内痔微创治疗的春天已经来临。有志者事竟成！

参 考 文 献

［1］张婷，龙楚彦，崔伯塔，等. 透明帽辅助内镜下硬化术治疗痔疮的前瞻性研究（含视频）［J］. 中华消化内镜杂志，2017，34（10）：709-712.

［2］王军民，马欢，赵文娟，等. 内镜下套扎术治疗内痔54例前瞻性研究［J］. 中国内镜杂志，2020，26（4）：50-54.

［3］李显芳，覃泳缤，黎振林，等. 内镜下聚桂醇泡沫硬化剂治疗内痔的疗效观察［J］. 微创医学，2020，15（2）：242-243.

［4］沈峰，瞿春莹，张毅，等. 肠镜下泡沫硬化剂治疗出血性内痔的疗效评估［J］. 中华消化内镜杂志，2019，36（12）：917-922.

［5］杨义超，赵东志，陈玉杰，等. 内镜下硬化剂注射术及套扎术治疗Ⅱ度内痔的临床研究［J］. 中华胃肠内镜电子杂志，2020，7（4）：193-197.

［6］黄宏春，张海波，孟敏，等. 透明帽辅助内镜下泡沫硬化剂治疗内痔的初步研究［J］. 中华结直肠疾病电子杂志，2020，9（6）：621-624.

［7］中华医学会外科学分会结直肠肛门外科学组，中华中医药学会肛肠病专业委员会，中国中西医结合学会结直肠肛门病专业委员会. 痔临床诊治指南（2006版）［J］. 中华胃肠外科杂志，2006，9（5）：461-463.

［8］中国中西医结合大肠肛门病专业委员会痔套扎治疗专家组. 痔套扎治疗中国专家共识（2015版）［J］. 中华胃肠外科杂志，2015，18（12）：1183-1185.

［9］中国中西医结合学会大肠肛门病专业委员会. 中国痔病诊疗指南（2020）［J］. 结直肠肛门外科，2020，26（5）：519-533.

［10］EL NAKEEB A M, FIKRY A A, OMAR W H, et al. Rubber band ligation for 750 cases of symptomatic hemorrhoids out of 2200 cases［J］. World J Gastroenterol, 2008, 14（42）: 6525-6530.

［11］SCHEYER M, ANTONIETTI E, ROLLINGER G, et al. Doppler-guided hemorrhoidal artery ligation［J］. Am J Surg, 2006, 191（1）: 89-93.

［12］MCLEMORE E C, RAI R, SIDDIQUI J, et al. Novel endoscopic delivery modality of infrared coagulation therapy for internal hemorrhoids［J］. Surg Endosc, 2012, 26（11）: 3082-3087.

［13］MIYAMOTO H, HADA T, ISHIYAMA G, et al. Aluminum potassium sulfate and tannic acid sclerotherapy for Goligher Grades Ⅱ and Ⅲ hemorrhoids: Results from a multicenter study［J］. World J Hepatol, 2016, 8（20）: 844-849.

［14］VAN TOL R R, KLEIJNEN J, WATSON A, et al. European Society of ColoProctology: guideline for haemorrhoidal disease［J］. Colorectal Dis, 2020, 22（6）: 650-662.

［15］YAMANA T. Japanese practice guidelines for anal disorders i. hemorrhoids［J］. J Anus Rectum Colon, 2017, 1（3）: 89-99.

［16］DAVIS B R, LEE-KONG S A, MIGALY J, et al. The American Society of Colon and Rectal Surgeons clinical practice guidelines for the management of hemorrhoids［J］. Dis Colon Rectum, 2018, 61（3）: 284-292.

［17］AGARWAL N, SINGH K, SHEIKH P, et al. Executive summary-The Association of Colon&Rectal Surgeons of India（ACRSI）practice guidelines for the management of haemorrhoids-2016［J］. Indian J Surg, 2017, 79（1）: 58-61.

［18］GALLO G, MARTELLUCCI J, STURIALE A, et al. Consensus statement of the Italian society of colorectal surgery（SICCR）: management and treatment of hemorrhoidal disease［J］. Tech Coloproctol, 2020, 24（2）: 145-164.

［19］DE SCHEPPER H, COREMANS G, DENIS M A, et al. Belgian consensus guideline on the management of hemorrhoidal disease［J］.Acta Gastroenterol Belg, 2021, 84（1）: 101-120.

［20］李春雨，汪建平. 肛肠外科手术学［M］. 人民卫生出版社，2015.

第二章
内镜下内痔硬化治疗术

晏　维

工作单位：华中科技大学同济医学院附属同济医院

一、疾病概述

痔疮在临床工作中是一种多发病及常见病。痔疮是肛门直肠末端及肛管（图2-2-1）的静脉丛发生曲张而形成的一个或多个柔软的静脉团的一种慢性疾病。在肛管皮肤与直肠黏膜的连接处有一条锯齿状线（由肛窦和肛柱组成）（图2-2-2），齿状线以上发生的痔疮表面覆盖黏膜，称为内痔；齿状线以下发生的为外痔，其表面有皮肤覆盖；内、外痔同时存在且连结在一起的称为混合痔。

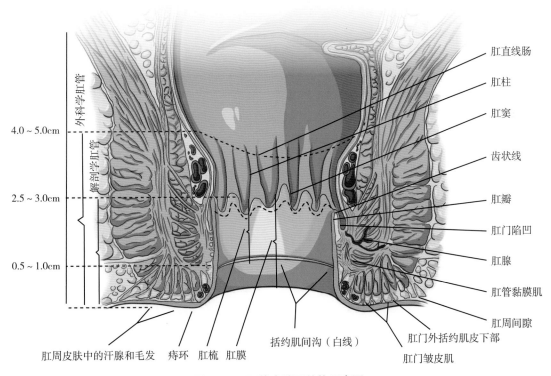

图2-2-1　肛管内腔面结构示意图

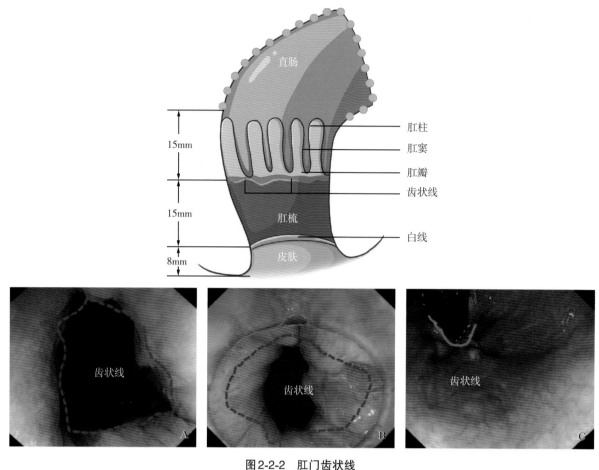

图 2-2-2 肛门齿状线

注: A～B.正镜观察下的齿状线; C.倒镜观察下的齿状线。

二、流行病学

痔疮是最常见的肛肠科疾病,素有"十人九痔"的说法。痔疮在肛肠疾病中发病率最高,约占肛肠病总人数的63.5%,我国痔疮患病人数约占受检人群的46.3%,其中内痔约占49%。男女老幼皆可发病,其中20岁以上的成年人占大多数,随着年龄的增长发病率有增高的趋势。因此,本文以内痔为重点作一介绍。

三、病理病因

内痔的确切病因目前尚不完全清楚,主要可能与体位因素、遗传因素、感染因素、解剖因素和静脉曲张等有关。

1. **体位因素** 痔的发生与人类直立体位有明显的关联,因为未发现四肢行走的动物有痔疮的发生。长期久站或久坐者,其内痔发生率显著升高。

2. **遗传因素** 内痔的发病有明显的遗传倾向,父母患有痔疮,子女发病率明显高于普通人群。

3. **肛垫下移** 肛管血管垫是位于肛管、直肠的一种组织垫,又称"肛垫",是出生后就存在的解剖结构。随着年龄增长,Treitz肌退行性变加重,肛垫松弛、肥大而易损伤出血,后期Treitz肌肥厚断裂,肛垫下移脱出肛门而形成内痔。肛垫的充血程度受便秘、妊娠等肛管压力影响,还与内分泌、精神等因素有关。

4. 感染因素 痔静脉丛的血管内膜炎和静脉周围炎可导致部分血管壁纤维化、脆性增加、变薄，使得局部静脉曲张。

5. 解剖因素和静脉曲张 肛门直肠位于人体下部，其血管网因重力作用，影响了肛门直肠的血液回流，且痔静脉无瓣膜易于发生静脉曲张。直肠上下静脉丛管壁薄、位置浅、抵抗力弱及末端直肠黏膜下组织松弛，都不利于静脉回流导致其容易扩张。痔静脉扩张，回流受阻是内痔的成因之一。

四、内痔的分度（图2-2-3）

Ⅰ度：以无痛性便血为主，无脱出。
Ⅱ度：便时带血、滴血或喷射状出血，伴有痔核脱出，便后可自行回纳。
Ⅲ度：便时带血或滴血，伴内痔脱出，或久站、咳嗽、劳累、负重时内痔脱出，须用手回纳。
Ⅳ度：内痔脱出不能回纳，以嵌顿痔多见。

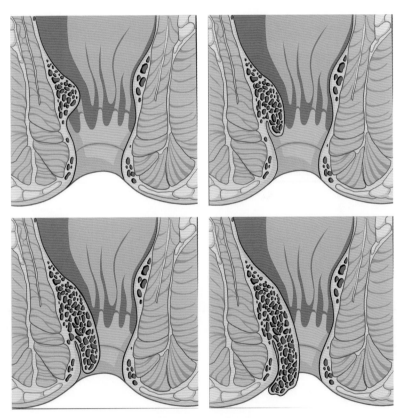

图2-2-3 内痔分度

五、临床表现

内痔的症状包括出血、脱垂、肿胀、疼痛、瘙痒、分泌物、肛周不适、肛门肿块和排便困难等，这些症状严重影响患者的生活质量和正常工作，一些患者因反复出血可导致继发性贫血，有时会引起大出血，需要急诊手术和输血治疗。早期内痔患者（Ⅰ～Ⅳ度）如果不进行治疗任其发展，可形成混合痔和外痔继而引起严重的并发症，往往需要进行外科手术。活动期内痔在内镜下表现为内痔核肿大（多表现在母痔区），表面红色征或血泡征，肛直线上缘黏膜血管纹理模糊，呈细颗粒状改变，严重者可见伴有糜烂、溃疡及活动性出血等。痔上直肠黏膜松弛，可见内痔局部脱出甚至环状脱出（图2-2-4、图2-2-5）。

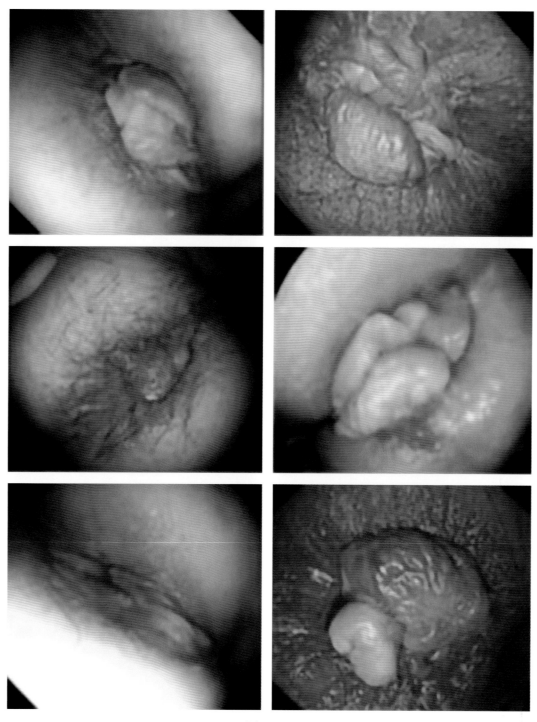

图2-2-4

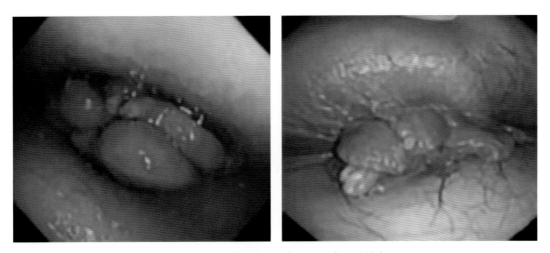

图2-2-4　内镜下的内痔肛门区表现（续）

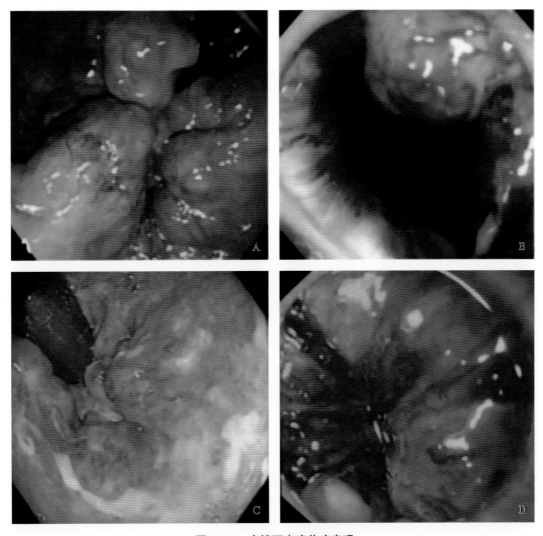

图2-2-5　内镜下内痔临床表现

注：A.痔核肿大；B.表面红色征或血泡征；C.肛直线上缘黏膜血管纹理模糊，呈细颗粒状改变；D.严重者可见伴有糜烂、溃疡及活动性出血等。

六、药物治疗

1. **药物治疗**　有各类痔疮膏剂及栓剂，适用于早期痔疮的保守治疗。
2. **外科手术治疗**　痔上黏膜环切术（PPH）、选择性痔上黏膜吻合术（TST）、混合痔外剥内扎术（M-M术），弹力线套扎术（RPH）。
3. **注射治疗**　常用的药物有消痔灵、聚桂醇、芍倍和鱼肝油酸钠等，是早期内痔治疗的首选方法。由于齿状线上黏膜由内脏神经支配，注射后几乎无疼痛感，也更容易被患者所接受。

七、适应证

内镜下硬化治疗和套扎治疗的适应证几乎相同，国内外文献报道较为一致，均为：
1. Ⅰ～Ⅳ度内痔伴有内痔相关症状（见内痔的分类及临床表现）。
2. Ⅰ～Ⅳ度内痔经饮食及药物等保守治疗无效。
3. 内痔手术后复发，肛门反复手术后不能再次手术。
4. 高龄、高血压、糖尿病和严重的系统性疾病，不能耐受外科手术。
5. 不愿接受外科手术。

八、禁忌证

1. **硬化治疗的禁忌证**
（1）Ⅳ度内痔、混合痔及外痔。
（2）Ⅰ～Ⅳ度内痔伴有嵌顿、血栓、溃烂、感染等并发症。
（3）严重心、脑、肺、肝、肾衰竭不能耐受内镜治疗。
（4）伴有肛周感染性疾病、肛瘘、放疗史及炎症性肠病活动期等。
（5）硬化剂过敏者。
（6）妊娠期妇女。
2. **相对禁忌证**
（1）精神障碍患者。
（2）产褥期患者。
（3）伴有结直肠肿瘤患者。

九、术前准备

术前检查时应明确痔病的分类和分度，排除是否合并其他严重消化道疾病，了解是否存在严重全身性疾病，是否存在凝血功能障碍等，以排除手术禁忌证，确定微创治疗方案。术前检查内容应包括血常规、凝血功能等。

1. **药械准备**　结肠镜、聚桂醇、内镜用注射针、透明帽、普通肠镜或者麻醉肠镜。硬化治疗应选用4～6mm的黏膜注射针，有助于减少错位注射。
2. **治疗前准备**　完善凝血相关检查。治疗前准备与结肠镜诊疗前肠道准备相同。所有患者均做全结肠检查，有息肉等先做相应处理，最后做内痔治疗。

十、操作流程（聚桂醇治疗）

常规肠道准备，患者取左侧卧位，常规消毒铺巾，结肠镜前端置透明帽，进镜检查完大肠后，退镜至肛门，分别正镜和倒镜观察内痔部位及直肠黏膜情况，经内镜钳道插入注射针，选择隆起最为明显的痔核为注射点，注射针斜面与黏膜呈30°～45°，针入痔核内有明显落空感，继而经注射针注入聚桂醇，至痔核黏膜充分膨胀，微细血管显露，颜色变为苍白，聚桂醇每点注射0.5～1.5ml。对痔核较大且伴有活动性出血的内痔，可适当增加聚桂醇用量。注射后缓慢将针回收，用透明帽对针孔压迫10～20秒止血，创面无出血后，可进行下一痔核的硬化注射至所有注射点处理完毕。一次治疗聚桂醇的总量不宜超过10ml（图2-2-6）。

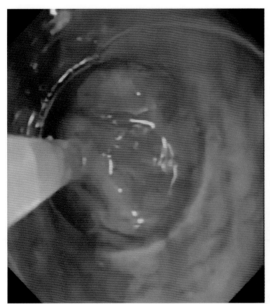
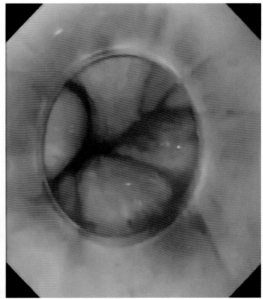
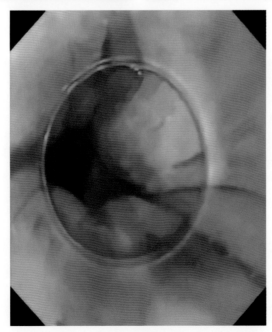

图2-2-6　内镜下内痔聚桂醇注射过程

（一）操作规范化要求

1. 肠镜或胃镜前端安装透明帽。辅助透明帽的使用，可获得优化的观察、操作视野。可以较好地保证注射位置准确和硬化剂用量适当，在有效治疗的同时，避免很多因注射位置错误而产生的并发症。

2. 充分注气暴露视野，确定痔核基底部或顶部注射点。

3. 选用注射针，聚桂醇预充。

4. 注射点位于齿状线及以上，直视下斜面进针。注射针头以30°～40°刺入，过深易刺入肠壁肌层，过浅会使表浅黏膜坏死，引起疼痛。

5. 每注射点注射0.5～2.0ml聚桂醇，边注射边退针。注射量视注射部位黏膜颜色呈灰白色隆起即可（图2-2-7、图2-2-8）。

6. 注射结束后如注射点出血予以透明帽压迫10～20秒止血。

7. 合并有血栓、感染、溃烂的内痔禁忌注射硬化剂。

8. 注射后如有脱垂应立即还纳，避免急性痔嵌顿。

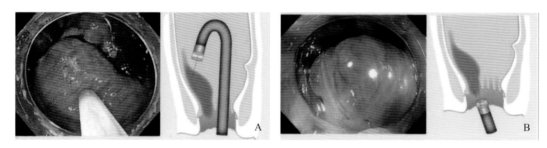

图2-2-7　内镜下内痔的聚桂醇硬化治疗

注：A.倒镜下注射硬化剂治疗；B.正镜下注射硬化剂治疗。

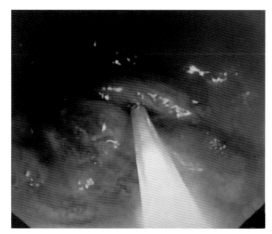
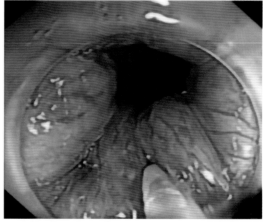

图2-2-8

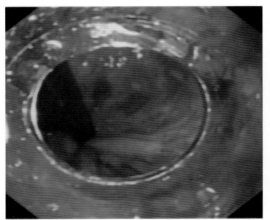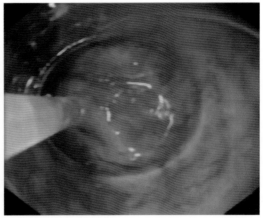

图2-2-8 内镜下内痔的聚桂醇硬化治疗（续）

注：注射点位于齿状线以上3、7、11点位（3～5个点），直视下斜面进针。每注射点注射0.5～2.0ml聚桂醇，注射4～5点，总量10ml，边注射边退针。

十一、操作重点

1. 对于内痔，进针注射位置在目标痔核的基底部。
2. 对于黏膜脱垂则需要向黏膜下层注射。
3. 退镜前尽量抽吸肠腔内容物（气体和肠液）以减少术后腹胀、腹痛、排便的需求。

十二、术后处理

1. 术后当晚卧床避免直立体位，可饮水。
2. 术后3天需少渣饮食、软化大便（乳果糖）、保持肛门清洁、常规无需抗感染。
3. 年老体弱、免疫力低下及肛周有慢性炎症的患者，术后酌情应用抗生素。
4. 术后疼痛明显时可考虑使用镇痛药物，常用非甾体类抗炎药。

十三、疗效判定标准

内痔治疗的效果判定标准是痔病症状的消除或减轻，而不是以痔体大小的变化为标准。

十四、并发症的处理

1. 偶遇肛门轻微疼痛者，一般不需药物干预治疗。
2. 直肠胀痛、肛门局部或全身发热者可行甲硝唑灌肠＋左氧氟沙星胶囊口服；注射后休息片刻，以防虚脱等反应。

参 考 文 献

［1］刘俊. 中国消化内镜内痔诊疗指南及操作共识（2021）［J］. 中华消化内镜杂志，2021，38（9）.
［2］杨丽，马伟艳，秦国涛. 内镜下硬化治疗内痔的临床效果分析［J］. 中国现代医生，2021，59（1）：13-15，19.

［3］吕美光，潘新智．内镜下硬化剂治疗内痔患者的临床效果观察［J］．中外医学研究，2021，19（5）：29-31. DOI：10.14033/j.cnki.cfmr.2021.05.011.

［4］吴峰，帅姝洁，杨卫生．内镜下套扎术与聚桂醇硬化注射治疗Ⅱ、Ⅲ期内痔的对比研究［J］．药品评价，2021，18（21）：1339-1341.

［5］杨义超，赵东志，陈玉杰，等．内镜下硬化剂注射术及套扎术治疗Ⅱ度内痔的临床研究［J］．中华胃肠内镜电子杂志，2020，7（4）：193-197.

［6］臧凤莉，孙建国，徐克达．软式内镜下透明帽辅助硬化术治疗内痔出血的临床观察［J］．中华胃肠内镜电子杂志，2020，7（3）：121-125.

［7］余绪锋，黎振林．无痛肠镜下硬化剂注射治疗内痔、混合痔65例［J］．微创医学，2012，7（3）：305.

［8］郑梅英，蔡清强．聚桂醇注射治疗内痔的临床效果分析［J］．基层医学论坛，2020，24（19）：2801-2802.

［9］李显芳，覃泳缤，黎振林，等．内镜下聚桂醇泡沫硬化剂治疗内痔的疗效观察［J］．微创医学，2020，15（2）：242-243.

［10］柯达．结肠镜下聚桂醇硬化注射术治疗Ⅱ、Ⅲ度内痔的研究［J］．中外医学研究，2020，18（10）：3.

［11］倪欢欢，雷浩强，韩延风．无痛肠镜下聚桂醇注射液在内痔硬化治疗中的应用探讨［J］．黑龙江中医药，2020，49（5）：57.

［12］林海，李海正，李强，等．结肠镜下内痔聚桂醇硬化剂注射治疗对内痔患者临床效果、细胞免疫状态及不良反应的影响［J］．中外医学研究，2021，19（13）：23-26. DOI：10.14033/j.cnki.cfmr.2021.13.008.

［13］陈颖，陈炜，方青青，等．内镜下硬化术治疗出血性内痔的临床指南与相关问题探讨［J］．上海医药，2020，41（9）：11-16，22.

［14］柴仲秋，韩云雨，周冰．内镜下内痔治疗的临床研究进展［J］．中国医疗器械信息，2021，27（11）：41-42，59.

［15］宋瑛．闭合式痔切除术与内镜下硬化治疗术治疗Ⅱ～Ⅲ期内痔的临床效果比较［J］．临床医学研究与实践，2022，7（5）：10-12.

［16］李春雨，江建平．肛肠外科手术学［M］．人民卫生出版社，2015.

第三章
内镜下内痔聚桂醇泡沫硬化治疗的临床应用

徐雷鸣　　张　毅

工作单位：上海交通大学医学院附属新华医院消化内镜诊治部

一、泡沫硬化剂的历史与背景

硬化剂包括有三种类型：渗透性硬化剂，化学性硬化剂和清洁剂类硬化剂。其中只有具有表面活性的清洁剂类硬化剂才具有良好的起泡性能，可用于泡沫硬化剂的制备。内痔的泡沫硬化治疗无从追溯其具体起源时间，但泡沫硬化剂用于血管静脉曲张治疗由来已久。1944年Orbach最先提出泡沫硬化剂的治疗概念，将这种技术称为"空气阻滞技术"（air-block），他使用这种方法治疗较大的曲张静脉以及大隐静脉的主干。1950年Orbach第一次比较了泡沫硬化剂与液体硬化剂的疗效，发现泡沫的效力与同等量的"常规液体"相比增加了3.5～4倍，同时注射泡沫后会出现"显著的血管痉挛"。1957年Mayer和Brucker提出的一种制作微泡沫的特殊装置，这是关于泡沫硬化剂制作和标准化的里程碑。2000年，Tessari第一次介绍了著名的"涡流技术"，不需要特殊器材，仅使用普通医疗器材。几个抽吸动作就可以制备出泡沫。并于2001年发表了有关抽吸过程的详细说明，这也成为了目前泡沫硬化剂制备的最常用方法。2003年4月在德国召开的"泡沫硬化法欧洲共识会议"上专家一致认为泡沫硬化剂疗法是静脉曲张治疗的有效方法之一。并在2006年召开的第二届协调会上再次达成一致共识：泡沫硬化剂疗法成为静脉曲张治疗的有效微创术式之一。

内痔硬化治疗的主要作用机制是通过产生无菌性炎症反应，促进黏膜下软组织纤维化形成，导致血管栓塞致痔核萎缩，纤维化组织还可将松弛的黏膜固定在肛管肌壁上，从而缓解脱垂症状。泡沫硬化剂不易被血液稀释和被血流冲走，因此与血管内皮接触面积增大且接触时间延长，提高了疗效同时减少硬化剂的用量，此外，泡沫硬化剂还可以迅速诱发血管痉挛，进一步增强了硬化的效率。多项荟萃分析表明Ⅰ～Ⅲ度内痔均适合硬化治疗，但是少数文献提示硬化治疗对Ⅰ～Ⅱ度内痔疗效更优。

二、器械及附件准备

1. **内镜**　泡沫硬化剂治疗内痔时推荐使用胃镜，有条件的可以使用带附送水的治疗胃镜，因为胃镜弯曲前端较短，操作灵活，方便反转倒镜治疗及各种治疗附件的安装和使用，减少相应的并发症。同时在治疗过程中，每次注射后会有泡沫硬化剂或血迹从注射点渗出影响观察，附送水冲洗可提高治疗效率和再次注射的准确性。

2. **泡沫制备装置**　目前泡沫硬化剂的制备常用的方法是Tessari法。制备装置需要10ml或者20ml注射器2支，三通阀1个（图2-3-1）。

3. **透明帽**　内镜下硬化治疗应用透明帽具有更好的肛管区内视野，便于操作。文献报道透明帽辅助内镜下硬化治疗内痔，具有安全性高和疗效明显、并发症少的优点。

4. **注射针**　学者在注射针长度方面有诸多讨论，2021年发布的"中国消化内镜内痔诊疗指南

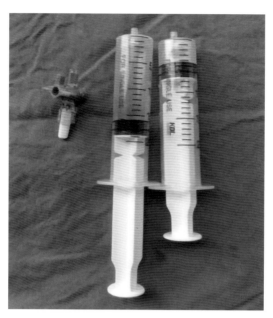

图2-3-1 泡沫制备装置

及操作共识"建议选用出针长度4～6mm的黏膜注射针。依据在于硬化治疗最主要的并发症是医源性的,包括错位注射、过深或异位注射所导致的直肠肛周感染、脓肿和肛管深溃疡等。长针发生错位注射的风险可能增大,且硬化剂的注射目标是痔核黏膜下,普通黏膜注射针即可满足治疗需求。

三、适应证与禁忌证

1. 适应证
(1) Ⅰ～Ⅲ度内痔伴有内痔相关症状（见内痔的分类及临床表现）。
(2) Ⅰ～Ⅲ度内痔经饮食及药物等保守治疗无效。
(3) 内痔手术后复发,肛门反复手术后不能再次手术。
(4) 高龄、高血压、糖尿病和严重的系统性疾病,不能耐受外科手术。
(5) 不愿接受外科手术。

2. 禁忌证
(1) Ⅳ度内痔、混合痔及外痔。
(2) Ⅰ～Ⅲ度内痔伴有嵌顿、血栓、溃烂、感染等并发症。
(3) 严重心、脑、肺、肝、肾衰竭不能耐受内镜治疗。
(4) 伴有肛周感染性疾病、肛瘘、放疗史及炎症性肠病活动期等。
(5) 硬化剂过敏者。
(6) 妊娠期妇女。

3. 相对禁忌证
(1) 精神障碍患者。
(2) 产褥期患者。
(3) 伴有结直肠肿瘤患者。

四、操作方法与技巧

1. **泡沫硬化剂的制备**　在第一届欧洲泡沫硬化疗法共识会议上曾推荐了Monfreux法、Tessari法和Tessari/双注射器套装技术（DSS）制作泡沫硬化剂（图2-3-2）。到了2013年欧洲慢性静脉疾病硬化疗法指南上推荐采用Tessari法或Tessari/DSS法以1∶4液-气比制作泡沫硬化剂。目前我们国内的制备方法采用的就是Tessari法。即用10ml或者20ml注射器抽取一定量的硬化剂注射液，用另一个同规格注射器抽取4倍于液体体积的空气，将两者用三通阀连接，将两个注射器活塞来回推动20次以上，直至形成大小均匀的液气比为1∶4的泡沫硬化剂，制成的泡沫硬化剂可稳定存在约2分钟，因此，泡沫制剂应现用现配。在液气比例研究方面，2008年Wollmann的实验研究显示临时配制的泡沫硬化剂的液气比例为1∶4时，泡沫硬化剂的液气稳定性最好。但作为国内常用的聚桂醇（国产）；2015年，李龙、陈勇的关于制作聚桂醇泡沫硬化剂的最佳液-气比研究显示，综合了泡沫半衰期（FHT），泡沫析水时间（FDT）和泡沫融合时间（FCT）后，采用室内空气，液-气比为1∶2制作的最佳，但该比例下FDT仅为17.8秒，这就要求临床实践中需尽可能快速地制备聚桂醇泡沫，并尽快注射，以发挥其最大硬化效能。

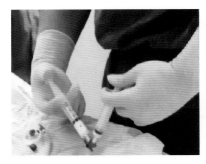 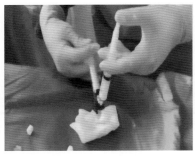 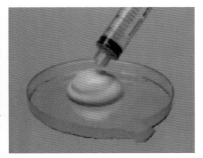

图2-3-2　聚桂醇泡沫硬化剂的配置示意图

2. **操作方法**　①治疗时病人取左侧卧位。②进镜前充分润滑肛门，如有内痔脱垂，先将脱垂部位还纳，避免进镜时擦伤内痔导致出血、疼痛等，术前进行仔细的肛门指检。③带有透明帽的胃镜进镜后，采用倒镜＋顺镜进行观察和治疗。Ⅰ～Ⅱ度内痔，痔核体积相对较小，当内镜在直肠反转倒镜时视野广阔，能够看清痔核全貌，注射角度可调范围大，黏膜下或痔核内注射率高，尤其是红色征（血泡征）部位，对于Ⅲ度内痔，痔核体积相对较大，脱垂明显，仅倒镜注射硬化剂难以全面渗透到痔核全部，倒镜治疗后结合顺镜在痔核脱垂部位注射能够一次性将硬化剂均匀注射到痔核全部。④注射剂量方面，因痔核组织含有众多微小动静脉呈蜂窝状的软组织垫，不像曲张静脉能容纳较多液体，且硬化注射的目标是痔核黏膜下或痔核内，因此单点硬化剂注射量应根据痔核直径和硬化剂弥散范围来决定。每点硬化剂注射总量为0.5～1.0ml，一次治疗总量一般不超过10ml，泡沫硬化剂由于被空气稀释，具有安全性好的特点，注射过程中因泡沫受压，注射剂量一般以注射至黏膜发白，轻度隆起为止。⑤注射点数方面，具体注射点数根据痔核大小、部位、注射后泡沫硬化剂弥散范围和患者能耐受的程度决定。⑥注射后观察注射点有无渗血，必要时应用透明帽压迫止血（图2-3-3）。

3. **技巧及注意事项**　①在内痔治疗前建议先行全结肠检查，排除结直肠其他相关疾病。②有条件的建议在二氧化碳供气条件下行泡沫硬化治疗，可以减少患者术中及术后的腹胀，腹痛情况。

③进针角度尽可能采用30°～40°，垂直黏膜面进针可能增加进针过深的风险。④硬化注射时，在齿状线上方进针，避开齿状线是减少注射时和术后肛门疼痛的技巧。⑤硬化注射时，在齿状线上方进针，避开齿状线是减少注射时和术后肛门疼痛的技巧；①清醒状态治疗时要注意患者疼痛反应和耐受情况，防止过量注射或错位注射。②硬化剂注射后，行肛指按摩注射部位可增加硬化剂对痔核的渗透，以此提高疗效。

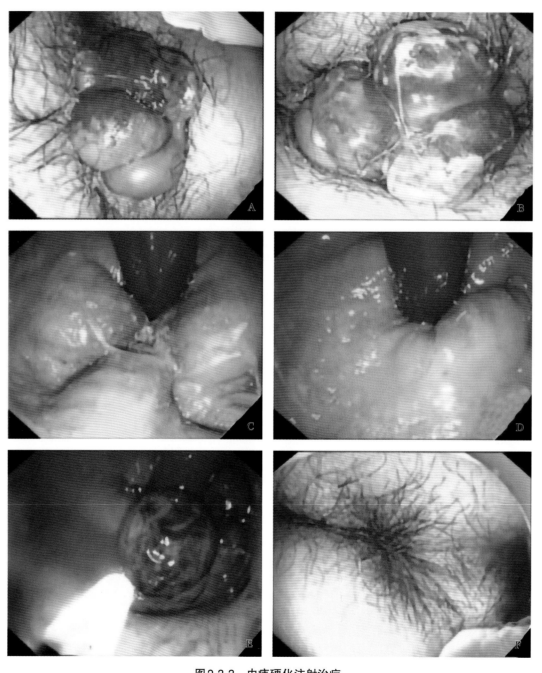

图2-3-3　内痔硬化注射治疗

注：A～B.内痔出血脱出并存；C～D.内痔可见局部红色症；E.硬化注射治疗；F.术后效果显著。

五、术后处理

1. 术后注意休息，24小时内避免久坐、站，尽量避免用力排便。1周内避免重体力劳动。
2. 术后3天少渣饮食，避免辛辣刺激食物和饮酒。
3. 保持大便通畅，便秘或大便干结患者适当服用缓泻剂软化大便。
4. 保持肛门清洁，勤清洗，健康人群无需预防性应用抗生素。
5. 年老体弱，免疫力低下及肛周有慢性炎症患者，术后酌情应用抗生素。
6. 使用抗凝或抗血小板药物的患者，建议至少在术后5天再恢复服用。
7. 术后疼痛明显时可考虑使用镇痛药，非甾体类抗炎药物是常用的镇痛药。

参　考　文　献

[1] 中华医学会外科学分会血管外科学组. 硬化剂治疗下肢静脉曲张（中国）专家指导意见（2016）[J]. 中华血管外科杂志，2016，1（3）：149-153.

[2] 中华医学会消化内镜学分会内痔协作组. 中国消化内镜内痔诊疗指南及操作共识（2021）[J]. 中华消化内镜杂志，2021，38（9）：676-687.

[3] 李龙，张迪，曾欣巧，等. 制作1%聚桂醇泡沫硬化剂的最佳液－气比[J]. 介入放射学杂志，2015，24（5）：418-421.

[4] BREU FX, GUGGENBICHLER S. European Consensus Meeting on Foam Sclerotherapy, April, 4-6, 2003, Tegernsee, Germany [J]. Dermatol Surg, 2004, 30: 709-717.

[5] BREU FX, GUGGENBICHLER S, WOLLMANN JC. 2nd European Consensus Meeting on Foam Sclerotherapy 2006, Tegernsee, Germany [J]. Vasa, 2008, 37 Suppl 71: 1-29.

[6] FRIELING T. Cap-assisted endoscopy: Do we have enough evidence? [J]. Endosc Int Open, 2018, 6（10）: E1224-E1226.

[7] LATTUNEDDU A, FARNETI F, LUCCI E, et al. A pulmonary allergic reaction after injection sclerotherapy for hemorrhoids [J]. Int J Colorectal Dis, 2003, 18（5）: 459-460.

[8] NUTALAPATI V, KANAKADANDI V, DESAI M, et al. Cap-assisted colonoscopy: a meta-analysis of high-quality randomized controlled trials [J]. Endosc Int Open, 2018, 6（10）: E1214-E1223.

[9] ORBACH EJ. Contributions to the therapy of the varicose complex [J]. Am J Surg（USA）1950, 13: 765-71.

[10] PALIT V, BIYANI C S, KAY C L, et al. Prostato-cutaneous fistula following injection of internal haemorrhoids with oily phenol [J]. Int Urol Nephrol, 2001, 33（3）: 509-510.

[11] RABE E, BREU F, CAVEZZI A, et al. European guidelines for sclerotherapy in chronic venous disorders [J]. Phlebology, 2013, 29: 338-354.

[12] RABE E, PANNIER F. Sclerotherapy in venous malformation [J]. Phlebology, 2013, 28（1）: 188-191.

[13] TESSARI L, CAVEZZI A, FRULLINI A. Preliminary Experience with a new sclerosing foam in the treatment of varicose veins [J]. Dermatol Surg, 2001, 27: 58-60.

[14] TOKUNAGA Y, SASAKI H, SAITO T. Evaluation of sclerotherapy with a new sclerosing agent and stapled hemorrhoidopexy for prolapsing internal hemorrhoids: retrospective comparison with hemorrhoidectomy [J]. Dig Surg, 2010, 27（6）: 469-472.

[15] WOLLMANN J C. The history of sclerosant foam: persons, techniques, patents and medical improvements. In: John Bergan, Van Chen. Foam Sclerotherapy: a Textbook [M] London, UK: Royal Society of Medicine Pree Ltd, 2008: 3-11.

[16] WOLLMANN JC. The history of sclerosing foam s [J]. Dermatol Surg, 2004, 30: 6942703.

[17] RAY S, MANDAL S, KHAMRUI S. Rectovaginal fistula: an extremely rare complication after injection sclero-

therapy for hemorrhoids［J］. Am Surg，2013，79（4）：E143-E144.

［18］YANO T，NOGAKI T，ASANO M，et al. Outcomes of case-matched injection sclerotherapy with a new agent for hemorrhoids in patients treated with or without blood thinners［J］. Surg Today，2013，43（8）：854-858.

［19］ZHANG T，XU L J，XIANG J，et al. Cap-assisted endoscopic sclerotherapy for hemorrhoids：Methods，feasibility and efficacy［J］. World J Gastrointest Endosc，2015，7（19）：1334-1340.

［20］ZIMMET S E. Sclerotherapy treatment of telangiectasias and varicose veins［J］. Tech VascInterv Radiol，2003，6（3）：116-120.

第四章
内镜下内痔聚桂醇泡沫硬化治疗详解

唐少波

工作单位：南宁市第一人民医院

一、背景

在生活中，相信很多人都有这种感受：痔疮没发作时就是一种无关紧要的小毛病，但在其发作的时候，往往会出现排便困难、出血、脱垂肿胀、嵌顿疼痛、感染，严重影响到人们的正常生活和工作。痔疮是全世界常见的肛肠疾病之一，根据我国最新的流行病学调查显示，我国18周岁以上的常住人口中，肛肠疾病的患病率高达50.10%，其中痔疮患病率占到98.09%，其中又以内痔最常见，而内痔中绝大部分为Ⅰ度内痔（图2-4-1）。

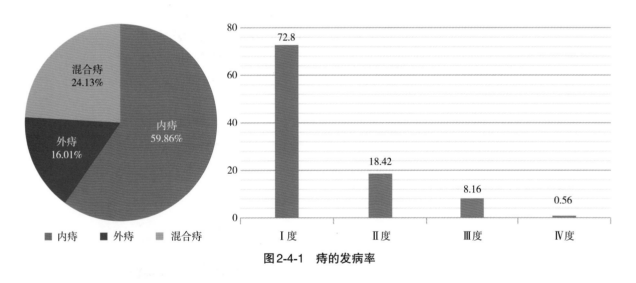

图2-4-1　痔的发病率

二、发病机制

根据痔疮发生部位的不同，又可以分为内痔、外痔、混合痔，将内外痔血管丛分开的解剖学边界是齿状线，发生在齿状线以上的就称之为内痔，反之则为外痔。目前内痔发生的机制尚未完全阐明，目前全球最公认的理论是肛垫滑动/缓冲学说，即认为内痔发病的主要病理生理机制是肛垫在肛管内的异常滑动（图2-4-2）。该学说阐述了内痔在发生过程中的4个核心病理生理内容：

1. 排便时肛垫会向下滑动。
2. 支撑肛垫的结缔组织破坏。
3. 排便期间内痔血管丛血液增加，直肠上中静脉回流减少。
4. 内痔的扩张使得静脉丛内的血液停滞。

伴随腹腔内压力的上升，加上直肠静脉内没有瓣膜，可以限制排便时静脉窦内静脉流出，导致内痔静脉丛的小动脉－小静脉吻合异常扩张。

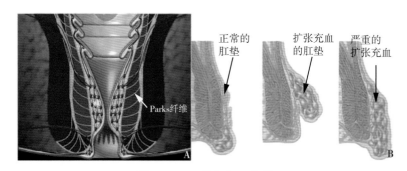

图2-4-2 肛垫解剖示意图

注：A.肛垫示意图；B.正常肛垫组织——病变组织的演变。

三、内痔的Goligher分类（表2-4-1）及临床表现（图2-4-3）

临床表现：出血、脱垂、肿胀、疼痛、瘙痒、分泌物、肛周不适、肛门肿块和排便困难等。

表2-4-1 Goligher分类

Ⅰ度（Grade）	明显的血管充血，但不脱垂
Ⅱ度（Grade）	用力时从肛门脱垂，但可自行还纳
Ⅲ度（Grade）	用力时从肛门脱垂，不能自行还纳，需要人工还纳
Ⅳ度（Grade）	痔持续脱垂，不能复位，出现慢性炎症改变，黏膜萎缩溃疡易见

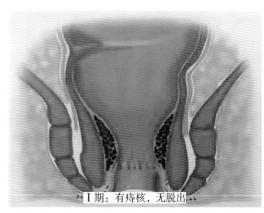
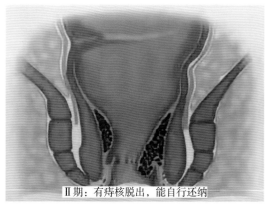
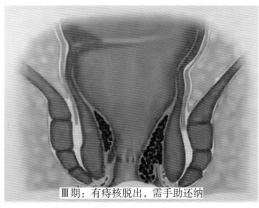
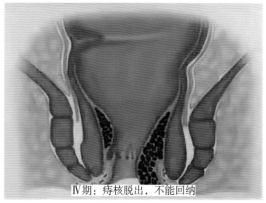

图2-4-3 内痔的分期

四、治疗方式

早期（Ⅰ～Ⅲ度）内痔如果不进行治疗任其发展，可形成混合痔。临床上内痔的治疗方法有多种，包括保守治疗（饮食疗法、坐浴、磁疗、药物治疗等）、内镜下治疗（套扎疗法、注射疗法、红外线疗法等）和手术治疗［痔切除术、吻合器痔切除术（PPH）、经肛痔动脉结扎术等］。由于传统硬化剂注射治疗是在肛镜下进行，注射其他类型硬化剂，会因为注射位置错误导致医源性的风险，常产生术后疼痛、糜烂、溃疡、排便异常等并发症。内镜下注射聚桂醇治疗内痔，手术视野清晰，使用4～6mm硬化针，硬化剂可以精准注射，无痛苦，安全性高，并发症少（图2-4-4）。由于内镜下内痔的微创治疗有着操作灵活，病人痛苦小，恢复期短，并发症少和费用低的特点，且指南指出硬化剂注射治疗更适合有出血倾向的Ⅰ～Ⅲ度内痔，故本文就内镜下使用聚桂醇泡沫硬化剂治疗内痔进行详解。

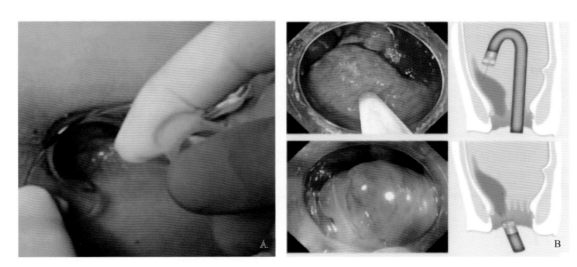

图2-4-4 内痔肛门镜下及内镜下的硬化治疗
注：A.肛门镜下的硬化治疗；B.内镜下内痔聚桂醇硬化治疗。

五、治疗原理

将聚桂醇泡沫注射液（原液：空气＝1:1）注入内痔黏膜下基底部或痔核内，可对内痔黏膜下层及痔核内的静脉及小动脉产生刺激，迅速破坏血管内皮细胞，使注射部位的纤维蛋白、血小板、红细胞聚集沉积。同时，药品的化学作用又可使内痔静脉团块及周围黏膜组织产生无菌性炎症，引起内痔静脉团块及黏膜损伤、纤维细胞增生，达到使内痔静脉团块萎缩的效果。同时由于组织纤维化的形成，将松弛的黏膜重新固定在直肠下方的肌壁上，可防止黏膜再次脱垂。由于内痔静脉团块多存在于痔核的黏膜下方，因此，使用泡沫硬化剂注入静脉丛中比原液聚桂醇弥散更好，用量更少，形成肛门溃疡、肛门直肠瘘、肛门疼痛、硬结等并发症会更少。聚桂醇治疗内痔后形成的溃疡面较大，溃疡愈合时间较长（图2-4-5）。

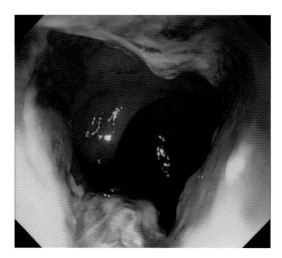

图2-4-5　肛门区域溃疡

六、操作前准备

1. 患者准备同结肠镜诊疗前肠道准备，并取得患者知情与同意，签署内镜下痔疮治疗同意书，强调内镜下痔疮治疗目的重在消除、减轻痔的症状。

2. 术前完善血常规、凝血功能、心电图及全结肠镜检查。

3. 场地及物品准备

（1）治疗应在内镜室内进行，注意保护患者隐私。

（2）选择合适的消化内镜。

（3）聚桂醇泡沫注射液、亚甲蓝、3个注射器（1个备用抽原液、另外2个配制用）、内镜用注射针（4～6mm 25G）、透明帽等（图2-4-6）。

（4）急救设备和急救药物。

4. 操作流程

（1）常规肠道准备，患者取左侧卧位，常规消毒铺巾，结肠镜或胃镜前端安装透明帽。

（2）充分注气暴露视野，进镜检查完毕，退镜至肛门，分别用正镜和倒镜观察内痔基底部或者顶部注射点黏膜情况。

（3）使用三通阀连接1个装有3ml聚桂醇的5ml特殊注射器和1个装有3ml空气的20ml特殊注射器，相互多次快速推注注射器内的药液，直至获得乳化状的微泡沫硬化剂（聚桂醇、空气，配置比例：1:1，可加入少量亚甲蓝显色示踪），然后经内镜钳道插入注射针。

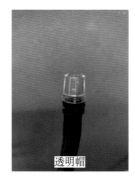

透明帽

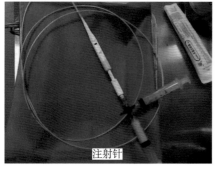

注射针

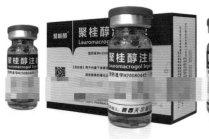

聚桂醇注射液

图2-4-6　术前器械准备

（4）注射点应位于齿状线上，位置在目标痔核的基底部，注射针头斜面与注射点黏膜呈30°～45°，边注射边退针，多点给药，直至痔核黏膜充分膨胀、颜色呈灰白色，每点注射剂量为泡沫硬化剂1.0～2.0ml，剂量过多可能会引起溃疡面过大，过少达不到治疗效果，不能完全封闭痔核内的静脉丛（图2-4-7）。注射时应注意注射的深度控制，过深（使用长针时）可能会引起肛门直肠瘘、肛门阴道瘘和肛门周围组织的硬结，过浅（使用短针时）可能会引起肛门表面的溃疡。

（5）对痔核较大且伴有活动性出血的内痔，可适当增加聚桂醇泡沫液用量。注射后缓慢将针回收，用透明帽压迫针孔10～20秒止血，创面无出血后，可进行下一痔核的泡沫硬化注射治疗直至所有注射点处理完毕。

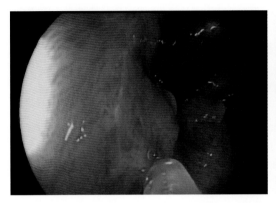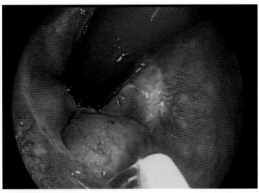

图2-4-7　内镜下内痔硬化剂注射

5.术后注意事项

（1）术后7天内无渣或少渣饮食，尽量卧床休息，进行提肛运动。

（2）避免进食辛辣刺激食物，保持大便通畅，适量予以通便药物软化粪便。

（3）术后可根据治疗情况及清肠情况，一般不需要使用抗生素，若肠道清洁不好或者只是灌肠的患者，可以使用1～2天抗生素预防感染。

（4）便后清洁肛门、坐浴（中药等），可使用有抗炎、止血、镇痛效果的栓剂、软膏肛内换药，至少持续5天。

（5）定期门诊随访，观察患者排粪及便血、脱出等症状的改善情况，并予对症处理，术后1～3个月后门诊随访，肠镜评估疗效可判断近期疗效，随访至术后1～3年可评估远期疗效（图2-4-8）。

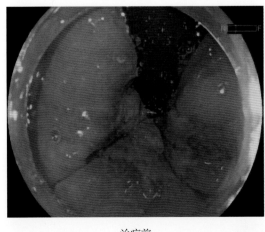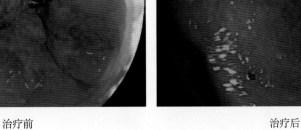

治疗前　　　　　　　　　　　　　治疗后

图2-4-8　泡沫硬化剂治疗内痔疗效

参 考 文 献

［1］江维，张虹玺，隋楠，等. 最新全国肛肠疾病流调结果发布［J］. 世界中西医结合杂志，2015，（11）：1489.

［2］李显芳，覃泳缤，黎振林，等. 内镜下聚桂醇泡沫硬化剂治疗内痔的疗效观察［J］. 微创医学，2020，15（2）：242-243.

［3］沈峰，瞿春莹，张毅，等. 肠镜下泡沫硬化剂治疗出血性内痔的疗效评估［J］. 中华消化内镜杂志，2019，36（12）：917-922.

［4］杨义超，赵东志，陈玉杰，等. 内镜下硬化剂注射术及套扎术治疗Ⅱ度内痔的临床研究［J］. 中华胃肠内镜电子杂志，2020，7（4）：193-197.

［5］黄宏春，张海波，孟敏，等. 透明帽辅助内镜下泡沫硬化剂治疗内痔的初步研究［J］. 中华结直肠疾病电子杂志，2020，9（6）：621-624.

［6］刘先秒，侯延平，张艳华. 经结肠镜聚桂醇硬化剂注射治疗Ⅱ、Ⅲ期内痔的临床观察［J］. 现代消化及介入诊疗，2015，20（3）：250-252.

［7］王军民，马欢，赵文娟，等. 内镜下套扎术治疗内痔54例前瞻性研究［J］. 中国内镜杂志，2020，26（4）：50-54.

［8］AIGNER F，GRUBER H，CONRAD F，et al. Revised morphology and hemodynamics of the anorectal vascular plexus：impact on the course of hemorrhoidal disease［J］. Int J Colorectal Dis，2009，24（1）：105-113.

［9］DANIEL G L，LONGO W E，VERNAVA A R. Pruritus ani. Causes a-nd concerns［J］. Dis Colon Rectum，1994，37（7）：670-674.

［10］IDREES J J，CLAPP M，BRADY J T，et al. Evaluating the Accuracy of Hemorrhoids：Comparison Among Specialties and Symptoms［J］. Dis Colon Rectum，2019，62（7）：867-871.

［11］GAJ F，TRECCA A.［New "PATE 2006" system for classifying hemorrhoidal disease：advantages resulting from revision of "PATE 2000 Sorrento"］［J］. Chir Ital，2007，59（4）：521-526.

［12］KANDILAROV N，DIMITROVA V. Hemorrhoidaldisease-Contemporary Aspects OF thePathogenesis Clinical Course，Diagnosis And Treatment［J］. Khirurgiia（Sofiia），2015，81（1）：38-56.

［13］JOHANNSSON H O，GRAF W，PÅHLMAN L. Bowel habits in hemorrh-oid patients and normal subjects［J］. Am J Gastroenterol，2005，100（2）：401-406.

第五章
透明帽辅助内镜下硬化术及肛内LPRA定位方法

张发明　温　泉

工作单位：南京医科大学第二附属医院

透明帽辅助内镜下硬化术（cap-assisted endoscopic sclerotherapy，CAES）是一种新型超级微创内镜技术，在国内已广泛应用于内痔和局限性直肠黏膜脱垂的治疗，并逐步用于其他消化道出血的治疗。

痔疮是最常见的肛门直肠疾病之一，可影响各年龄段的成年人。它具有遗传倾向，易引起平滑肌、上皮和结缔组织功能障碍。传统的外科手术、内镜套扎术、注射硬化术以及其他微创治疗已被应用于内痔的治疗。注射硬化术是非手术治疗的关键手段，也是治疗内痔最有效的方法，尤其是对于内痔出血患者。然而，传统的肛镜下硬化术可能会因注射不当而引起医源性风险和并发症。

可曲式内镜下硬化术发展的历程有3个里程碑：1991年Ponsky等报道在可曲式（或称为软式）内镜下使用针头长度5mm的可退注射针，顺镜注射23.4%的盐水治疗症状性痔疮；2014年Tomiki等报道可曲式内镜下使用针头长度5mm注射针，在透明帽辅助下正镜或倒镜进针注射硫酸铝钾和单宁酸治疗痔疮；2015年Zhang等报道透明帽辅助内镜下硬化术（cap-assisted endoscopic sclerotherapy，CAES），即在透明帽辅助下注入适量气体辅助暴露内镜视野，正镜使用10～20mm针注射聚桂醇注射液。

本章将重点阐述CAES相关的7个临床问题，包括原理、肛门定位方法、适应证、禁忌证、技术、并发症管理以及关键评价指标，用于指导CAES在痔病的临床实践与研究。本章内容依据张发明、吴开春、李景南、王新、何兴祥、万荣、陈世耀等28名专家组成的CAES-LPRA专家组制定的推荐意见整理。该专家组意见产生的背景，是专家组采用改良的Delphi法，通过3轮程序，就CAES相关的原理、肛门定位方法、适应证、禁忌证、技术、并发症管理以及关键评价指标提出指导意见。在2021年中国肠道大会期间，完成最后一轮意见的确定，故称为中国肠道大会专家组推荐意见，全文于2021年发表于 *Chinese Medical Journal* 上。

一、CAES原理

（一）CAES治疗痔疮的理念和价值

1. 使用透明帽辅助内镜和适量注气提高诊疗过程中肛管区域的暴露效果，有助于避免异位注射引起的医源性损伤。

2. CAES是治疗内痔出血的有效方法，也是直肠黏膜脱垂的一种治疗选择；结肠检查、肛肠病变鉴别和内镜治疗能在CAES术中一并实施，这能提高诊疗的成本效益。

（二）对CAES进行质量控制的主要原因

1. 患者希望按照法律要求签署知情同意书前能获得CAES相关的准确信息。
2. 内镜医师及护理人员需要对肛内病变准确的定位描述和可靠的管理方案。
3. 医疗服务的提供方，无论是卫生系统还是保险公司，都要求有技术操作合理的方案，包括基于证据的医疗决策、器械、硬化剂和合法的医疗记录。

二、CAES肛内定位方法

（一）内镜下肛内定位方法

左侧卧位内镜下残留积液或内镜下注水聚积处为肛门左侧的标志。按顺时针方向，依次为肛门的左（left）、后（posterior）、右（right）、前（anterior），以代表方位顺序的首字母组合为LPRA，定名为LPRA法。LPRA法代替经典的截石位定位法用于可曲式内镜下对肛门病变诊疗的定位描述。

（二）LPRA法临床价值

经典的截石位很少被可曲式内镜（或称软镜）医师用于描述肛内病变方位。可曲式内镜时代需要实用、可靠、简单的定位方法来确定和描述肛内病变。在标准左侧卧位结肠镜检查条件下，肛内积液必然位于肛管左侧（图2-5-1A）。确认经内镜注水或残留积液所在位置即肛左后，按照顺时针方向定位的LPRA法，医生可快速定位。LPRA4个方向描述可细分为八个方向：左、左后、后、右后、右、右前、前和左前。肛内病变的LPRA定位诊断和定位治疗，能加快临床流程、提高学术交流质量和医患沟通的准确性（图2-5-1B）。

三、CAES适应证

1. 对于生活方式干预和保守治疗无效且有症状的Ⅰ度、Ⅱ度内痔患者，以及不适合外科手术或拒绝外科手术的Ⅲ度内痔患者，可考虑CAES。多项研究表明，可曲式内镜下硬化术是治疗Ⅰ～Ⅱ度内痔的有效微创方法，术后疼痛和出血的发生率相对较低。另有研究表明，对于部分Ⅲ度痔疮患者的治疗，CAES也是安全有效的。

2. CAES是症状性局限性直肠黏膜内脱垂患者的一种治疗选择。直肠黏膜脱垂最常见的症状由黏膜脱垂本身引起，比如肛门坠胀、阻塞感、里急后重等。一些队列研究表明，对于保守治疗无效的直肠黏膜脱垂，硬化术是有效的微创治疗手段。报道显示CAES可以治疗局限性直肠黏膜脱垂，不过需要更多的证据支持。

四、CAES禁忌证

1. CAES禁忌证至少包括肛周脓肿、肛门狭窄、肛瘘、侵犯肛管的恶性肿瘤和妊娠。在权衡CAES的潜在风险和可能获益后，CAES可作为脑血管意外、免疫缺陷或凝血障碍患者痔疮急症出血的一种治疗选择。不推荐将CAES用于治疗血栓性痔疮、绞窄性痔疮、Ⅳ度内痔或外痔。建议对合并可疑精神障碍的症状性痔疮患者进行精神科会诊，如疑病症或肛门症状躯体化。

不推荐常规剂量注射硬化剂的CAES用于活动性直肠炎、放射性肠炎、免疫相关直肠溃疡、不明原因肛门溃疡患者。

2. 临床治疗放射性肠炎合并症状性痔疮患者的证据有限。进行盆腔区域放疗后，大多数症状与放疗有关，而与痔疮无关。Thornhill等报道了3例放射性直肠炎患者因采用橡皮筋结扎术和激光凝固治疗痔疮而出现严重并发症。D'ug等认为，合并有痔疮的IBD患者的一线治疗应该是药物治疗，因为这类患者痔疮存在自然愈合可能。

五、CAES技术

1. 推荐CAES术前肠道准备以满足结肠镜诊断和治疗的要求，CAES期间的麻醉有助于提高医患共满意度。

应尽量对症状性痔疮和直肠出血的患者进行全结肠镜检查，就痔疮、炎症性肠病、结直肠癌、憩室病、放射性结肠炎及其他结肠炎进行鉴别诊断。麻醉使操作过程无痛，这将提高患者的满意度。

2. 内镜前端安装短、直型透明帽并注入适量气体，是CAES术中有效暴露视野和顺利治疗痔疮及直肠黏膜脱垂的关键。推荐使用传统的短直透明帽，以最大限度地提高诊断和注射区域的可视性（图2-5-1C～F）。使用带透明帽的结肠镜代替小直径胃镜有助于防止注气时肛门漏气，提高内镜暴露效果。顺镜注射可避免与倒镜相关的损伤组织和损坏内镜的风险。建议用结肠镜一次性完成全结肠检查和CAES。从结肠镜检查到CAES，肠镜之后换用胃镜将增加医疗成本、延长手术时间，增加潜在的麻醉风险。但是，胃镜适合倒镜条件下CAES。

3. 应依据痔疮的状况选择合适的长针或短针。使用长针和短针进行CAES操作的异同见表2-5-1所示。长针定义为针长度达到10mm。对于只有出血性痔疮的患者，长针和短针均可选择对于痔疮合并黏膜脱垂的患者，建议使用长针。每个部位注射硬化剂0.5～2.0ml，注射针在黏膜下层注射的时间约为5秒。

表2-5-1　CAES术中使用长针和短针的区别

项目	长注射针	短注射针
内镜	结肠镜、胃镜	结肠镜、胃镜
透明帽	短直型	短直型
注射针头长度	10mm	＜10mm，常规4～6mm
内镜方向	顺镜	顺镜、倒镜
注射方向	顺镜	顺镜、倒镜
目标位点	纵行	一个点
退针	注射过程中退针	注射过程中不退针
注射体积	每个部位比短针多	每个部位比长针少
潜在的治疗作用	止血和治疗黏膜脱垂	主要用于止血

4. LPRA法肛门定位有助于内镜医生区分已注射部位和未注射部位，并避免使用示踪剂。内镜下6点钟位置是注射推荐方向。建议顺时针旋转内镜对准不同的注射部位。LPRA法四向定位描述有助于内镜医师定位注射和非注射部位。经验不足的内镜医师可用亚甲基蓝示踪剂进行追踪。使用聚桂醇注射液作为注射剂，可用原液或泡沫剂，多用原液。

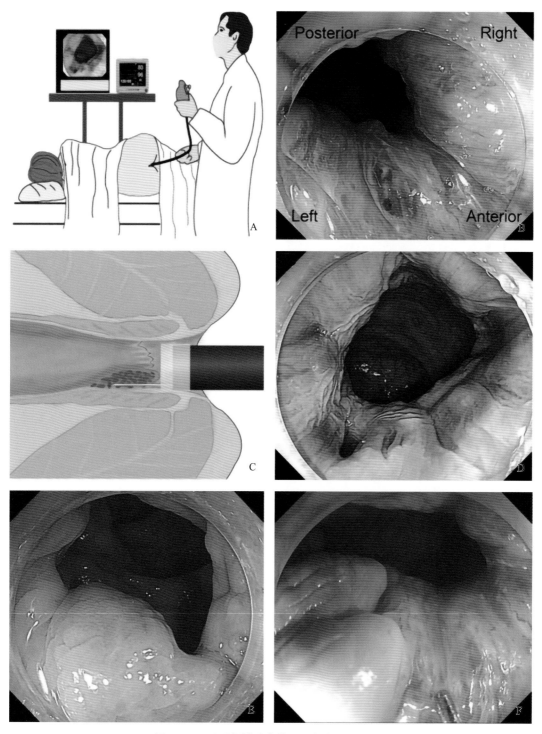

图2-5-1　透明帽辅助内镜下硬化术（CAES）

注：A.左侧卧位结肠镜检查；B.可曲式内镜下肛门定位法：顺时针方向，肛左（残留积液或注水所在方位）、肛后、肛右和肛前（LPRA法）；C.CAES的概念图；D.结肠镜注入适量气体可顺镜充分观察肛内病变；E.肛左前方的局限性黏膜脱垂；F.黏膜下长针注射治疗内痔以及合并的肛前黏膜脱垂。

六、CAES术后并发症管理

1. 建议患者CAES术后保持水平体位至少2小时，以防脱垂，并监测潜在的短期并发症。

虽然文献报道少，专家组建议患者术后保持仰卧位至少2小时，有助于监测和管理临床实践中潜在的CAES相关并发症。患者应避免在术后6～12小时内进食可能导致排便的食物。

2. 合并慢性便秘或腹泻的患者，在CAES术后应进行对因治疗，以减少痔疮复发。

痔疮合并慢性便秘和腹泻的患者在CAES治疗后均应行对因治疗。应注意痔疮患者生活方式的健康教育，特别是饮食和排便习惯的训练。

3. CAES术中和术后都不需要常规使用抗生素和止血药。没有证据支持在CAES治疗期间或之后常规使用抗生素。CAES在预防异位注射所致的医源性风险方面具有优势，这可能很大程度上减少传统硬化术相关的黏膜溃疡或坏死、脓肿等潜在术后感染。早期识别和及时使用抗生素是CAES术后感染患者的基础治疗。术后感染高危患者应给予预防性抗生素。CAES术后无需常规使用止血药。

4. CAES相关并发症主要包括排气困难、出血、感染、溃疡和慢性肛门疼痛。

CAES相关的并发症主要由早期无CAES操作经验的医生报告，如排气困难、出血、感染和慢性疼痛。灌肠是解决排气困难、排便困难和低位肠梗阻的方法。用血液检验、超声检查/磁共振成像来评估感染的程度和部位。硬化治疗相关感染的早期诊断和抗生素治疗至关重要。CAES术后出血，应对出血病因进行鉴别诊断后作出相应处理，例如出血部位的注射剂量不足、硬化术引起的人工溃疡、排便引起的出血。对于原因不明的CAES术后持续出血，应考虑内镜鉴别诊断，并给予相应治疗。硬化术引起的肛门疼痛主要与在齿状线区域以外的肛侧注射硬化剂有关。一些临床研究曾报道传统硬化术引起的其他罕见并发症，包括血尿、尿潴留、尿道狭窄、阳痿、败血症等。

七、关键评价指标

患者就痔疮相关症状（疼痛、脱垂、出血、瘙痒、潮湿）和生活质量的自我评价可用于临床实践和研究CAES治疗痔疮的疗效评估。

基于痔疮特定症状和生活质量的患者自我评价已广泛应用于痔疮的临床实践和研究。主要评价指标包括"疼痛""脱垂""出血""瘙痒""潮湿"。其他如并发症、复发、患者满意度等是常见的次要评价指标。对于疗效不佳、原因不明的疼痛或严重出血患者，应行结肠镜检查鉴别诊断。有待建立内镜下疗效评估的方法。

总之，这项关于肛门定位的新方法和CAES更新方案的专家意见将指导痔疮管理的临床研究和实践。

参 考 文 献

[1] AL-GHNANIEM R，LEATHER AJ，RENNIE JA. Survey of methods of treatment of haemorrhoids and complications of injection sclerotherapy [J]. Ann R Coll Surg Engl，2001；83：325-328.

[2] AIBUEDEFE B，KLING SM，PHILP MM，et al. An update on surgical treatment of hemorrhoidal disease：a systematic review and meta-analysis [J]. Int J Colorectal Dis，2021.

[3] BULLOCK N. Impotence after sclerotherapy of haemorrhoids：case reports [J]. BMJ，1997；314：419.

[4] D'UGO S，STASI E，GASPARI AL，SILERI P. Hemorrhoids and anal fissures in inflammatory bowel disease [J].

Minerva Gastroenterol Dietol，2015；61：223-233.

［5］DOLEJS SC，SHEPLOCK J，VANDEWALLE RJ，et al. Sclerotherapy for the management of rectal prolapse in children［J］. J Pediatr Surg，2017.

［6］FAHMY MA，EZZELARAB S. Outcome of submucosal injection of different sclerosing materials for rectal prolapse in children［J］. Pediatr Surg Int，2004.

［7］GROUP FMT-SS. Nanjing consensus on methodology of washed microbiota transplantation［J］. Chin Med J（Engl），2020；133：2330-2332.

［8］GALLO G，MARTELLUCCI J，STURIALE A，et al. Consensus statement of the Italian society of colorectal surgery（SICCR）：management and treatment of hemorrhoidal disease［J］. Tech Coloproctol 2020；24：145-164.

［9］HAWKINS M，BILLINGHAM R，BASTAWROUS A. Hemorrhoid management in patients with radiation proctitis［J］. Int J Colorectal Dis 2012；27：1673-1677.

［10］JACOBS D. Clinical practice. Hemorrhoids［J］. N Engl J Med，2014 Sep 4；371（10）：944-951.

［11］MOSER KH，MOSCH C，WALGENBACH M，et al. Efficacy and safety of sclerotherapy with polidocanol foam in comparison with fluid sclerosant in the treatment of first-grade haemorrhoidal disease：a randomised，controlled，single-blind，multicentre trial［J］. Int J Colorectal Dis，2013；28：1439-1447.

［12］PONSKY JL，MELLINGER JD，SIMON IB. Endoscopic retrograde hemorrhoidal sclerotherapy using 23.4% saline：a preliminary report［J］. Gastrointest Endosc，1991，37：155-158.

［13］THORNHILL JA，LONG RM，NEARY P，et al. The pitfalls of treating anorectal conditions after radiotherapy for prostate cancer［J］. Ir Med J，2012；105：91-93.

［14］TROMPETTO M，CLERICO G，COCORULLO GF，et al. Evaluation and management of hemorrhoids：Italian society of colorectal surgery（SICCR）consensus statement［J］. Tech Coloproctol，2015；19：567-575.

［15］TOMIKI Y，ONO S，AOKI J，et al. Endoscopic sclerotherapy with aluminum potassium sulfate and tannic acid for internal hemorrhoids［J］. Endoscopy，2014，46 Suppl 1 UCTN E114.

［16］TOMIKI Y，ONO S，AOKI J，et al. Treatment of Internal Hemorrhoids by Endoscopic Sclerotherapy with Aluminum Potassium Sulfate and Tannic Acid［J］. Diagn Ther Endosc，2015；2015 517690.

［17］TOMIKI Y，AOKI J，MOTEGI S，et al. Effectiveness of Endoscopic Sclerotherapy with Aluminum Potassium Sulfate and Tannic Acid as a Non-Surgical Treatment for Internal Hemorrhoids［J］. Clin Endosc，2019；52：581-587.

［18］RISS S，WEISER FA，SCHWAMEIS K，et al. Haemorrhoids，constipation and faecal incontinence：is there any relationship?［J］. Colorectal Dis，2011；13：e227-233.

［19］SAHAY R，MURTHI G，LINDLEY R. Outcomes following sclerotherapy for mucosal rectal prolapse with oily phenol injection：single-centre review［J］. Pediatr Surg Int 2017；33：363-365.

［20］SIMILLIS C，THOUKIDIDOU SN，SLESSER AA，et al. Systematic review and network meta-analysis comparing clinical outcomes and effectiveness of surgical treatments for haemorrhoids［J］. Br J Surg，2015；102：1603-1618.

［21］VAN DER SCHANS EM，PAULIDES TJC，WIJFFELS NA，et al. Management of patients with rectal prolapse：the 2017 Dutch guidelines［J］. Tech Coloproctol，2018；22：589-596.

［22］VAN TOL RR，KIMMAN ML，MELENHORST J，et al. European Society of Coloproctology Core Outcome Set for haemorrhoidal disease：an international Delphi study among healthcare professionals［J］. Colorectal Dis，2019；21：570-580.

［23］WU X，WEN Q，CUI B，et al. Cap-assisted endoscopic sclerotherapy for internal hemorrhoids：technique protocol and study design for a multi-center randomized controlled trial［J］. Ther Adv Gastrointest Endosc，2020；13 2631774520925636.

［24］WATSON AJ，HUDSON J，WOOD J，et al. Comparison of stapled haemorrhoidopexy with traditional excisional surgery for haemorrhoidal disease（eTHoS）：a pragmatic，multicentre，randomised controlled trial［J］. Lancet，2016；388（10058）：2375-2385.

［25］ZHENG T, ELLINGHAUS D, JUZENAS S, et al. Genome-wide analysis of 944 133 individuals provides insights into the etiology of haemorrhoidal disease［J］. Gut, 2021 Apr 22; 70（8）: 1538-1549.

［26］ZHANG T, XU LJ, XIANG J, et al. Cap-assisted endoscopic sclerotherapy for hemorrhoids: Methods, feasibility and efficacy［J］. World J Gastrointest Endosc, 2015; 7: 1334-1340.

［27］ZHANG T, LONG CY, CUI BT, et al. ［Cap-assisted endoscopic sclerotherapy for hemorrhoids: a prospective study（with video）］［J］. Chin J Dig Endosc, 2017; 34: 709-712.

第六章
肛直肠疾病的内镜下聚桂醇硬化治疗

肖　梅

工作单位：中国科学技术大学一附院

一、概述

直肠、肛管及肛门的发育几乎是同时发生的，三者发育形成在胚胎期前3个月基本完成。

直肠位于盆腔的后部，平第三骶椎处上接乙状结肠，沿骶、尾骨前面下行，穿过盆膈转向后下，痔尾骨尖前下方2～3cm处移行于肛管。直肠长度12～15cm。

肛管是消化道的末端，上与直肠相连，下与肛门相接。肛管上段皮肤表层是柱状上皮和移行上皮，下段是移行上皮和鳞状上皮。周围被内、外括约肌所环绕，呈环状收缩封闭肛门，不排便时呈橄榄状。

肛门为肛管末端的开口，相当于尾骨尖下方4cm处，通常呈矢状位纵裂。由于肛门括约肌的紧缩，肛周的皮肤形成辐射状的皱褶，内含汗腺和皮脂腺。

解剖学和外科学对于直肠和肛管的分界有所不同，分别从胚胎角度和应用解剖角度进行划分。比较有分歧的是：①解剖学家认为直肠乙状结肠交界在第三骶椎水平，直肠远端在齿状线，以盆膈为界，将盆膈以上直肠称为直肠盆部或直肠壶腹，盆膈以下部分称为直肠会阴部亦称肛管；而外科医师认为直乙交界在骶岬，直肠远端位于肌性肛门直肠环，将直肠分为上段直肠和下段直肠。②解剖学肛管指齿状线至肛缘的部分，成人平均长2.5cm；外科学肛管指肛管直肠环平面（即齿状线上方约1.5cm）到肛缘的部分，成人平均长4cm，其范围较大，包括直肠末端和解剖学肛管。

肛管及肛门胚胎学特征与直肠相比主要有两个区别：①直肠和肛管上部发生来自后肠，由原始直肠分化形成，而肛管下部、肛门是由泄殖腔衍生而来。②肛管的上段上皮来源于内胚层，下段上皮来源于外胚层，两者之间以齿状线为界。虽然直肠、肛管及肛门的发育来源不尽相同，但发育过程的紧密性和时间一致。

由上述内容可以看出，肛直肠在胚胎发育和解剖方面有时间相关性，同时又有各自特点，且肛门、肛管区别于直肠、结肠的关键点在于，控制肛门、肛管的为括约肌，其中内括约肌为不随意肌，仅有协助排便的作用，无括约肛门的功能，而外括约肌为环绕肛周的横纹肌，可有神经中枢调节，对括约肛门有重要作用，按其纤维所在位置分为皮下部、浅部及深部。

除此以外，肛直肠周围有丰富的血管、淋巴、神经分布，任何疾病或疾病状态都将影响肛直肠功能，进一步出现躯体疾病或各种综合征，肛直肠疾病有痔疮、肛裂、肛瘘、肛周脓肿、肛乳头瘤、肛隐窝炎、肛门狭窄、肛门失禁、肛门湿疣、肛门湿疹、肛门瘙痒症、肛门周围神经性皮炎、肛门接触性皮炎、肛门癣、肛门闭锁、肛周皮炎、肛管炎、会阴下降综合征、盆底痉挛综合征、耻骨直肠肌综合征、骶尾部畸胎瘤、肛管癌、肛管皮肤缺损、直肠尿道瘘、蛲虫病、直肠癌、直肠类癌、直肠息肉、脱肛、直肠前突、直肠炎（溃疡性、放射性、淋菌性、非淋菌性、非特异性等）、克隆氏病、直肠阴道瘘、直肠内套叠、粪嵌塞、肛门直肠神经官能症、孤立性直肠溃疡综合征等达四十余种。这些疾病中，有些临床表现为便血、脱出，有些表现为局部囊腔、脓肿、炎症等。

聚桂醇是有轻度麻醉作用的硬化剂，可使内皮细胞，尤其是血管内皮发生无菌性化学炎症，成熟应用于多种静脉曲张、血管性疾病等治疗，且已被证明对成人乃至婴幼儿都是安全的。有研究证实硬化治疗的效果跟剂量相关，在肛肠疾病中，聚桂醇的应用也较为广泛，除肛直肠静脉曲张出血性疾病外，还可以固化局部黏膜、通过炎症反应破坏或抑制过度分泌的上皮细胞，对于出血、脱出（或脱垂）、囊性瘤体及炎性疾病有治疗效果。分别详述如后。

二、内痔

内痔是由直肠末端齿状线以上静脉丛迂曲扩张、纤维支持组织松弛、断裂而形成的肛垫向下移位出现的病理性肥大的柔软团块，表面覆盖黏膜，呈隆起的半球状。常见于左侧正中、右前及右后3处（即截石位3、7、11点），又称母痔，其余部位发生的内痔，均称子痔。

（一）内痔的临床表现

便血和脱出是其主要症状。

1. **便血**　其特点是发生在排便过程的无痛性鲜红色血，呈滴血甚至喷射出血，排便末尾有便纸染血，特点是不与粪便相混，呈鲜红色，便后即自行停止（图2-6-1）。多见于Ⅰ期、Ⅱ期的血管肿型内痔，是内痔早期的最主要的症状，晚期痔体较大者，由于长期反复脱出使表面纤维化，出血反而减少。内痔出血一般为间歇性，粪便干燥、疲劳、饮酒、过食辛辣刺激性食物常为诱因。便血可反复发作，有自行缓解倾向，长期慢性出血可发生不同程度贫血。女性在月经期前内痔出血容易发作，可能与月经前期盆腔充血有关。出血非血红色或与粪便混合，需注意排除其他下消化道疾病引起的出血。

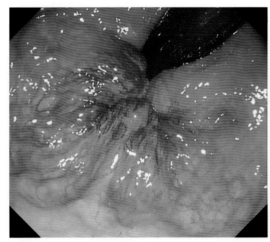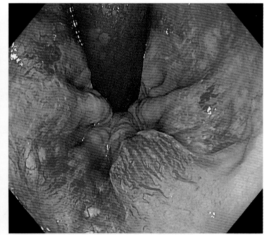

图2-6-1　内痔出血

2. **脱出**　排便后痔核脱出肛外，见于Ⅱ期或Ⅱ期以上的内痔（图2-6-2）。初期可以自行回纳，逐渐发展至需手还纳，严重者痔核脱出后难以回纳，在稍加腹压如负重、咳嗽时亦可脱出。脱出可伴有黏液渗出，引起肛门潮湿、坠胀、疼痛和瘙痒等不适感，影响患者的生活质量。

除此以外，患者还可有疼痛、黏液外溢、便秘等症状，影响患者生活质量，进而求医。

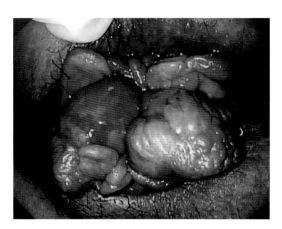

图 2-6-2　内痔脱出

（二）内痔的硬化治疗

聚桂醇作为一种清洁型硬化剂，对于内痔的硬化作用主要是在肛管齿状线以上局部注射后，通过弥散作用，进入肛周组织及内痔血管，通过作用于内皮细胞的无菌性化学炎症，闭合迂曲扩张血管，减少或避免发生再出血，同时弥散在肛周组织的聚桂醇，可刺激肛周组织内炎症反应，导致纤维化，组织粘连固定。可同时处理出血和脱出两大内痔症状（详见相关章节）。

聚桂醇硬化注射的原则为：先小后大、少量多点，均匀注射，直至痔核饱满、黏膜发白，必要时重复注射，适当按摩（图 2-6-3、图 2-6-4）。

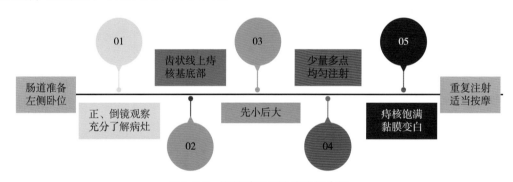

图 2-6-3　聚桂醇硬化治疗注射步骤

根据痔核大小，可分别采取痔核本体注射和高低位注射。

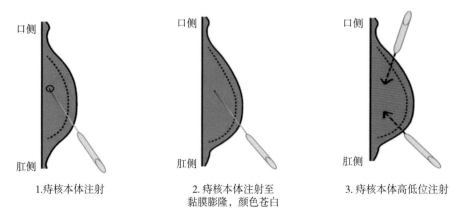

1.痔核本体注射　　　2.痔核本体注射至黏膜膨隆，颜色苍白　　　3.痔核本体高低位注射

图 2-6-4　不同大小、程度痔核注射选择

三、直肠黏膜脱垂

直肠脱垂（rectal prolapse）是一种良性疾病，指直肠壁各层，甚至直肠全层、部分乙状结肠向下移位脱出肛门外的一种疾病，分为部分（黏膜）脱垂或完全（完整的全层直肠）脱垂，主要症状是肛门有肿物脱出，俗称"脱肛"。本病各年龄均可发病，多见于婴幼儿、老人、多产妇及体弱的青壮年，其中女性和老年人最常见，老年人或排便久蹲者易发。婴幼儿直肠脱垂具有自限性，多数可随年龄增长而逐渐自行恢复正常，而成人发病者随发病时间的增加而逐渐加重。直肠黏膜或直肠环状脱出，有螺旋状皱褶，表面光滑，无静脉曲张，一般不出血，脱出后有黏液分泌。严重者可脱出肛外或导致便秘，一般不引起其他明显症状。肠镜下可见肠内黏膜松弛堆积在肠腔内，表面光滑，无出血，触诊有绕指征。长期反复脱垂可因神经损伤导致肛门失禁，可并发出血、水肿、绞窄坏死、皮肤湿疹等症状，因此需积极治疗。

（一）病因和发病机制

直肠脱垂病因和发病机制尚未完全清楚，盆底的缺陷是直肠脱垂的解剖基础，脱垂的直肠组织经盆底薄弱处脱出形成滑动疝，或直肠部分被向下推压逐渐向下移位。反复发生后，直肠黏膜甚至乙状结肠部分亦可被牵拉向下移位，最终脱出肛门形成直肠脱垂。主要与小儿时期身体发育不成熟、多产妇、久病体弱、年老体衰、短期消瘦、营养缺乏等体质虚弱状态、腹压增加、肛直肠局部损伤和反复牵拉黏膜层向下移位有关。当直肠黏膜层与肌层之间的组织发生分离、断裂，对黏膜的固定作用消失，出现黏膜松弛、下移，甚至脱出肛门。

需要引起重视的是，直肠脱垂不只是发生于直乙状结肠的病变，患者往往还伴有不同程度的子宫、膀胱脱垂及盆底组织松弛，有些患者还合并盆底痉挛综合征、耻骨直肠肌综合征、盆底疝等。因此早诊早治具有重要意义。

（二）临床表现

直肠脱垂的症状与内痔脱出情况类似，表现为脱出、出血、肛门坠胀和潮湿瘙痒等。

1. **脱出** 脱出是直肠脱垂的最典型症状。初发时肿物较小，仅在排便下蹲用力后脱出，便后可自行回缩复位；随着病情进展，肿物反复频繁脱出，并逐渐增长、增大、增粗，便后需用手托回肛门内，或经卧床休息后还纳，常伴有肛门下坠感和排便不尽感，并因此造成患者频繁如厕的恶性循环；病情如进一步进展，患者在咳嗽、久站、屏气用力、行走、下蹲时也会发生脱出情况，且难以自行回纳，重者可出现绞窄或坏死。

2. **出血** 初期一般无出血症状，当直肠黏膜或全层反复脱出或因大便干燥、衣物摩擦等情况，肠黏膜发生充血、水肿和糜烂，出现便时滴血、粪便带血或纸上带血，一般出血量较少。

3. **肛门坠胀** 初期肛门坠胀较轻，可有便意频繁、肛门下坠感、排便不尽感或排便不畅感；逐渐进展至肠段脱出、炎症，并压迫肛门，当出现血液、淋巴回流障碍时可引起肛门坠胀和腰骶部不适感。直肠黏膜脱出后长时间不还纳或嵌顿则可引起较强烈的坠胀感、里急后重等。

4. **潮湿和瘙痒** 长期的直肠脱出等同于反复被动扩肛，可导致括约肌收缩功能下降，肛门松弛，直肠内黏液外溢，肛周局部潮湿，皮肤瘙痒；如脱垂黏膜长时间不还纳，受外界刺激后，分泌物增多，亦可出现局部潮湿、瘙痒。

5. **其他症状** 直肠脱垂严重可引起腰骶部酸痛、尿频和肛门失禁、大便次数增多等。

（三）分类

直肠脱垂常用的分类方法有：

1. 根据直肠壁脱垂程度，分为不完全性和完全性两种。

（1）不完全性直肠脱垂（Ⅰ型），即直肠黏膜脱垂，多见于儿童，表现为直肠黏膜层脱出肛外，脱出物呈半球形，其表面可见以直肠腔为中心的环状黏膜沟，长度一般为2～3cm，一般不超过7cm。

（2）完全性直肠脱垂（Ⅱ型），即直肠全层脱垂，多见于老年及体质衰弱者。脱垂的直肠呈圆锥形，脱出物表面可见以直肠腔为中心呈同心圆排列的黏膜环形沟。

2. 根据直肠脱垂的程度不同分为三度。

（1）Ⅰ度：即隐性直肠脱垂，腹压增加时，直肠在壶腹部发生套叠，尚未脱出肛外。

（2）Ⅱ度：直肠全层脱垂于肛门外，肛管位置正常，肛门括约肌功能正常，不伴有肛门失禁。

（3）Ⅲ度：直肠和部分乙状结肠及肛管脱出于肛门外，肛门括约肌功能受损，肛门松弛，伴有肛门不完全性或完全性失禁。

3. 根据脱垂是否伴有会阴正中疝，分为单纯性和非单纯性两种。

4. 根据脱垂是否在肛门外，分为内脱垂和外脱垂，这是目前广泛使用的一种分类方法。

（四）聚桂醇硬化治疗直肠脱垂

直肠脱垂的治疗方法很多，包括保守治疗、注射治疗、手术治疗等，临床应根据脱垂类型、程度不同，选用不同的治疗方法，聚桂醇对于直肠脱垂的治疗限于不完全性脱垂中的Ⅰ度或Ⅱ度轻型，仅有黏膜松弛脱出，没有严重的直肠黏膜肌层或乙状结肠的脱出。在保守疗法的基础上，配合黏膜下注射，使局部纤维化，固定脱垂黏膜及黏膜下组织，有效防止再次脱出。

1. **保守疗法** 可暂时缓解脱出、坠胀等不适，多用于不宜行注射或手术治疗的患者。此外小儿直肠脱垂有自限性，也应以保守治疗为主，而不需要注射或手术。首先去除发病诱因，增加营养，增强肛周组织的牵拉支撑功能；合并便秘者给予缓泻剂；可采取提肛运动、针灸、灌肠和手法复位等措施；训练每日定时排便的习惯；采取恰当的排便姿势；脱垂的肠黏膜需及时复位，以减少水肿；合并有局部黏膜溃疡者，可予1：5000高锰酸钾溶液坐浴以促进溃疡愈合。此外还应注意患者的营养支持、避免劳累、保持肛门清洁和积极治疗其他可引起腹压增加的慢性病和消耗性疾病。

提肛运动用于肛门闭合不紧者，可通过肛门内收上提动作加强括约肌收缩力量来缓解症状，每天分2～3组，反复上提肛门60～90次为一组，每次持续收缩肛门15秒左右。

手法复位可避免直肠脱垂段长时间暴露肛门外导致局部充血、水肿甚至绞窄、坏死。复位时一般取侧卧位，医师带无菌手套并在手指及肛周涂抹润滑剂，自脱垂段顶端向肛内持续用力压迫直至全部还纳复位，如患者因疼痛等不能完全放松，可在静脉麻醉或肛缘截石位3、6、9点局部注射麻醉，待肛门松弛后，配合手法亦可复位。

2. **注射疗法** 该法是目前国内治疗直肠脱垂的主要手段。注射方法主要有脱垂直肠黏膜下点状注射、柱状注射和直肠周围间隙注射，可选用的药物包括聚桂醇注射液、芍倍注射液、消痔灵注射液、70%乙醇、30%盐水、50%高渗糖水等，沿直肠自上而下（口侧到肛侧），在脱垂肠管黏膜隆起明显处进针至黏膜下层，遇抵抗感后边退针边给药，每个注射点黏膜下注射药物1～2ml，至黏膜饱满、轻微隆起为度，注射完毕可指诊按揉局部注射组织使硬化剂均匀分布。根据黏膜松弛程度，可酌情调整注射点位数量和药量。注射前需注意局部黏膜的清洁和消毒。注射局部组织产生无菌性炎症可使脱垂黏膜黏附、固定于肛周组织。此手术副作用小，效果好。有报道称此手术总有效率高达96.82%，但缺乏远期疗效观察研究。前两种药物可注射入血管或黏膜下，有效避免感染、坏死出血等并发症，临床应用安全性更高，且可重复使用、治疗；消痔灵严禁注射血管，注射前需回抽无血方可推注（图2-6-5）。

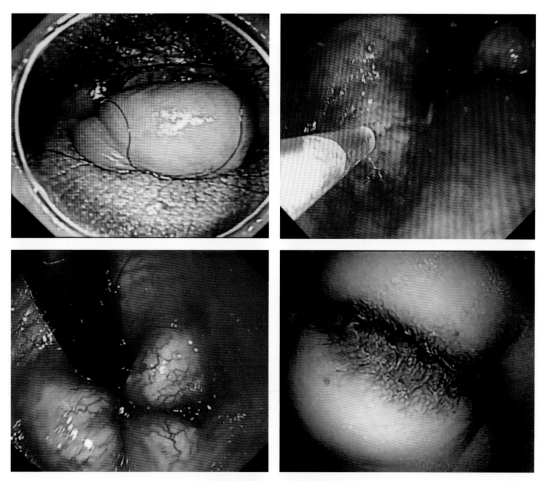

图2-6-5　聚桂醇泡沫注射治疗直肠黏膜脱垂

注射疗法适应证为黏膜松弛型内脱垂，禁忌证为伴有急、慢性肠炎和腹泻者。

对于脱垂较重的患者，单纯注射不能达到固定防脱的目的，还可采用套扎疗法、EMR/ESD、外科手术等方法的基础上配合使用硬化剂。需要术前与患者沟通的是，直肠脱垂治疗后有一定复发率，因此需要结合患者情况，辨证施治，加强随访。

四、结肠血管病变

结肠血管病变包括结肠静脉曲张、血管畸形、放射性炎等均可出现不同程度的血便，且与排便有一定关系，内镜下表现为程度不等的血管增粗、迂曲，在大便干燥、用力排便后可发生鲜红色血便，部分血管畸形患者有遗传倾向，诊断需结合病史和内镜检查，必要时可行选择性血管造影或放射性核素检查。

（一）结直肠静脉曲张

结直肠静脉曲张是导致下消化道出血的罕见原因，所报道病例的年龄从5岁到80岁不等，男女发病率无明显差异，而且66%的静脉曲张发生于左半结肠即肠系膜下静脉分布的区域，约26%的静脉曲张发生于肠系膜上静脉分布的区域，其余病例则呈散在分布。大约有75%的病例继发于门静脉高压，而绝大多数门静脉高压是由于肝硬化所致。肝硬化患者由于门静脉高压致侧支循环开放，出现食管-胃底静脉和腹壁静脉曲张及痔静脉扩张，但结肠静脉曲张却非常少见，原因可能是冠状-奇静脉吻合系统非常丰富而且发育良好，比结肠静脉系统分流了更多的血流，只有极少数人由于先天解剖因素，结肠静脉系统分流了更多的血流出现了结肠静脉曲张。

结肠静脉曲张的临床表现多为腹痛、便血，亦可无任何症状，便血多为长期反复发作，呈暗红色或鲜红色。有一半病例病程超过1年。诊断方法有两种，钡剂灌肠检查和结肠镜检查。用钡剂灌肠方法检查结肠静脉曲张是不现实的，因静脉曲张常与肠腔内小气泡、粪块或息肉混淆。结肠镜是发现静脉曲张的最有效方法，但需注意的是单个曲张静脉有时易与小息肉混淆，如盲目活检，后果是严重的；出血时做肠镜检查有时破裂后的曲张静脉塌陷不易发现，宜在出血间歇期反复检查。

目前，治疗结肠静脉曲张的方法有四种，包括保守治疗、内镜治疗、局部手术切除和门静脉系统的介入栓塞治疗。其中内镜下治疗可采用硬化剂聚桂醇注射或套扎治疗，聚桂醇可用于曲张静脉的硬化治疗，处理出血和预防出血，具体用法同食管静脉曲张。治疗原则方面：对无症状的病例，如静脉曲张位于右半结肠可先随访观察；如位于左半结肠，因粪便硬结摩擦关系曲张静脉易破裂出血，故宜尽早内镜治疗、手术治疗或栓塞治疗；如呈散在分布则以保守治疗为主（图2-6-6）。

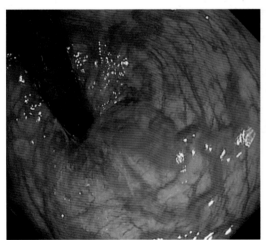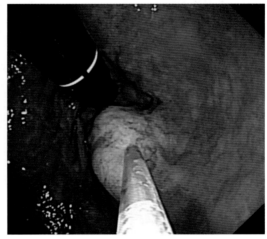

图2-6-6　直肠静脉曲张和内镜下硬化治疗

（二）结肠血管畸形

目前发病机制尚不明了，可能为后天获得性血管退行性变、先天性血管发育异常以及与慢性的黏膜缺血有关，60岁以上的老年人多见。结肠血管畸形为结肠血管发育异常，正常黏膜和黏膜下畸形小血管发生的扩张性病变，表现为血管壁变薄、血管扩张，临床特征为迁延性、隐匿性、反复性出血，不易诊断。结肠血管畸形致下消化道出血占3%～40%。包括动静脉血管畸形、毛细血管扩张、血管瘤、血管发育不良等。

1. 结肠动静脉血管畸形　结肠血管畸形好发于右半结肠，左半结肠较少见。临床表现为鲜血便或暗红色血便，或伴不同程度的贫血。诊断主要依靠血管造影和结肠镜检查，肠镜下结肠黏膜血管表现为小的斑片状、点状或蜘蛛痣样粗大畸形扩张，或见活动性出血或血痂附着。根据临床表现和镜下形态分为表浅蜘蛛样出血型、云雾状出血型，片状出血型、多灶出血型和血管瘤样出血型。

治疗可选择内镜、激素治疗及手术切除。对于较表浅的蜘蛛样出血型、云雾状出血型或多灶出血型可采用氩激光治疗，片状出血型和蜘蛛样出血型可行电凝治疗，大片状出血型或小的血管瘤样出血型可行内镜下注射治疗，较大血管瘤样出血可行钛夹夹闭血管。其中，内镜下注射治疗建议采用硬化剂黏膜下注射或缓慢血管内注射，使畸形血管发生机化或血管内皮纤维化达到止血目的。需要了解的是，动静脉血管畸形，动脉与静脉之间形成短路，此类病变血管压力较高，注射时不宜压力过高、速度过快，可有效避免聚桂醇逆行进入动脉，造成动脉内膜损伤、局部肠黏膜缺血，严重者可能发生的坏死、感染、穿孔等情况。

2. **结肠毛细血管扩张**　结肠毛细血管扩张症是一种不同于血管瘤的非肿瘤性胃肠道血管畸形。多发于老年人，可能是60岁以上老年人复发性下消化道出血最常见的原因，对无明显常见病因（如肿瘤、息肉和憩室等）的反复便血患者（尤其是中老年患者）应考虑此病的可能性。

该病变多发生于右侧结肠，尤其是盲肠，偶累及左半结肠和回肠。原因可能与肠壁张力相关。在肠腔压力相等的前提下，直径大的肠腔张力最大，最易发病，故升结肠和盲肠最易受影响。按MOORE分类属于肠道血管畸形3型中的孤立型，结肠镜下表现为点状、斑片状、蜘蛛痣样鲜红色病变或向周围放射状扩张的毛细血管丛，直径一般小于5mm，很少超过12mm；单发或多发，边界清楚或模糊，扁平或稍隆起；形态多表现为黏膜毛细血管弥漫性扩张，呈圆形或条状毛细血管局限型扩张，以及呈放射状血管扩张；病变可累及一个或几个肠端，伴有或不伴有活动性出血。结肠毛细血管扩张的内镜表现见图2-6-7。

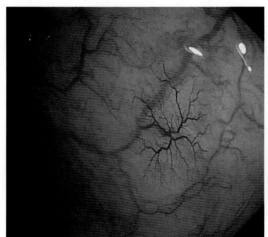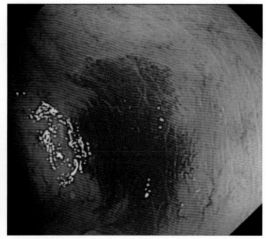

图2-6-7　结肠毛细血管扩张

结肠毛细血管扩张易与内镜检查造成的黏膜擦伤相混淆。因此，在行内镜操作时需小心，尽量少注气，少抽吸，避免因医源性肠壁损伤干扰诊断，在同一部位发现类似病变则可确诊。

大部分患者无症状、无需治疗，平时注意观察大便颜色，定期复查血常规、便潜血等指标即可。当毛细血管破裂时，根据出血量大小可表现为便潜血阳性、黑便和血便等。病情多有自限性，极少数为大出血。出血原因可能为血管内压力增高或肠内容物摩擦损伤导致薄壁的毛细血管破裂。出现消化道出血后主要以止血等对症治疗为主。反复出血、病灶局限的患者可行内镜下止血，包括APC止血、硬化剂多点注射等，使畸形血管周围纤维化，压迫血管达到止血目的，并且硬化剂损伤血管内皮细胞，促进血栓形成并产生无菌性炎症反应，促使结缔组织增生、纤维化，使畸形血管萎缩、消褪。内镜治疗有方便、创伤小和并发症少等优点，特别适用于伴有心肺功能不全、不能耐受外科手术的老年患者。对于反复大量出血、扩张部位较局限的患者，可行外科手术治疗，将病变肠管切除。

3. 血管瘤　根据血管瘤内的血管形态分为毛细血管瘤、海绵状血管瘤和混合型，其中海绵状血管瘤最为常见。

海绵状血管瘤由囊性扩张的薄壁的静脉血管构成，大多数的静脉血管呈海绵状，故而得名海绵状血管瘤。肠道海绵状血管瘤50% ～ 70%侵犯直肠和乙状结肠，就诊年龄多为青年，临床主要表现为反复无痛血便，出血量不一。由于本病少见，发病时症状不典型，易误诊为内痔、溃疡性结肠炎、腺瘤样息肉或平滑肌瘤等。

腹部平片是诊断结直肠弥漫性海绵状血管瘤的重要方法，多数患者可见腹盆部相互紧密排列的静脉石，随着CT、MRI和肠镜技术的普及，腹部平片诊断价值逐步被取代。CT往往可见明显增厚的肠壁和扩张的结直肠旁血管，病变肠管旁可见明显钙化的静脉石（图2-6-8）。静脉石是海绵状血管瘤的特征性征象，26% ～ 50%的成年海绵状血管瘤患者有静脉石。MRI可见病变肠管或肠系膜大量不规则异常信号灶，肠壁增厚，增强扫描见病灶不均匀强化。DSA可以确定血管瘤的供血动脉，急性失血可见明显对比剂渗漏，慢性失血动脉期往往可见小囊状对比剂滞留影，静脉期可见多发迂曲扩张静脉影。

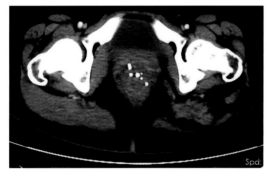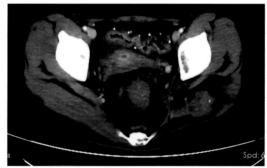

图2-6-8　直肠海绵状血管瘤患者的腹部增强CT（可见静脉石）

肠镜可见病变肠管黏膜表面呈蓝紫色迂曲及结节，靠近病变范围的肠管黏膜充血水肿，可见明显分界，从而确定病变范围（图2-6-9）。超声肠镜可见肠壁弥漫性增厚，血供异常丰富，肠周大量静脉血管丛迂曲扩张，部分肠壁因静脉石存在呈多发点状高回声。肠道海绵状血管瘤如盲目活检可能诱发大出血，需谨慎。

以往的治疗中，肠道血管瘤需要手术切除病变的肠段。近年来，随着消化内镜技术的进展，尤其是硬化剂聚桂醇在出血性静脉疾病的应用，使得许多患者免于手术切除、术后造瘘等情况的发生，不仅有利于维护患者生理解剖结构的正常，同时通过微创治疗极大地减少了患者的痛苦、节约了医疗资源。而海绵状血管瘤作为血管瘤样型中的亚型，并发出血时同样采用单独硬化剂注射或硬化剂联合组织胶注射治疗，可促进血管炎症实变，效果确切，目前已经广泛用于静脉曲张和血管畸形并发出血的治疗。内镜下微创介入发挥了显而易见的作用，替代了既往的外科手术切除，且操作简单、副作用小，值得在临床广泛推广。

肠道海绵状血管瘤的硬化剂注射，可选择病变区域相对中心的位置或大部分血管的起源处给予穿刺，助手护士可给予连接注射针的注射器持续负压，当看到注射针内回血时，推注聚桂醇注射液，可加用美蓝染色显影，使无色透明的聚桂醇具有可视性，并可追踪其流向（图2-6-10）。聚桂醇单次注射剂量不超过35ml，单点注射以覆盖所选血管所有分支为宜。因肠道海绵状血管瘤范围较广泛，治疗时建议先评估出血风险，按照风险由高到低降级进行处理，序贯治疗（图2-6-11）。

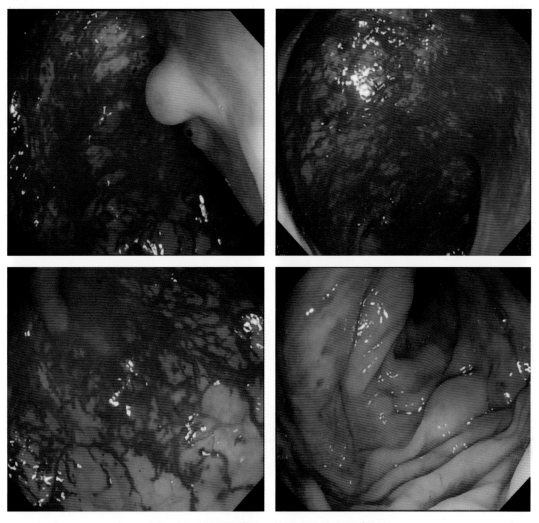

图2-6-9　直肠海绵状血管瘤患者的结肠镜表现

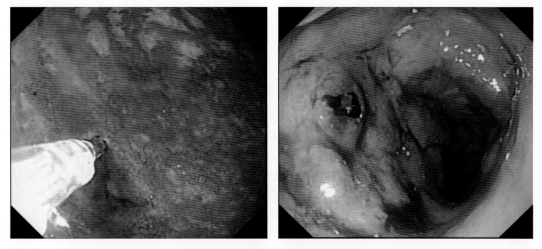

图2-6-10　肠镜下聚桂醇硬化治疗

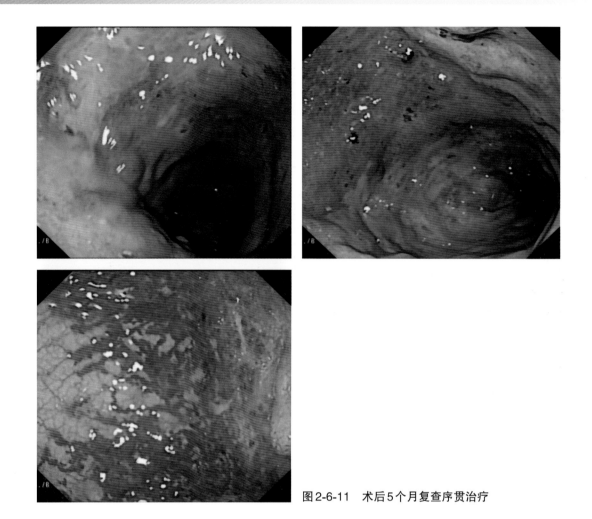

图2-6-11　术后5个月复查序贯治疗

4. 肠道血管发育不良　血管发育不良（angiodysplasia, AD），是肠道血管畸形中最常见的类型，也是不明原因消化道出血主要原因之一。肠道血管发育不良是指肠道黏膜及黏膜下层可见的扩张、膨大、迂曲且直径＜10mm的异常血管，组织学上，受累血管有内皮被覆，外层仅有少量甚至没有平滑肌，由于其病灶小而临床缺乏特异性症状和体征，诊断相对困难。

肠道血管发育不良的病因和发病机制尚不明确，多数认为属于老年退行性病变。肠道血管发育不良好发于盲肠和右半结肠。由于升结肠和盲肠肠壁管径大且壁薄，肠壁张力最大，肌收力最强，压迫黏膜下小静脉最显著，从而导致黏膜下血管扩张和肠道血管发育不良的发生。

患者的主要临床表现为消化道出血和继发性贫血。随着年龄的增加，该病的发病率逐渐增加，大部分患者在60～90岁时才被诊断。肠道血管发育不良的临床特征可总结如下：①病程长者居多，最长可达几十年；②出血形式多样化，可表现为急性大出血，也可表现为反复间断出血和慢性少量出血；③大部分为自限性或经药物保守治疗可暂时停止；④未出血时几乎无阳性症状和体征。

临床上对此类疾病的诊断主要是通过消化内镜、影像学、血管造影等方法并结合其临床特征来诊断。血管发育不良的主要内镜特征表现如下：病变范围较小，为0.2～1.0cm，平坦或轻度隆起于黏膜表面，病变从中心血管向外呈放射状或齿状扩张，樱红色，多见于结肠。内镜不仅是诊断血管发育不良的主要方法，还可进行内镜下治疗。

林庚金根据血管发育不良在内镜下的特点将其分为3种类型，见表2-6-1。

表2-6-1　内镜下血管发育不良的分型

分型		内镜特点
Ⅰ型（局限型）	Ⅰa型	病变与周围正常黏膜分界清楚，呈局限性血管扩张，其中区域内血管扩张
	Ⅰb型	蜘蛛痣样血管扩张
Ⅱ型（弥漫型）		病变与周围正常黏膜分界不清，呈弥漫性，血管扩张范围广泛，色泽鲜红
Ⅲ型（血管瘤样改变）		病变与周围正常黏膜分界清楚，呈蓝紫色团块，稍隆起于黏膜面

　　肠道血管发育不良的治疗主要根据出血的严重程度分级对待：对于无症状或未来出血风险低的患者，一般不治疗；对于隐匿性消化道出血的患者，一般需要治疗，治疗方式的选择要根据病变的位置、大小、数量及失血的严重程度；对于显性出血的患者，一般建议治疗。内镜下治疗方式有氩离子凝固术（APC）、金属钛夹、硬化剂聚桂醇注射和套扎治疗等。其中硬化剂聚桂醇注射的方法为：在发育不良的血管病变基底部或周边注射聚桂醇，一般选择少量多点，黏膜下或血管内注射均可，通过聚桂醇对血管内皮细胞的无菌性炎症，达到闭合血管、纤维化，从而减少出血或避免再出血。

五、肛裂

　　肛裂（anal fissure）是一种常见的肛门直肠疾病，流行病学调查显示该病发病率较高（2%），占肛肠疾病的15%～22%，在肛直肠疾病中发病率仅次于痔疮，好发于年轻人（青少年），有15%的产妇会出现肛裂，女性多于男性。肛裂是指齿线以下肛管皮肤上的非特异性放射状纵行裂口或溃疡，一般呈梭形或椭圆形（图2-6-12），长0.5～1.0cm，以排便时和排便后的肛门撕裂样疼痛疼痛为主要表现和重要的临床特征，疼痛剧烈时难以忍受，可伴有局部瘙痒、便秘和便鲜血，严重影响患者生活质量，需要按急症处理。90%的肛裂位置在肛管后正中线，其次是前正中，女性常前后同时发病，两侧肛裂者少见。

（一）肛裂的病理

　　肛管齿状线以下至肛缘的线性溃疡是肛裂的主要病理改变，肛门内括约肌的高张力或痉挛以及局部缺血是引起肛裂的主要病理因素，典型的肛裂病理改变有6种：肛管上梭形裂开的溃疡；哨兵痔；裂口上端肥大的肛乳头；位于裂口下的潜在性皮下瘘管；肛管狭窄；肛管紧锁状态。

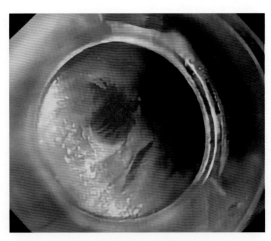

图2-6-12　肛裂

（二）肛裂的分类

按照病情缓急，肛裂有如下分期。

1. 急性期肛裂　又称早期肛裂，病程短，仅在肛管皮肤上有一较浅的新鲜梭形裂口，创缘软而整齐，无瘢痕和慢性溃疡形成，疼痛较轻。

2. 慢性期肛裂　又称陈旧肛裂，病程长，反复发作，裂口已成较深的梭形溃疡，边缘增厚，质硬不整齐，基底有梳状硬结，裂口上端可伴有肛窦炎、肛乳头肥大，下端可伴有增生外痔和潜行性窦道，疼痛剧烈且持续时间长，并呈周期性。

（三）肛裂的症状

肛裂的典型症状是便血、疼痛及便秘，三者互为因果。便秘时如大便干硬，可加重肛管撕裂，使疼痛加重、出血增多；疼痛加重和出血量增多则使患者畏惧排便而久不如厕，结果又使便秘加重，如此便形成恶性循环，从而使裂伤久不愈合。肛裂的疼痛为周期性发作的排便时疼痛，早期肛裂的疼痛部位局限在肛管，为排便时一过性，便后可即刻缓解。陈旧性肛裂引起的疼痛可放射至臀部，强烈持续性疼痛，可长达数小时至1天，形成所谓特征性的肛裂疼痛周期，即便时疼痛，便后疼痛间歇性减轻，但稍后再次出现并且较前明显加重的疼痛。其中便时疼痛是由大便直接刺激或损伤裂口导致；便后大便刺激消失可出现间歇性减轻；疼痛再次出现则是因粪便刺激溃疡底部暴露的内括约肌纤维，使括约肌不自主收缩、痉挛，肛管最大静息压升高，导致局部缺血性循环障碍而形成；因局部循环障碍又可加重括约肌痉挛、升高最大静息压使疼痛进一步加重，从而导致"痉挛－缺血－加重痉挛"这一恶性循环的发生。这种剧烈的疼痛称为括约肌收缩痛，可持续数小时，重者可至10余小时，当括约肌因长时间收缩而疲劳松弛后，疼痛才能逐渐缓解。

（四）肛裂的治疗

对于急性期肛裂的治疗，重点是止血和镇痛。内镜下治疗可选用聚桂醇与美兰混合，一般10ml聚桂醇与0.1～0.15ml的美兰（0.2%）混合后注射，沿肛裂周围做扇形注射，可在有效止血的同时，对局部神经进行阻滞，缓解疼痛，使病变得以愈合（图2-6-13）。美兰局部注射可作用于神经末梢，损害末梢神经髓质，此为神经阻滞作用。新生的髓质约于30日后修复完毕，恢复神经功能。

慢性肛裂，局部组织粘连、纤维化，内镜下硬化治疗难以取得效果，可考虑EMR/ESD切除病变及周围纤维化组织，或外科手术治疗。

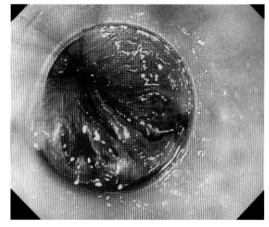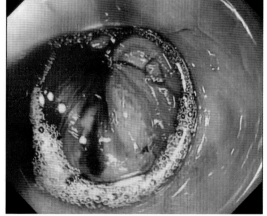

图2-6-13

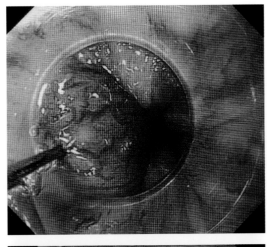
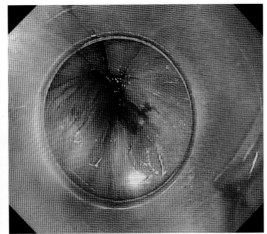
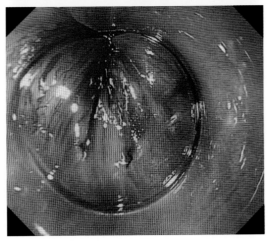

图2-6-13 内镜下肛裂聚桂醇硬化治疗术（续）

参 考 文 献

［1］李志，贺平. 直肠黏膜脱垂的治疗进展［C］. 2015. 398-403.

［2］安阿玥. 肛肠病学［M］. 3版. 北京：人民卫生出版社，2015：169.

［3］周维模，李强辉. 小儿直肠脱垂诊治进展［J］. 临床医药文献电子杂志，2019，6（63）：196-197.

［4］魏晓玲，张志谦，耿学斯. 直肠脱垂的外科治疗进展［J］. 现代中西医结合杂志，2019，28（10）：1128-1131.

［5］齐文，白红，马富明. 直肠脱垂的外科治疗进展［J］. 内蒙古中医药，2020，39（8）：156-158.

［6］吴庭伦，袁喜红. 直肠脱垂的诊疗进展［J］. 江西医药，2021，56（6）：881-885.

［7］彭慧，汪建平，杨新庆，等. 硝酸甘油软膏治疗肛裂的多中心随机对照研究［J］. 中华胃肠外科杂志，2013，16（7）：654-657.

［8］陈希琳，史大卓，段宏岩，等. 肛肠术后创面修复管理规范专家共识（2019年版）［J］. 实用临床医药杂志 2020，24（4）：1-4.

［9］中国医师协会肛肠医师分会临床指南工作委员会. 肛裂临床诊治中国专家共识（2021版）［J］. 中华胃肠外科杂志，2021，24（12）：1041-1047.

［10］贾燕，陶玉荣，王继恒，等. 结肠毛细血管扩张症88例诊治分析［J］. 中国内镜杂志，2019，25（9）：86-88.

［11］WINTER H，DRAGER E，STERRY W. Sclerotherapy for treatment of hemangiomas［J］. Dermatol Surg，2000，26（2）：105-108

［12］GROVER C，KHURANA A，BHATTACHARYA SN. Sclerotherapy for the treatment of infantile hemangiomas［J］. J Cutan Aesthet Surg，2012，5（3）：201-203.

［13］TREMBLAY A，STATHER DR，KELLY MM. Effect of repeated administration of low-dose silver nitrate for pleurodesis in a rabbit model [J]. Respirology, 2011, 16 (7): 1070-1075.

[14] GUDIONSSON H, ZEILER D, GAMELLI RL, et al. Colonic varices. Report of an unusual case diagnosed by radionuclide scanning with review of the literature [J]. Gastroenterology, 1986, 91: 1543-1547.

[15] ISBISTER WH, PEASE CW, DELAHUNT B. Colonic varices. Report of a case [J]. Dis Colon Rectun, 1989, 32: 524-527.

[16] VILLARREAL HA, MARTS BC, LONGO WE, et al. Congential colonic varices in the adult. Report of a case [J]. Dis Colon Rectum, 1995. 38: 990-992.

[17] VELLA-CAMILLERI FC, FRIEDRICH R, VENTO AO. Diffuse coloni varices: an uncommon cause of intestinal bleeding [J]. Am J Gastroen terol, 1986, 81: 492-494.

[18] SHIMIZU T, KOIKE D, NOMURA Y, et al. Colonic angiodysplasia with a huge submucosal hematoma in the sigmoid colon [J]. Case Rep Surg, 2016, 2016: 345-367.

[19] MOORE J D, THOMPSON N W, APPELMAN H D, et al. Arteriovenous malformations of the gastrointestinal tract [J]. Arch Surg, 1976, 111 (4): 381-389.

[20] DACHMAN AH, ROS PR, SHEKITKA KM, et al. Colorectal hemangioma: radiologic findings [J]. Radiology, 1988, 167: 31-34.

[21] AYLWARD CA, ORANGIO GR, LUCAS GW, et al. Diffuse cavernous hemangioma of the rectosigmoid--CT scan, a new diagnostic modality, and surgical management using sphincter-saving procedures. Report of three cases [J]. Dis Colon Rectum, 1988, 31: 797-802.

[22] DJOUHRI H, ARRIVE L, BOURAS T, et al. MR imaging of diffuse cavernous hemangioma of the rectosigmoid colon [J]. AJR Am J Roentgenol, 1998, 171: 413-417.

[23] BORUM ML. Cavernous colorectal hemangioma: a rare cause of lower gastrointestinal bleeding and a review of the literature [J]. Dig Dis Sci, 1997, 42: 2468-2470.

[24] FOUTCH PG, REX DK, LIEBERMAN DA. Prevalence and natural history of colonic angiodysplasia among healthy asymptomatic people [J]. Am J Gastroenterol, 1995, 90 (4): 564-567.

[25] JAMES MA, SAADEH AM, JONES JV. Wall stress and hypertension [J]. J Cardiovasc Risk, 2000, 7 (3): 187-190.

[26] SCHIBLER F, BORRADORI L, RAMELET AA. Subcutaneous injection of large volumes of polidocanol [J]. Dermatol Surg, 2019, 45 (3). 476-477.

[27] LIN GJ. Gastrointestinal endoscopic diagnosis and treatment of vascular malformation, 24 cases report [J]. chin J Dig, 1987, 8: 89-90.

[28] SR SDB, GAERTNER W, GLASGOW S, et al. Clinical Practice Guideline for the Management of Anal Fissures [J]. Dis Colon Rectum, 2017, 60 (1): 7-14.

第七章
内镜下内痔聚桂醇硬化治疗的护理配合

黄冬梅

工作单位：南宁市第一人民医院内镜中心

内痔是成年人最常见直肠肛管良性疾病，可分为内痔、外痔、混合痔等，发病率高达98.08%，以肛门不适、便血、痔核脱出等为主要临床症状，严重影响个人的生活和工作。

目前常用外科手术治疗方法是痔上黏膜环切术及传统硬化剂注射治疗。传统硬化剂注射是在肛镜下进行，视野受限、术者操作空间小，存在因注射位置错误导致严重并发症的风险。透明帽辅助内镜下硬化剂治疗术（CAES）用前端带透明帽的胃镜替代肛镜。在内镜顶端安置常规透明帽，可获得优化的观察及最佳的操作视野，在此条件下进行硬化剂注射，可以较好地保证注射位置的准确性和硬化剂用量的适当性，有效地减少了传统肛镜下硬化剂注射存在的风险，具有微创、显效及并发症低等特点（图2-7-1）。笔者医院于2019年开始开展透明帽辅助内镜下内痔聚桂醇硬化治疗，取得较好的效果，现报道如下。

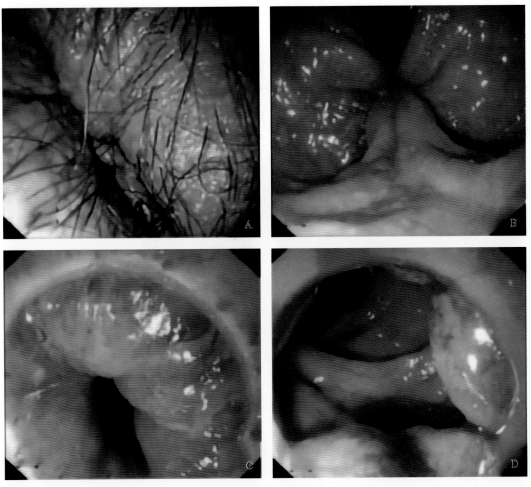

图2-7-1

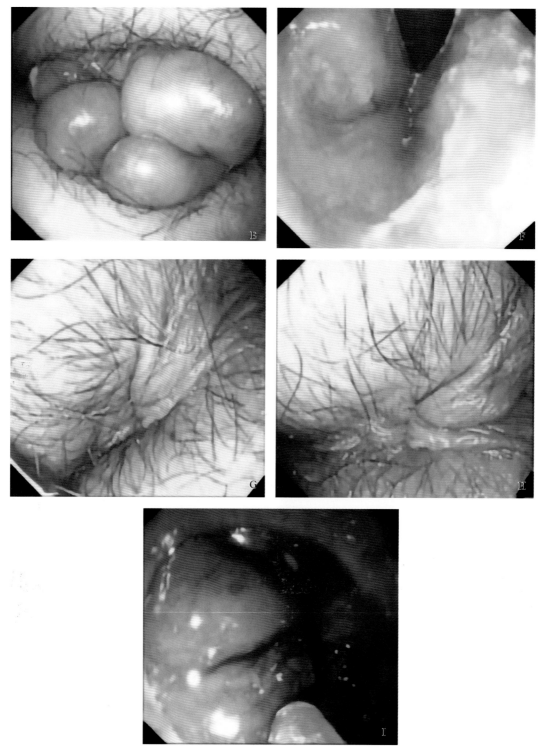

图2-7-1　内镜下内痔的临床表现及硬化治疗（续）

注：A～D.出血性内痔；E～H.脱垂性内痔；I.内镜下聚桂醇硬化治疗。

一、资料与方法

（一）一般资料

笔者医院2020年10月至2021年4月收治Ⅱ～Ⅲ度内痔出血患者90例，行内镜下聚桂醇硬化治疗，患者年龄25～83岁，平均（48.2±13.7）岁，其中男性51例，女性39例。纳入标准：患者经结肠镜检查确诊为内痔；患者内痔分度为Ⅱ～Ⅲ度；近期内均伴有内痔反复出血或肛门不适、影响生活工作；自愿做透明帽辅助内镜下内痔硬化治疗。患者对本次研究内容知情并签署知情同意书。禁忌证：有内镜检查诊断为内痔Ⅳ度，合并溃疡性结肠炎、克罗恩病合并肛门病变、齿状线区合并溃疡、直肠、肛门急性炎症、明显凝血功能障碍，免疫缺陷以及妊娠者不纳入本研究；所有病例均排除患严重心、肺及其他系统严重疾病致不能耐受无痛肠镜检查。

（二）术前准备

1. **术前器械、物品准备**　内镜选择富士能7000带附送水功能的治疗型电子胃镜。胃镜弯曲前端较短，操作灵活，方便反转倒镜治疗及各种治疗附件的安装和使用，同时能减少使用肠镜反转倒镜时的并发症。使用普通肠镜只用于顺镜诊疗操作。内镜专用注水泵、二氧化碳泵、注射针选择一次性使用内镜注射针（25G，直径2.3mm针尖长为8mm），选择医用透明黏膜吸套。其他使用物品有麻醉机、氧气、负压吸引器、心电监护仪、注射器、0.9%生理盐水、止血剂、急救车等，检查各种配件并确保完好处于备用状态。

2. **药品准备**　聚桂醇注射液、亚甲蓝注射液。

（三）术前患者的准备

1. 患者需要提前完成心电图、血常规、胸片、出凝血时间等，同时签署内镜检查及治疗同意书。拟行无痛诊疗的患者，由麻醉医生进行评估，确保手术顺利完成。

2. 所有3年内未行全结肠镜或结肠疾病高风险病人推荐全结肠镜检。

3. 检查前做好充分的肠道清洁准备。良好的肠道清洁准备是发现结直肠肿瘤和其他肠道疾病，更重要的是减少内痔硬化术后的并发症发生、提高患者术后舒适度的重要措施，肠道准备按照指南操作进行。

4. 指导患者肠道清洁。检查当天5：00时口服和爽溶液2000ml，做好肠道清洁，术前6小时禁固体食物，术前2小时禁清流质。慢性便秘患者术前两天口服乳果糖溶液等缓泻剂。并采用图片对比方法，将肠道准备结果分为"差、较差、较好、好"4个等级，术前肠道清洁度评估为"较好"及"好"等级可以进行治疗。无需行全结肠镜检查或需要紧急治疗的患者，根据其排便习惯和操作类型，分别可考虑：①缓泻剂准备肠道。②术前灌肠。③术前排便。

5. 术前护士协助患者取左侧位，建立静脉通道，给予吸氧、行心电监测、血氧饱和度监测；正确安装内镜并连接好各种管道，使内镜处于正常工作状态。协助医生以无菌纱布块取肠道润滑剂予以肛门指检，同时对结肠镜前端插入部进行润滑。

（四）护理配合方法

完成结肠镜检查，若有息肉则配合医生行息肉切除术后再接受内痔硬化治疗。完成肠道检查后，在肠镜头端或者更换胃镜并安装好透明帽。协助医生重新进镜至肛门后在反身镜下对内痔情况进行观察，以便对硬化剂注射剂量进行判断。

（五）泡沫硬化剂的制作准备

聚桂醇注射液在内痔硬化治疗中可以使用原液，硬化剂原液每点注射剂量0.5～1.5ml，一次治疗硬化剂总量通常不超过10ml。过量注射硬化剂容易导致直肠或肛门深溃疡、术后疼痛等并发症（图2-7-2），也可以制备成泡沫硬化剂使用。泡沫硬化剂泡沫细腻均一、维持时间更长久、在药效增强的同时更能减少药物的毒性不良反应及引发的并发症。

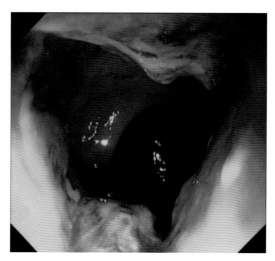

图2-7-2　过量注射硬化剂导致直肠或肛门深溃疡形成

1. 制作泡沫硬化剂时护士给每支聚桂醇注射液内加入0.05ml亚甲蓝注射液作为示踪剂。然后按照1.0%聚桂醇注射液与气体混合1∶1的比例，将分别抽吸好3ml聚桂醇注射液及抽吸3ml空气的带螺旋口的注射器连接到三通阀上拧紧。

2. 将连接好三通阀的两个注射器反复推送10次，然后将三通管阀门方向大约调小1/3后再反复推送注射器10次即可以获得浓郁细腻的泡沫硬化剂，将配置好的聚桂醇泡沫硬化剂连接注射针后进行排气备用。

（六）内痔硬化治疗术配合

1. 医生进镜后护士将连接好泡沫硬化剂的注射针递给医生插入内镜活检孔管道，此时注射针针尖务必退至注射针塑料外管鞘内，避免注射针针尖损伤内镜钳道管腔，当注射针塑料外鞘管露出内镜前端时再将注射针回收到钳道内，此时医生再调节镜身为反身镜位或者顺镜，注气后充分暴露视野及齿状线，同时协助医生固定内镜，防止滑脱。

整个过程需熟练内镜护士两人，一人负责双手持结肠镜，力求镜下视野清晰，稳定，注射部位充分暴露，必要时旋镜配合注射（图2-7-3）。

另一人负责用10ml注射器抽取聚桂醇，50ml注射器抽取生理盐水及去甲肾备用，操作时把握好注射针出、收针速度，出、收针指令必须准确、迅速，推注力度适中，关注药液推注是否顺畅是否有阻力，随时报告注射量。

2. 医生选取痔核最明显处，将痔核暴露于内镜视野6点位置，护士根据医生指令推出注射针及针尖，进针角度与肛门内侧壁保持30°～45°直视下穿刺注射点，穿刺成功时有落空感，进针约

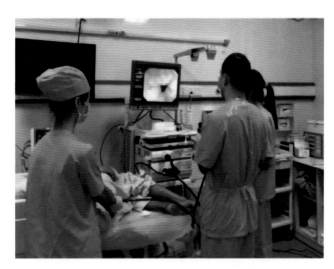

图2-7-3　内镜下内痔硬化治疗的护理配合

0.5cm进行注射，推注聚桂醇泡沫硬化剂至黏膜充分膨胀，微血管显露，颜色变为苍白色，一般每个注射点剂量为0.5～2.5ml，每注射0.5ml向医生报告一次硬化剂用量，并严密观察硬化剂的弥散范围，配合护士注意边匀速注射边退针，避免将硬化剂同时注射在一处组织，易造成硬结，进而黏膜溃烂，严重的形成瘘道。同时掌握针头方向，避免针头移位，导致穿刺过深药液外渗及出血，影响镜下视野。注射完成后暂不拔针，注射针头停留黏膜下30～60秒后将针回收至塑料外鞘管内，利用注射针鞘管头部或内镜透明帽对穿。

刺点压迫15～20秒进行止血处理。完成一处痔核注射治疗观察无出血后情况，可继续以上步骤治疗下一个痔核。

3. 每个病人泡沫硬化剂注射总量控制＜20ml。对痔核较大且伴有活动性出血的内痔，可适当增加注射点。整个过程需要2位熟练的内镜护士相互紧密配合医生完成操作全过程。其中一名护士制作泡沫硬化剂协助医生固定内镜位置、另外一名护士配合医生进行注射。配合过程中护士必须必须做到轻、稳、准、快，控制好内镜注射针进出速度，并对注射量、注射速度、阻力感觉进行随时报告。按照医生正确指令出、收针，适当控制推注药物的力度，以免压力过大引起药液外渗，对推注药液通畅与否进行观察，同时对药液是否准确注射至痔核内进行判定。

4. 注射结束后退镜观察，配合护士用手指按摩肛门内侧，使硬化剂弥散均匀，并为下一步是否进行套扎治疗做准备。

（七）术后护理

术后当晚尽量卧床休息，选侧卧位，避免直立或平卧位，减少注射部位受压。指导患者便后用湿毛巾轻轻擦拭肛周，术后每天用康复新液坐浴1～2次，保持肛门清洁、干燥；注意观察便后有无渗血，嘱患者一周内避免剧烈运动，忌久蹲久坐。术后当天吃易消化、质软、保持饮食清淡忌辛辣刺激食品食物。注意多休息，有充足的饮水量；3天内需少渣饮食、软化大便、保持大便通畅。特别是对便秘的患者，术后72小时遵医嘱服用乳果糖，每天3次，1次10ml，连续3～5天，但也注意动态调整乳果糖药量不能过大，避免大便次数过多，引起肛门脱垂。必要时局部使用痔疮膏或痔疮栓以促进恢复。向患者及家属宣教疾病相关知识；教会患者及家属正确认识并发症。叮嘱患者出院后1个月回院进行复查。

（八）疗效评估

痔疮疗效评价标准。①痊愈：治疗后患者的便血、脱出、疼痛、瘙痒、黏液分泌、排便异常等症状完全或基本消失，检查痔疮时已消失。②好转：治疗后患者的前述症状有所改善，检查痔疮时已有显著减小。③无效：治疗后未能达到前述标准，或恶化。

（九）效果

90例经透明帽辅助内镜下硬化治疗术后未出现严重不良反应。3周内出血6例，止血率93.3%，1例出血患者需再行第二次内镜下硬化剂注射治疗，其余患者未进行特殊处理出血自行停止。止血率为100%；术后1周内患者无腹痛、发热、尿潴留，14例患者肛门坠胀感；8例出现肛门疼痛感，便后不适18例，部分患者局部使用痔疮膏或痔疮栓后缓解，其余患者症状在1周内自行缓解。术后随访12周，便血0例、肛周痛0例、便后不适0例、腹痛0例、发热0例、尿潴留1例，并发症发生率极低。手术顺利，痊愈71例、好转19例，总有效率达100%。

（十）讨论

内痔是临床常见病之一，其发生率在近年来呈现逐年升高趋势。透明帽辅助内镜下硬化术治疗痔疮的方法是近年来新兴的一种内镜治疗术，此法具有止血率高，并发症少，手术时间短、病程短、费用少、对生活及工作影响小等优点。透明帽辅助有助于准确把控内镜操作的角度、方向和深度的需求，最大限度地避免了异位注射所致医源性损伤，患者术中出现活动性渗血时还可用透明帽压迫止血，操作方便、其重要性和便利性受到了内镜医师的重视和患者的欢迎。

聚桂醇注射液是一种安全有效的硬化剂，可迅速刺激内痔黏膜下层与痔核内的相关动静脉，进而形成血栓，达到止血目的尤其是目前使用的泡沫型聚桂醇硬化剂与传统硬化剂相比，具有制作简单、安全、可显著减少剂量；黏附性高、致密性好作用时间长；能快速诱发血管痉挛增加硬化效果；同时可视性强注射后易于控制和观察；出血率低减少拔针后出血等优点，减少了副作用的产生。所有患者在操作前务必全面掌握病情，根据痔核大小情况选择注射针。本组90例患者均选择25G，直径2.3mm针尖长为8mm的注射针，对比文献报道推荐使用的（10～20mm）的注射针更易于控制，可以避免错位注射引起的无菌性囊肿与硬结（图2-7-4）。使用短针（4mm）注射后出现黏膜下液体垫，倒镜注射后易突出肛门外形成嵌顿（图2-7-5）。

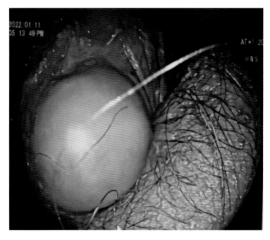

图2-7-4　内痔区域无菌性囊肿与硬结

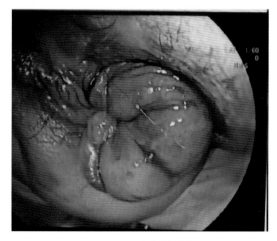

图2-7-5　嵌顿性肿块

此外，良好的术前准备，包括饮食指导、肠道清洁剂的服用指导及心理情绪的护理指导有助于进一步提高患者的依从性，从而能降低术后感染、腹胀等并发症或者伴随症状的风险。术中内镜护士熟练的业务、操作流程中精准的医护配合是决定手术成功的关键。为了避免因医护配合不当引起医疗安全事件，内镜中心通常要求具备1年以上内镜工作经验的护士配合该手术。此外医、护、患三方紧密配合也发挥重要的作用，保证了手术的顺利进行，提高了治疗效果，减轻了患者痛苦，提高了患者满意度。术后保证肛周的护理以及饮食和心理护理各项护理措施落实到位，使患者治疗依从性提高，更好地配合治疗护理，有助于减少术后不适感的发生以及缩短持续的时间。术后加强宣教，强调改变生活习惯可预防内痔复发。因此，为保证手术治疗效果，减少术后并发症发生危险，做好护理配合具有至关重要的作用，需要将护理工作贯穿整个治疗始终。

参 考 文 献

[1] 张婷，龙楚彦，崔伯塔，等. 透明帽辅助内镜下硬化术治疗痔疮的前瞻性研究（含视频）[J]. 中华消化内镜杂志，2017，34（10）：709-712.

[2] 中华医学会消化内镜学分会内痔协作组. 中国消化内镜内痔诊疗指南及操作共识（2021）[J]. 中华消化内镜杂志，2021，38（9）：676-687.

[3] 中华医学会消化内镜学分会中国消化内镜诊疗相关肠道准备指南（草案）[J]. 中华消化内镜杂志，2013，30（9）：593-595.

[4] 陈颖，陈炜，方青青，等. 透明帽辅助内镜下注射聚桂醇泡沫硬化剂治疗13例出血性内痔的临床观察 [J]. 上海医药，2020，41（9）：17-22.

[5] 沈峰，瞿春莹，张毅，等. 肠镜下泡沫硬化剂治疗出血性内痔的疗效评估 [J]. 中华消化内镜杂志，2019，36（12）：917-922.

[6] 伍间开，张端. 结肠镜下内痔硬化注射治疗的护理配合 [J]. 临床护理，首都食品与医药，2016，10：93-94.

[7] 荣荣，汪晓红. 评估透明帽辅助内镜下硬化术治疗痔疮的临床应用效果 [J]. 中外医疗，2019，29，56-58.

第三篇

肛门镜下内痔聚桂醇硬化治疗

第一章
内痔聚桂醇硬化疗法综述

杨柏霖

工作单位：江苏省中医院南京中医药大学附属医院

第一节　结、直肠与肛管解剖

一、结肠

结肠包括盲肠、升结肠、横结肠、降结肠和乙状结肠，下接直肠，其间没有明显的分界标志。成人结肠全长平均150cm（120～200cm）。结肠有3个解剖标志，即结肠袋、肠脂垂和结肠带。

1. **盲肠**　盲肠以回盲瓣为界与回肠相连接。回盲瓣具有括约功能，由于它的存在，结肠梗阻易发展为闭塞性肠梗阻。另外，保留回盲瓣的短肠综合征较已切除回盲瓣的相同长度的短肠综合征的预后好。盲肠为腹膜内位器官，有一定的活动度，其长度在成人约为6cm，盲肠过长时，易发生扭转。

2. **升结肠与横结肠**　升结肠与横结肠延续段称为结肠肝曲，横结肠与降结肠延续段称为结肠脾曲，肝曲和脾曲是结肠相对固定的部位。升结肠和降结肠为腹膜间位器官，前面及两侧有腹膜覆盖，后面以疏松结缔组织与腹后壁相贴，故其后壁穿孔时可引起严重的腹膜后感染。

3. **降结肠和乙状结肠**　降结肠和乙状结肠为腹膜内位器官，完全为腹膜包裹，是结肠活动度较大的部分，乙状结肠若系膜过长易发生扭转或排便困难。

结肠的肠壁分为浆膜层、肌层、黏膜下层和黏膜层。

二、直肠

直肠位于盆腔的后部，平骶岬处上接乙状结肠，沿骶骨、尾骨前面下行，至尾骨平面穿过盆膈与肛管相连。上部直肠与结肠粗细相同，下部扩大成直肠壶腹，是暂存粪便的部位。直肠长度为12～15cm，分为上段直肠和下段直肠，以腹膜反折为界。上段直肠的前面和两侧有腹膜覆盖，前面的腹膜反折成直肠膀胱陷凹或直肠子宫陷凹。如有炎性液体或腹腔肿瘤在此种植转移时，直肠指诊可以帮助诊断；如有盆腔脓肿，可穿刺或切开直肠前壁进行引流。下段直肠全部位于腹膜外。男性下段直肠的前方借直肠－膀胱隔与膀胱底、前列腺、精囊腺、输精管壶腹及输尿管盆段相邻。女性下段直肠借直肠－阴道隔与阴道后壁相邻。直肠后方是骶骨、尾骨和梨状肌。外科临床工作中，亦有将直肠分为上、中、下段：分别为齿状线上5cm、10cm、15cm。上段直肠癌与中下段直肠癌，在治疗方案上有所不同。

直肠的肌层与结肠相同。直肠环肌在直肠下端增厚而成为肛管内括约肌，属不随意肌，受自主神经支配，可协助排便，无括约肛门的功能。直肠纵肌下端与肛提肌和内、外括约肌相连。

直肠黏膜紧贴肠壁，黏膜在直肠壶腹部有上、中、下3条半月形的直肠横襞，内含环肌纤维，称为直肠瓣。直肠下端与口径较小且呈闭缩状态的肛管相接，直肠黏膜呈现8～10个隆起的纵行皱襞，称为肛柱。肛柱基底之间有半月形皱襞，称为肛瓣。肛瓣与肛柱下端共同围成的小隐窝，称肛窦。窦口向上，肛门腺开口于此。窦内容易积存粪屑，易于感染而发生肛窦炎。肛管与肛柱连接的部位，有三角形的乳头状隆起，称为肛乳头。肛瓣边缘和肛柱下端共同在直肠－肛管交界处形成一锯齿状的环形线，称齿状线（图3-1-1）。

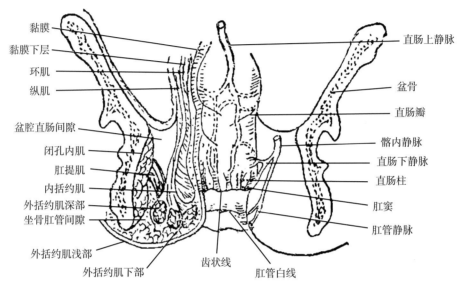

图3-1-1　直肠肛管纵剖面示意图

　　直肠系膜：指的是在中下段直肠的后方和两侧包裹着直肠的、形成半圈1.5～2.0cm厚的结缔组织，内含动脉、静脉、淋巴组织及大量脂肪组织，上自第3骶椎前方，下达盆膈。

　　肛垫：位于直肠－肛管交界处，亦称直肠肛管移行区（痔区）。该区为一环状、约1.5cm宽的海绵状组织带，富含血管、结缔组织及与平滑肌纤维相混合的纤维肌性组织（Treitz肌）。Treitz肌呈网络状结构缠绕直肠静脉丛，构成一个支持性框架，将肛垫固定于内括约肌上。肛垫似一胶垫，协助括约肌封闭肛门。

三、肛管

　　肛管上自齿状线，下至肛门缘，长1.5～2.0cm。肛管内上部为移行上皮，下部为角化的复层扁平上皮。肛管为肛管内、外括约肌所环绕，平时呈环状收缩封闭肛门（图3-1-2）。

　　齿状线是直肠与肛管的交界线。胚胎时期齿状线是内、外胚层的交界处，故齿状线上、下的血管、神经及淋巴来源都不同，是重要的解剖学标志。括约肌间沟位于齿状线与肛缘之间，是内括约肌下缘与外括约肌皮下部的交界处，外观不甚明显，直肠指诊时可触到一浅沟，亦称白线。

四、直肠肛管肌

　　肛管内括约肌为肠壁环肌增厚而成，属不随意肌。肛管外括约肌是围绕肛管的环形横纹肌，属随意肌，分为皮下部、浅部和深部。皮下部位于肛管下端的皮下，肛管内括约肌的下方；浅部位于皮下部的外侧深层，而深部又位于浅部的深面，它们之间有纤维束分隔。肛管外括约肌组成三个肌环：深部为上环，与耻骨直肠肌合并，附着于耻骨联合，收缩时将肛管向上提举；外括约肌浅部肌环为中环，附着于尾骨，收缩时向后牵拉；皮下部为下环，与肛门前皮下相连，收缩时向前下牵拉。3个环同时收缩将肛管向不同方向牵拉，加强肛管括约肌的功能，使肛管紧闭。

　　肛提肌是位于直肠周围并与尾骨肌共同形成盆膈的一层宽薄的肌肉，左右各一。根据肌纤维的不同排布分别称为耻骨直肠肌、耻骨尾骨肌和髂骨尾骨肌。肛提肌起自骨盆两侧壁、斜行向下止于直肠壁下部两侧，左右相连呈向下的漏斗状，对于承托盆腔内脏、帮助排便、括约肛管有重要作用。

　　肛管直肠环是由肛管内括约肌、直肠壁纵肌的下部、肛管外括约肌的深部和邻近的部分肛提肌（耻骨直肠肌）纤维共同组成的肌环，绕过肛管和直肠分界处，在直肠指诊时可清楚扪到。此环是括约肛管的重要结构，如手术时不慎完全切断，可引起大便失禁（图3-1-3）。

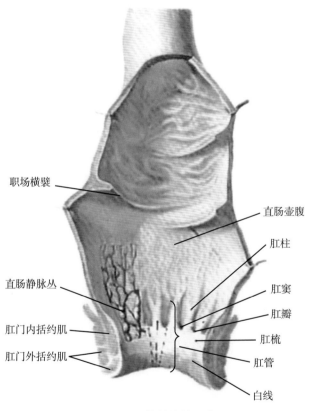

图3-1-2　肛管的结构示意图

注：肛柱，肛管内面6～10条纵行的黏膜皱襞；肛瓣，各肛柱下端之间呈半月形的粘膜皱襞，6～12个；肛窦，肛柱与肛瓣围成的小隐窝，窦口向上，深3～5mm，底部有肛腺的开口。

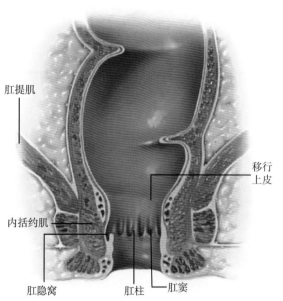

图3-1-3　直肠肛管肌示意图

五、直肠肛管周围间隙

　　在直肠与肛管周围有数个间隙，是感染的常见部位。间隙内充满脂肪结缔组织，由于神经分布很少、感觉迟钝，故发生感染时一般无剧烈疼痛，往往在形成脓肿后才就医。由于解剖位置与结构上的关系，肛周脓肿容易引起肛瘘，故有重要的临床意义。

在肛提肌以上的间隙：①骨盆直肠窝，在直肠两侧，左右各一，位于肛提肌之上，盆腔腹膜之下。②直肠后间隙，在直肠与骶骨间，与两侧骨盆直肠窝相通。

在肛提肌以下的间隙：①坐骨肛门窝（亦称坐骨直肠窝），位于肛提肌以下，坐骨肛管横隔以上，相互于肛管后相通（此处亦称深部肛管后间隙）。②肛门周围间隙，位于坐骨肛管横隔以下至皮肤之间，左右两侧也于肛管后相通（亦称浅部肛管后间隙）（图3-1-4）。

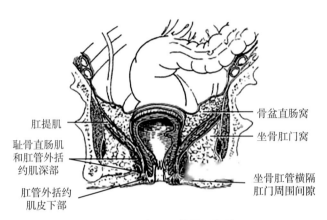

图 3-1-4　直肠肛管周围间隙

六、结肠的血管、淋巴管和神经

右半结肠由肠系膜上动脉供应，分出回结肠动脉、右结肠和中结肠动脉；左半结肠由肠系膜下动脉供应，分出左结肠动脉和数支乙状结肠动脉。静脉和动脉同名，经肠系膜上静脉和肠系膜静脉汇入门静脉。

结肠的淋巴结分为结肠上淋巴结、结肠旁淋巴结、中间淋巴结和中央淋巴结4组，中央淋巴结位于结肠动脉根部及肠系膜上、下动脉的周围，再引流至腹主动脉周围淋巴结。

支配结肠的副交感神经左右侧不同，迷走神经支配右半结肠，盆腔神经支配左半结肠。交感神经纤维则分别来自肠系膜上和肠系膜下神经丛。

七、直肠肛管的血管、淋巴和神经

1. **动脉**　齿状线以上的供应动脉主要来自肠系膜下动脉的终末支——直肠上动脉（痔上动脉），其次为来自髂内动脉的直肠下动脉和骶正中动脉。齿状线以下的血液供应为肛管动脉。它们之间有丰富的吻合支。

2. **静脉**　直肠肛管有两个静脉丛。直肠上静脉丛位于齿状线上方的黏膜下层，汇集成数支小静脉，穿过直肠肌层汇合为直肠上静脉（痔上静脉），经肠系膜下静脉回流入门静脉。直肠下静脉丛位于齿状线下方，在直肠、肛管的外侧汇集成直肠下静脉和肛管静脉，分别通过髂内静脉和阴部内静脉回流到下腔静脉。

3. **淋巴**　直肠肛管的淋巴引流亦是以齿状线为界，分上、下两组（图3-1-5）。上组在齿状线以上，有3个引流方向。向上沿直肠上动脉到肠系膜下动脉旁淋巴结，这是直肠最主要的淋巴引流途径；向两侧经直肠下动脉旁淋巴结引流到盆腔侧壁的髂内淋巴结；向下穿过肛提肌至坐骨肛门窝，沿肛管动脉、阴部内动脉旁淋巴结到达髂内淋巴结。下组在齿状线以下，有两个引流方向：向下外经会阴及大腿内侧皮下注入腹股沟淋巴结，然后到髂外淋巴结；向周围穿过坐骨直肠窝沿闭孔动脉旁引流到髂内淋巴结。上、下组淋巴网有吻合支，因此，直肠癌有时可转移到腹股沟淋巴结。

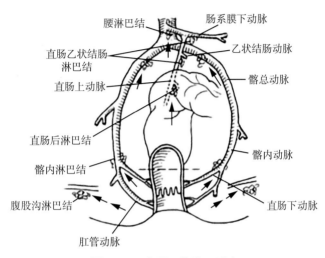

图3-1-5　直肠肛管淋巴引流

4. **神经**　以齿状线为界，齿状线以上由交感神经和副交感神经支配（图3-1-6），故齿状线以上的直肠黏膜无疼痛感。交感神经主要来自骶前（上腹下）神经丛。该丛位于骶前、腹主动脉分叉下方，在直肠固有筋膜外组合成左右两支，向下走行至直肠侧韧带两旁，与来自骶交感干的节后纤维和第2～4骶神经的副交感神经形成盆（下腹下）神经丛。骶前神经损伤可使精囊、前列腺失去收缩能力，不能射精。直肠的副交感神经对直肠功能的调节起主要作用，来自盆神经，含有连接直肠壁便意感受器的副交感神经。直肠壁内的感受器在直肠上部较少，越往下部越多，直肠手术时应予以注意。第2～4骶神经的副交感神经形成盆神经丛后分布于直肠、膀胱和海绵体，是支配排尿和阴茎勃起的主要神经，亦称勃起神经。在盆腔手术时，要注意避免损伤。

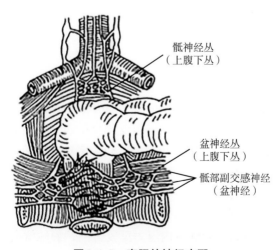

图3-1-6　直肠的神经支配

齿状线以下的肛管及其周围结构主要由阴部神经的分支支配（图3-1-7）。主要的神经分支有直肠下神经（肛神经）、前括约肌神经、会阴神经和肛尾神经。直肠下神经的感觉纤维异常敏锐，故肛管的皮肤为"疼痛敏感区"。肛周浸润麻醉时，肛管的两侧及后方要浸润完全。

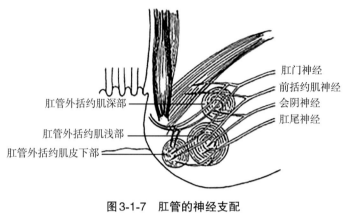

肛门神经
前括约肌神经
会阴神经
肛尾神经

肛管外括约肌深部
肛管外括约肌浅部
肛管外括约肌皮下部

图3-1-7　肛管的神经支配

第二节　结肠、直肠和肛管的生理功能

结肠的主要功能是吸收水分，储存和转运粪便，也能吸收葡萄糖、电解质和部分胆汁酸。吸收功能主要发生于右半结肠。此外，结肠能分泌碱性黏液以润滑黏膜，也分泌数种胃肠激素。

直肠有排便、吸收和分泌功能。可吸收少量的水、盐、葡萄糖和一部分药物，也能分泌黏液以利排便。

肛管的主要功能是排泄粪便。排便过程有着非常复杂的神经反射。直肠下端是排便反射的主要发生部位，是排便功能中的重要环节，在直肠手术时应予以足够的重视。

第三节　内痔的结构及发病机制

一、疾病的发病原因

据有关普查资料表明，肛门直肠疾病的发病率为59.1%，痔占所有肛肠疾病的87.25%，而其中又以内痔最为常见，占所有肛肠疾病的52.19%。男女均可得病，女性的发病率为67%，男性的发病率为53.9%；任何年龄都可发病，其中20～40岁的人较为多见，并随着年龄的增长而逐渐加重，故有"十人九痔"之说。英、美等国的学者称痔为Hemorrhoids或Piles，前者是以出血为临床特征命名的，后者是从痔的外形似球而命名的，泛指内外痔。目前，英国学者多称痔为Piles，美国学者则称为Hemorrhoids。

通常当排便时持续用力，造成此处静脉内压力反复升高，静脉就会肿大。妇女在妊娠期，由于盆腔静脉受压迫，妨碍血液循环常会发生痔疮，许多肥胖的人也会罹患痔疮。如果患有痔疮，肛门内肿大扭曲的静脉壁就会变得很薄，因此排便时极易破裂。内痔是长在肛门管起始处的痔，如果膨胀的静脉位于更下方，几乎是在肛管口上，这种曲张的静脉就叫外痔。外痔有时会脱出或突现于肛管口外。但这种情形只有在排便时才会发生，排便后它又会缩回原来的位置。无论内痔还是外痔，都可能发生血栓。在发生血栓时，痔中的血液凝结成块，从而引起疼痛。痔是直肠末端黏膜下的静脉丛发生扩大、曲张所形成的柔软静脉团。痔是最常见的肛肠疾病，随着年龄的增长其发病率增高。痔是人体的正常结构，根据发生部位可将痔分为内痔、外痔和混合痔。在肛门齿状线以上，黏膜下的痔上静脉丛发生扩大和曲张所形成的静脉团称为内痔（图3-1-8），是肛门直肠最常见的疾病，好发于截石位的3、7、11点处，称为母痔区，其余部位发生的痔均称为子痔。

内痔由内痔血管丛组成，外痔则由外痔血管丛组成。内痔是肛垫的支持结构、静脉丛及动静脉吻合支发生病理性改变或移位。内痔血管丛位于黏膜下齿状线上方，从解剖学肛管的上边缘（齿状线）延伸到外科肛管的上边界（肛直肠线），其表面由过渡性柱状上皮覆盖，可分泌黏液，并且不受内脏疼痛神经纤维支配。

目前内痔的病因未完全明确，主要与以下因素有关。

1. **肛垫下移**　肛垫主要起闭合肛管作用，排便时主要受到向下的压力，被推向下，排便后借其自身的收缩作用，缩回肛管内。但是，由于多种因素，如不良饮食习惯导致肛垫弹性回缩作用减弱，肛垫充血、下移而形成痔。肛垫病理性肥大，位移，肛周及皮下血管丛血流淤滞形成团块。

2. **静脉曲张**　门静脉系统及其分支直肠静脉均无静脉瓣，直肠上下静脉丛管壁薄、位置浅，末端直肠黏膜下组织松弛，导致形成肛垫主要结构的静脉丛容易出现扩张、血流淤滞和血栓形成（图3-1-9）；且直肠肛管位于腹腔最下部，易受便秘、久坐、妊娠、前列腺肥大等引起直肠静脉回流受阻因素的影响；另外，长期饮酒、进食刺激性食物可使局部充血，肛周感染、营养不良等均可诱发痔的发生。

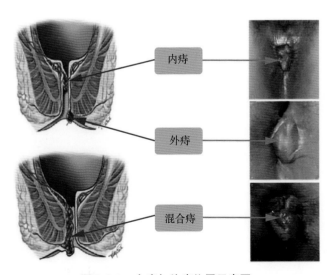

图3-1-8　内痔与外痔位置示意图

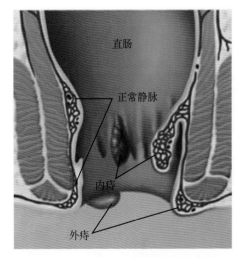

图3-1-9　内痔、外痔、与静脉曲张的关系示意图

二、内痔的分度及临床表现

内痔是肛门齿状线以上，直肠末端黏膜下的痔内静脉丛扩大曲张和充血而形成的柔软静脉团。

内痔的主要临床表现是出血、脱出、肛周潮湿、瘙痒，可并发血栓、嵌顿、绞窄及排粪困难。目前国内外最为常用的一种内痔分类方法是Goligher分类法（图3-1-10），该方法根据痔的脱垂程度将内痔分为4度（表3-1-1）：Ⅰ度表现为疼痛、出血，痔疮肉眼不可见；Ⅱ度表现为脱垂后可自行回复；Ⅲ度表现为需患者用手推回；Ⅳ度属于较为严重状态，脱垂不可恢复。

表3-1-1　内痔Goligher分度法

分度	症状
Ⅰ度	排粪时带血；滴血或喷射状出血，排粪后可自行停止；无痔脱出
Ⅱ度	常有便血；排粪时有痔脱出，排粪后可自行还纳
Ⅲ度	偶有便血；排粪或久站、咳嗽、劳累、负重时有痔脱出，需用手还纳
Ⅳ度	偶有便血；痔持续脱出或还纳后易脱出，偶伴有感染、水肿、糜烂、坏死和剧烈疼痛

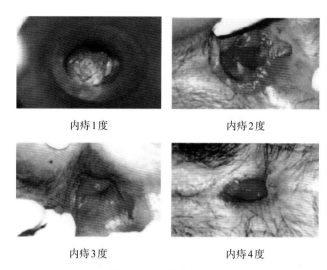

内痔1度　　　　　　　　内痔2度

内痔3度　　　　　　　　内痔4度

图3-1-10　内痔的分度

三、内痔的诊断

内痔位于肛门齿线以上，截石位于3、7、11点，无肛管皮肤，由黏膜下痔内静脉丛扩大曲张形成柔软的静脉团。内痔的诊断，主要靠肛管直肠检查。

1. **内痔的诊断先做肛门视诊**　用双手将肛门向两侧牵开，除一度内痔外，其他3度内痔多可肛门视诊下见到。对于有脱垂的人，最好在蹲下排便后立即观察，这样可以清楚地看到内痔的大小、数量和部位的真实情况，尤其是环状痔疮的诊断，更有意义。

2. **内痔诊断为直肠诊断**　内痔无血栓形成或纤维化时，不易接触，但内痔诊断的主要目的是了解直肠内是否有其他病变，尤其是直肠癌和息肉。

3. **做肛门镜检查**　先观察直肠黏膜有无充血、水肿、溃疡、肿块等，排除其他直肠疾患后，再观察齿线上部有无痔，若有，则可见内痔向肛门镜内突出，呈暗红色结节，此时应注意其数目、大小和部位。

四、内痔的治疗方法

目前临床上对痔的治疗原则为：痔无症状无需治疗，有并发症才需治疗，内痔的治疗宜重在减轻或消除其主要症状，解除痔的症状比消除痔疮更有意义。痔疮的治疗方法包括膳食和生活习惯的调整、药物治疗、手术治疗、套扎治疗、多普勒超声引导下痔动脉结扎术、物理治疗、介入栓塞治疗、硬化剂注射治疗等。

1. 膳食和生活习惯的调整　改善饮食、保持大便通畅、注意肛门周围清洁和坐浴等对各类痔的治疗都是有效的。

2. 药物治疗　药物治疗的主要方式为应用保护黏膜的栓剂、软膏、洗剂和口服药等，虽可在急性期缓解患者的症状但是治疗往往不彻底，病情易反复发作。

3. 手术治疗　主要包括传统痔切除术和吻合器痔环切除术。传统痔环切术、外剥内扎术为传统的手术方式，但因术后并发症较多，已逐渐被吻合器上黏膜环切术（PPH）所取代。PPH是一种基于肛垫下移理论的新型治疗方法，在尽可能保留肛门正常组织结构和生理功能基础上，应用吻合器在痔的上方环形切除直肠壁的黏膜和黏膜下层组织，同时对黏膜进行吻合，使脱垂的痔核被向上悬吊和牵拉以恢复正常的解剖结构，会堵塞部分痔核的供血动脉，使痔核因缺血而萎缩和消失。多个研究结果显示，PPH的临床疗效显著优于传统的手术治疗，能有效切除痔疮，减少术中出血和缩短手术时间，切口愈合快，术后生活质量改善更明显，并发症更少。

4. 微创治疗进展　随着治疗理念的演变和肛垫下移学说的发展，痔疮的治疗方式逐渐从外科手术切除逐渐转向阻断痔疮供血动脉、保留肛垫组织的完整性，通过更加微创的治疗以改善患者的症状。

（1）套扎治疗：痔胶圈套扎治疗是应用橡胶圈进行弹性结扎的一种方法，其原理是通过器械将小型胶圈套住内痔的上级区域，利用胶圈持续的弹性束扎力阻断内痔的血供，诱发炎性反应，使局部组织纤维化，瘢痕形成，以达到治疗目的。经过数十年的发展与改进，套扎器械从最初的手术钳套扎发展到后来的专用胶圈套扎器。近年来发展的自动痔疮套扎器安全有效，但术后仍会发现疼痛、感染、水肿等并发症，影响患者的生活质量，因此要求术者动作轻柔、规范操作，减少并发症（图3-1-11）。

（2）多普勒超声引导下痔动脉结扎术（DG-HAL）：利用肛门镜式的多普勒超声探头确认每个痔核支配动脉的位置，高选择性地进行痔动脉结扎，结扎后痔核血流减少甚至阻断以达到缓解症状的目的。远期疗效有待进一步观察。

（3）物理治疗：包括激光治疗、冷冻疗法、直流电疗法和铜离子电化学疗法、微波热凝疗法、红外线凝固治疗等。主要并发症为出血、水肿、创面愈合延迟及感染等。但临床观察此类方法复发率相对较高。

（4）介入栓塞治疗：随着介入技术的广泛发展，通过血管内造影精确定位诊断和选择性栓塞痔疮的供血动脉。单独应用弹簧圈栓塞直肠上动脉术后部分患者存在痔疮再出血，而应用弹簧圈联合聚乙烯醇（PVA）颗粒栓塞患者再出血率明显降低，其原因可能是痔疮中动脉存在较多变异。由于肠系膜下动脉侧枝吻合的存在，即使完全栓塞也不会发生缺血时间。但有学者认为，介入栓塞治疗并不能改善患者痔疮脱垂的症状，针对存在严重脱垂的患者仍需进一步手术治疗。

（5）硬化剂注射治疗（图3-1-12）：硬化剂治疗是治疗内痔的有效手段之一，已在临床广泛应用。传统的硬化剂有鱼肝油酸钠、消痔灵等，近年来广泛应用的硬化剂主要有聚桂醇注射液。国产聚桂醇注射液的问世促进了对痔病单纯硬化注射及手术辅以硬化疗法等综合技术应用的微创理念研究。拓宽了硬化疗法适应证，已获得临床医生的普遍认可及广泛的临床应用。

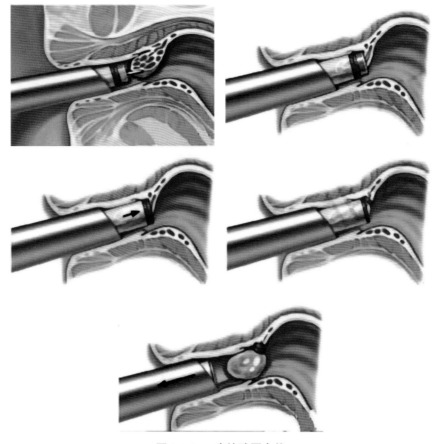

图 3-1-11　痔的胶圈套扎

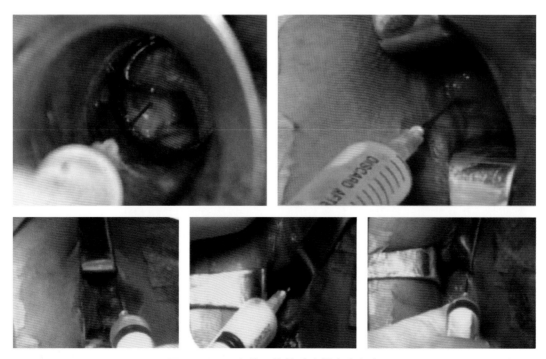

图 3-1-12　肛门镜下聚桂醇注射治疗内痔

第四节　内痔硬化剂注射疗法的发展历程

　　临床上内痔的治疗方法有多种，包括保守治疗（饮食疗法、坐浴、磁疗、药物治疗等）、器械治疗（套扎疗法、注射疗法等）和手术治疗（痔切除术、吻合器痔切除术、经肛痔动脉结扎术等）。

　　近年来，随着人民生活水平的提高及生活方式的改变，痔病已经从中老年高发逐渐转向为老中青年均易发。但是由于生活节奏的加快，传统的手术方式或者新型的微创术式，均会有或大或小的创面，需要一定的休息恢复时间，因此注射疗法更容易被中青年人接受。注射疗法是将药液通过注射的方法注入痔核及周围肛垫组织内，根据各种药物对肛垫组织及痔内组织产生的不同作用，可将药物分成坏死剂和硬化剂。因坏死剂产生的不良反应较大且不可控，常常引起大面积组织坏死及感染，以及继发大出血，因此临床上已经基本不用。

　　目前广泛应用的是硬化剂注射，硬化剂注射疗法因其简、便、廉、验的特点，操作简单，花费较低，止血效果确切，最重要的是随做随走，能够快速回归工作生活，不需要漫长的术后恢复时间，所以更受中青年人群的欢迎。

　　硬化剂注射疗法的基本原理是将硬化剂注射到痔核黏膜下或痔核组织中，通过渗透作用，硬化剂与痔核组织中的微小血管密切接触，导致痔血管闭塞、痔核组织纤维化或萎缩，从而达到止血和改善痔脱出等效果。有研究结果表明，硬化剂注射疗法可适用于Ⅰ～Ⅲ度内痔。

一、内痔硬化剂的起源

　　采用注射疗法治疗痔已有近140多年的历史。

　　1869年，Morgan首先介绍了将亚硫酸铁溶液注入痔核内治疗痔。1871年，美国Mitohel报道用1∶2的石炭酸橄榄油混合液注射治疗早期内痔并取得较好疗效，但其对此配方保密。1879年，Anarewe发现了这个秘密，他收集并分析了近万名接受注射疗法治疗的病例资料，认为该疗法治疗内痔出血和早期内痔脱出效果满意，并推荐用低溶度、小剂量的方法注射来避免发生严重并发症。1884年，Keley通过临床观察证明低溶度的石炭酸甘油（5%～7%）具有坏死少、并发症少、疗效高的优点，使注射疗法得以推广。1917年，Terrel K采用50%奎宁及尿素注射治疗痔病。1922年，Boas采用乙醇注射治疗内痔，但后来证实不良反应大，不如酚制剂。

　　我国在宋代《魏氏家藏方》中就有枯痔疗法的记载，明代《外科正宗》有三品一条枪治疗痔病的记载。20世纪50～60年代，李开泰等从研究枯痔散疗法的机制入手，首创中医的枯痔注射疗法。1956年，南京市中医院制成无砒枯痔散。20世纪70年代金虎教授的"291-4注射液"，80年代杨里颖教授的"痔全息注射液"、李彪教授的"内痔散注射液"、贺执茂教授的"复方诃子注射液"、史兆岐教授的"消痔灵注射液"及"消痔灵注射术"，到21世纪初安阿玥教授的"芍倍注射液"，可谓百家争鸣，百花齐放。因此中西医均在硬化剂注射疗法方面有应用，所不同的是药物的选择。

二、硬化剂概述

（一）消痔灵注射液

　　20世纪80年代，史兆岐教授依据《本草纲目》中"酸可收敛，涩可固脱"的理论基础，结合多年临床实践，研究发明了消痔灵注射液。

以史兆岐教授为首的科研课题组研发了"消痔灵注射治疗晚期内痔新疗法"。史兆岐教授依据"酸可收敛，涩可固脱"的中医理论和长期的临床实践，选用了具有"酸可收敛"作用的五倍子，具有"涩以固脱"作用的明矾为主要成分。实验研究显示，五倍子主要成分是糅酸，有明显的收敛止血、抗渗出、抑菌作用。明矾（硫酸钾铝）在水溶液中的铝离子对注射局部组织有较强无菌性致炎作用，并可形成异物胶原纤维化。从组织病理学来看，注射后内痔产生了无菌性炎症反应，形成了局部纤维硬化，使黏膜层与肌层粘连固定，而产生固脱作用。

由于局部纤维化可致痔区血栓形成，使痔动脉、静脉血流减少，而使痔核萎缩，症状消失。纤维化一般需要2周时间。临床观察发现，注药后3天，排便时一般就无内痔脱出，1周后肛门镜检查内痔已有明显硬化萎缩，因此，内痔注射1周后做肛门镜检查可以作为疗效判断的一个指标。

（二）芍倍注射液

21世纪初，安阿玥教授以收敛化瘀为理论基础，从60多味中药中选取3味：能收敛的五倍子和乌梅，再加上能化瘀的赤芍，发明了芍倍注射液。芍倍注射液由纯中药（不含砷、铝）中提取有效成分入药，具有活血化瘀、收敛固涩的功效。芍倍注射液的作用不同于其他硬化剂，它作用于组织，不发生明显的炎症、出血、坏死等改变，其直接作用是引起组织发生一种非炎症性蛋白凝固样变性，且这种变性为可逆的，经过3～7天可原位修复，无瘢痕形成，避免了术后的大出血、溃疡坏死、肛门狭窄等并发症。有了药，安教授又总结了"见痔进针、先小后大、退针给药、饱满为度"的"十六字方针"及"三步注射法"，使这项技术更加安全和完善。

（三）矾藤痔注射液

矾藤痔注射液是彝族治痔的经典药物，具有"双重固脱，治脱不留瘀"的特点。矾藤痔注射液由黄藤素、赤石脂、白矾三种成分组成，具有清热解毒、收敛止血、消肿镇痛的作用。其中黄藤素有"植物抗生素"之称，可提高外周血液中性粒细胞吞噬率，增强机体免疫力，防止感染；白矾可固化组织，收敛止血；赤石脂可敛疮生肌，保护黏膜，又可止血祛瘀。矾藤痔注射疗法应用于临床已经有15年的历史，10万例患者的应用实践证明其是一种治疗痔病的安全有效的方案。

（四）聚桂醇注射液

2008年10月，聚桂醇注射液作为国家专利新药问世。聚桂醇注射液是一种清洁型硬化剂，是目前国际公认的、临床应用最为广泛的硬化剂。国产硬化剂聚桂醇注射液主要化学成分为聚氧乙烯月桂醇醚（药物规格　100mg：10ml，浓度为1%），是目前国内唯一获CFDA批准的可用于静脉腔内注射的专业硬化剂，具有硬化和止血的双重作用，是一种对血管、组织刺激较小的硬化剂，国内外罕有不良反应报道。

聚桂醇注射液的广泛应用促进了痔病微创手术辅以硬化剂注射疗法的研究，目前痔上黏膜环切吻合术（procedure for prolapseand hemorrhoid，PPH）、选择性痔上黏膜吻合术（tissue-selecting therapy stapler，TST）、自动痔疮套扎术（ruiyun procedure for hemorrhoid，RPH，简称套扎术），以及传统的外剥内扎术，均可辅以聚桂醇硬化治疗，均取得良好疗效。

内痔聚桂醇硬化疗法不仅具有疗效确切、安全、并发症少的优点，还具有一定的局部镇痛作用，可以有效减轻患者注射后的疼痛感。临床应用聚桂醇注射疗法可采用肛门镜或内镜引导下注射两种方式，该方法与套扎术、PPH、TST、超声多普勒引导下痔动脉结扎术（dopple guided hemorrhoid artery ligatoion，DG-HAL）等联合应用，在降低痔病术后出血率、复发率和减轻术后疼痛方面可起到互补、协同作用，具有良好的效果。

第五节　内痔聚桂醇硬化治疗的作用机制

聚桂醇注射液注入内痔黏膜下基底部或痔核内，可对内痔黏膜下层及痔核内的静脉及小动脉产生刺激，迅速破坏血管内皮细胞，使作用部位的纤维蛋白、血小板、红细胞聚集沉积。同时，药品的化学作用使内痔静脉团块及周围黏膜组织产生无菌性炎症，引起内痔静脉团块及黏膜损伤、纤维细胞增生，达到使内痔静脉团块萎缩的效果。由于组织纤维化的形成，将松弛的黏膜重新固定在直肠下方的肌壁上，可防止黏膜再次脱垂（图3-1-13、图3-1-14）。

聚桂醇具有两大功能：止血、止脱。

1. 减流减积——止血

（1）包绕痔内的血管，在其周围形成一层保护层，使薄弱小血管避免因排便等因素的损伤而出血。

（2）纤维组织可使血管腔闭塞，消除或减轻血管的扩张和充血，使痔体发生萎缩。

2. 复位固定——止脱　由于纤维化形成可使松弛的黏膜借纤维组织重新固定在下方的肌壁上，以消除其脱垂的症状。

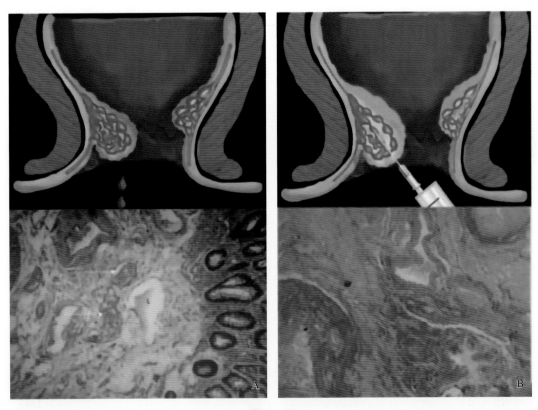

图 3-1-13

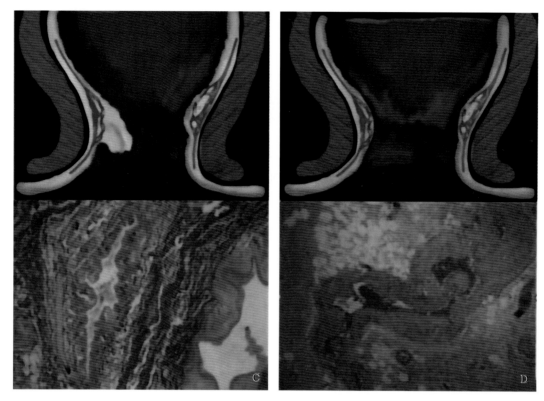

图3-1-13 聚桂醇注射治疗内痔的作用机制（续）

注：A.注射前；B.注射后30分钟，内痔黏膜下层及痔核内的静脉及小动脉产生刺激，迅速破坏血管内皮细胞，使作用部位的纤维蛋白、血小板、红细胞聚集、沉积，形成血栓，达到止血的目的；C.注射后7天，由于聚桂醇的化学作用引起内痔静脉团及黏膜损伤，纤维细胞增生，血栓纤维化使内痔静脉团缩小、萎缩；D.注射后30天，由于纤维化形成，使松弛的黏膜借纤维组织重新固定在下方的肌壁上，防止黏膜再次脱垂。患者的出血、脱垂症状消失，疗效显著。

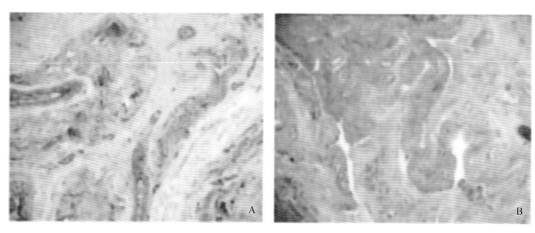

图3-1-14

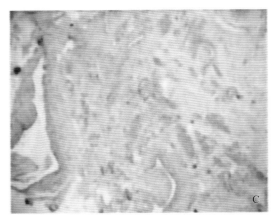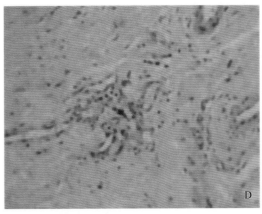

图3-1-14　内痔聚桂醇注射后的病理变化（续）

注：A.注药3天后，痔核明显缩小。镜下组织仍呈粉染均质化改变，更致密，管壁更加增厚，管壁上和管周可见新生血管，其外弹力纤维环绕，周围崩解的组织间出现活跃增生的成纤维细胞，管腔内可见血栓形成，间质内可见散在的巨噬细胞；B.注药7天后，痔核进一步缩小，组织更加致密，血管皱缩更明显，管腔增厚，管腔难辨，有不规则的纤维化灶；C.注药10天后，组织更加致密，管腔明显狭窄呈裂隙状难辨，间质纤维组织增生明显；D.注药30天后，药物作用于血管在其周围形成一层保护层，使薄弱小血管避免因排便等因素的损伤而出血。同时纤维组织产生可使血管腔闭塞，消除或减轻血管的扩张和充血。由于纤维化形成，可将松弛的黏膜借纤维组织重新固定在下方的肌壁上，防止黏膜再次脱垂。

第六节　内痔聚桂醇硬化注射治疗的基本原则

1. 进针至痔核内、先注射小的痔核再注射大的。

2. 退针给药、多点缓慢注射、保证均匀注药。

3. 每个痔核充盈饱满（见图3-1-15）。

4. 内痔注射治疗镜下观察可见内痔Ⅱ度：便血，注射前镜下所见呈粉红色；注射中在痔核中部进针，刺入黏膜下层后作扇形注射，使药液尽量充满黏膜下层血管丛中，黏膜呈淡粉色；注射后5分钟见痔核弥漫肿胀肠腔呈三角形；硬化注射后3天肛镜检查，观察无出血、无脱出、痔核萎缩（图3-1-16）。

5. 注射位置应在齿状线上0.5cm处进针，以5号细长针头（针头斜面向上30°～45°），作痔黏膜下层注射。Ⅰ度内痔只需作痔核本体注射，Ⅱ、Ⅲ度内痔应作黏膜下层高低位注射，即每个内痔分别作内痔本体稍上方和内痔本体隆起最高点两处注射图（3-1-17）。针头刺入后回抽注射器可允许有血或无血，只要判断已达到适宜深度即可注入2～4ml药液。注射至痔核黏膜充分膨胀，颜色呈灰白色，单次治疗使用聚桂醇总量不超过20ml。

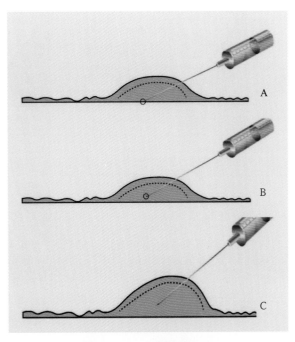

图3-1-15　内痔注射流程

注：A.见痔进针，先小后大；B.退针推药；C.饱满为度。

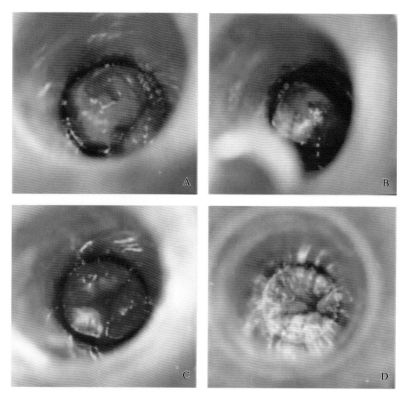

图3-1-16 内痔硬化注射治疗效果图

注：A.注射前，镜下所见痔核黏膜稍有松弛，呈粉红色；B.注射聚桂醇至痔体饱满光亮，黏膜呈淡粉色；C.注射完毕，镜下见痔核饱满，肠腔显露呈三角形；D.注射后3天，镜下见痔核基本萎缩。

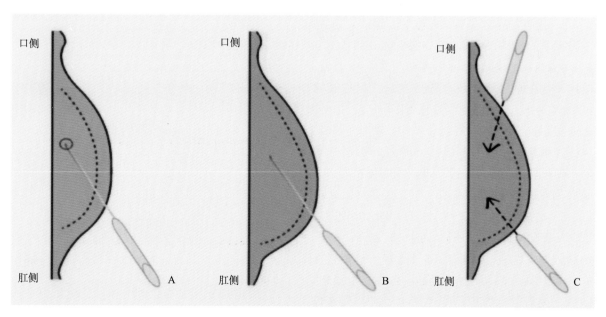

图3-1-17 内痔注射点位示意图

注：A. Ⅰ度内痔——痔核本体注射；B.痔核本体注射至黏膜膨隆，颜色苍白；C. Ⅱ、Ⅲ度内痔——痔核本体高、低位注射。

参 考 文 献

［1］何永恒，凌光烈．中医肛肠科学［M］．北京：清华大学出版社，2012．

［2］中国中西医结合学会大肠肛门病专业委员会．中国痔病诊疗指南（2020）［J］．结直肠肛门外科，2020，26（5）：519-533．

［3］《结直肠肛门外科》杂志编辑委员会．聚桂醇®内痔硬化注射疗法专家共识（2021版）［J］．结直肠肛门外科，2021，27（3）：383-187．

［4］时艳．聚桂醇注射联合外剥内扎术治疗混合痔的临床效果［J］．临床合理用药，2017，10（30）：23-24．

［5］赵燕，李成林，杨鹤鸣．TST联合聚桂醇治疗重度混合痔的临床效果观察［J］．中国现代普通外科进展，2019，22（10）：828-829，832．

［6］李炯弘，万伟萍，华校琨．聚桂醇注射液治疗轻中度内痔的疗效观察［J］．云南医药，2014，（4）：454-455．

［7］吴鲁麟．PPH联合聚桂醇注射治疗重度环状混合痔118例［J］．中国普通外科杂志，2013，22（6）：733-734．

［8］周钰杰，丁雅卿，闵令田．混合痔外切内扎结合聚桂醇注射术治疗混合痔51例［J］．中医外治杂志，2015，24（3）：27-28．

［9］陈新龙．PPH术配合聚桂醇硬化注射术治疗内痔疗效观察［J］．实用中医药杂志，2013，29（10）：864．

［10］张平，杨治．聚桂醇用于肛肠科的临床观察［J］．医药卫生，2015（11）：281．

［11］黄俊杰．聚桂醇内痔区注射治疗出血性内痔的临床对比研究［D］．广西医科大学，2017．

［12］牛秀德，蒋晓梦，顾晓红，等．超声多普勒引导下痔动脉结扎联合聚桂醇内痔注射术治疗混合痔60例疗效观察［J］．中国肛肠病杂志，2016，36（7）：17-20．

［13］孙双玉．PPH联合聚桂醇注射治疗直肠黏膜内脱垂30例临床分析［J］．中国肛肠病杂志，2018，38（12）：23-24．

［14］黄伟波，张禄芳．三微创方法联合治疗重度脱垂出血性内痔的临床研究［J］．医药前沿，2019，9（11）：89-91．

［15］章慧，韶建生．用痔上黏膜套扎术联合聚桂醇内痔硬化注射术治疗内痔的疗效探讨［J］．当代医药论丛，2014，12（19）：207-208．

［16］李春雨．肛肠病学［M］．高等教育出版社，2013．

［17］李春雨，汪建平．肛肠外科手术学［M］．人民卫生出版社，2015．

［18］宫毅，谢均．中医肛肠病学［M］．科学出版社，2018．

［19］安阿玥．肛肠病学［M］．人民卫生出版社，2005．

［20］金定国．肛肠病中西医治疗学［M］．上海科学技术出版社，2014．

第二章
内痔肛门镜下硬化剂注射疗法详解

李朝阳

工作单位：西安市中医医院

一、疾病概述

痔是一种在历史上长期存在并不断发展的高发病率疾病，其发病率高达59.1%。早在夏商时期，甲骨文中就有关于痔的记载。《黄帝内经》中有关于痔的成因描述，《素问·生气通天论篇》中指出："因而饱食，筋脉横解，肠澼为痔"，之后的各朝代古籍中均有痔相关描述。清代的《外科大成》和《医宗金鉴》对痔的病因病机和辨证施治论述更为详细而系统。国外亦是如此，所以痔无论地域和国界，一直不同程度地影响着人民的健康和正常生活，医疗工作者从未停止对其诊疗方法的探索。

内痔，是指齿状线以上发生的静脉曲张团块或肛垫的病理性肥大，常伴有便血、痔核脱出、肛门坠胀、排便不尽等症状。内痔是肛肠疾病中最常见的病种，发病率高达59.86%，常好发于截石位3、7、11点，又称为母痔区，其余部分发生的内痔均称为子痔。本病若早期规范治疗，一般预后良好，但也有部分患者，因治疗不当，会出现不同程度的贫血、嵌顿、感染等并发症。

二、病因

内痔的病因，主要有以下因素：一是解剖因素，直肠末端的痔区静脉壁常较薄弱，且缺少瓣膜，加之重力作用，常不易回流，容易出现扩张淤血。另外，齿状线上的肛垫组织是消化道末端大便必须反复挤压、集容受和缓冲功能的黏膜及黏膜下层组织组成的松软复合体，齿状线下便是相对高压的肛管区，容易出现病理性肥大变化；二是饮食因素，饮食不节、过食辛辣刺激食物，便次增多，加重静脉淤血；三是排便习惯，便秘、腹泻都会加重内痔区域的负担；四是生活方式，久站久坐久蹲、负重远行、不规律作息等；五是女性生育期，盆腔压力增高、活动量减少、激素变化等，容易出现便秘和静脉回流不畅出现内痔。

三、临床表现

内痔早期常无明显症状，随着痔体逐渐增大，表面黏膜破损，常以无痛性便血为早期症状，血液与大便常不相混，且只有在排便时才出现滴血或射血。出血呈间歇性，常因刺激饮食、饮酒、劳累、便秘或腹泻，发生便血或使出血较前加重。由于每次出血量不是很大，又无明显疼痛等不适，若没能及时有效处理，日积月累，会出现贫血甚至重度贫血，此时患者常因乏力、厌食、头晕目眩等前来就诊。随着病情的不断加重，患者在出血的基础上会出现大便时肛内包块脱出，包块较小时可于便后自行还纳，随着进一步发展，包块脱出后需要手法辅助，才能回到肛门里。若继续发展，内痔痔核不断增大，脱出后容易卡在肛门外，此时也会出现肛门坠胀、疼痛或大便不尽，部分患者出现排便困难等症状。

四、诊断与鉴别诊断

常通过肛门指诊和肛门镜来明确诊断。肛门指诊可以判断包块有无触痛、质地、活动度等，肛门镜下可见齿状线上黏膜呈半球状隆起，色鲜红、暗红或灰白。目前通常将其分为Ⅳ期。

Ⅰ度：痔核较小，不脱出肛外，大便带血或滴血，便后出血即停止。

Ⅱ度：痔核较大，大便时脱出肛外，便后能自行还纳，大便滴血较多。

Ⅲ度：便血偶有发生，以脱出为主要症状，排便或久站、咳嗽、劳累、负重时痔核脱出，需手法辅助才能回复。

Ⅳ度：痔核较大，一般不出血，一旦出血则呈喷射状，脱出肛外，不能自行还纳，还纳后又自行脱出，易嵌顿而绞窄肿胀、糜烂坏死。

内痔应与直肠脱垂、直肠息肉、直肠癌、肛乳头肥大、直肠血管瘤、息肉病乃至下消化道出血等进行鉴别。

五、治疗

无论内痔处于哪个阶段，在平时的工作和生活中，尤其是内痔发作时的基础疗法包括注意适当休息，避免久蹲、久坐、久站，预防便秘和腹泻的发生，饮食保持清淡。同时，可在此基础上配合使用中药熏洗、痔疮膏外涂或外敷药法，也可以配合使用痔疮栓、肛门内塞药等活血化瘀、促进静脉淋巴回流及修复和保护直肠黏膜的方法。痔的治疗应遵循三个原则：一是无症状的痔无需治疗，二是有症状的痔重在减轻或消除症状，三是以非手术疗法为主。目前，内痔非手术疗法以硬化剂注射或套扎为主要的推荐治疗方法。本节我们重点介绍内痔肛门镜下聚桂醇硬化疗法。

六、肛门镜下聚桂醇硬化疗法

1. **适应证**　Ⅰ、Ⅱ、Ⅲ度内痔兼有贫血者；内痔不宜手术者；混合痔的内痔部分。

2. **禁忌证**　外痔、内痔伴有肛周慢性炎症或腹泻，内痔伴有严重高血压、肝肾及血液疾病者，因腹腔肿瘤引起的内痔和临产期孕妇以及直肠恶性肿瘤等。

3. **注射前准备**

（1）完善血、尿、大便常规，肝肾功能，凝血功能，输血前检测等必要的实验室检查项目。行心电图、X线胸片等常规术前检查项目，评估患者的身体状况。对于体弱或老年特殊患者等应个体化综合评估，并进行相应的检查项目，确保患者安全。

（2）饮食和肠道准备：饮食要符合麻醉方式的具体要求，一般均需要注射前常规清洁灌肠。

（3）器械准备：分叶式、半圆式或圆筒式肛门镜，牙科注射器针头（或类似的注射针，细、长且管腔较粗针头），其他常规肛肠手术器械。

4. **麻醉方式**　多采用蛛网膜下腔麻醉（腰麻），也可采用骶麻、局麻或全麻方式。

5. **注射体位**　根据个人习惯、麻醉方式和患者具体情况，可选用截石位、侧卧位和胸膝位。

6. **具体操作步骤**（以腰麻下截石位为例）

（1）消毒铺巾：消毒范围以肛门为中心，由四周向肛门消毒，半径应大于15cm。无菌巾至少为2层（图3-2-1），建议常规使用无菌腿套。

（2）扩肛探查：麻醉成功，铺巾，肛内再次消毒后，建议常规进行自直肠上部依次向下至肛管、肛门外的仔细探查，包括肛门直肠指诊（图3-2-2）和肛门镜下的直视（图3-2-3），进一步明确病变范围，防止漏诊误诊。可行"拖出试验"判断脱出程度（图3-2-4）。

（3）确定方案：依据患者的主诉症状和探查所知病变具体情况，选择最佳的治疗方式。重点明确主要脱出和出血的痔核分布、大小，是否合并黏膜松弛、肛乳头肥大、外痔等，来确定是单纯硬化剂注射（图3-2-5），还是联合其他治疗方式（图3-2-6、图3-2-7）。

（4）依次注射：总原则是直视下无菌由高向低、先大后小，若联合其他治疗方式，则先行其他治疗，后进行注射治疗，注射药液做到足量均匀。每点可注射聚桂醇注射液原液0.3～1.0ml，深度主要在黏膜下层，较大痔核合并上端黏膜松弛时，可在内痔核临近上端行松弛黏膜下柱状注射，一点或多点位充分注射痔核，下限不宜超过距离齿状线0.5cm范围（图3-2-8～图3-2-11）。

（5）轻柔按摩：注射完毕后，可用示指对各注射区进行轻柔按摩，目的是进一步明确注射是否到位、均匀，同时通过此动作，可促进药液更加均匀分布，避免过于集中带来的并发症。

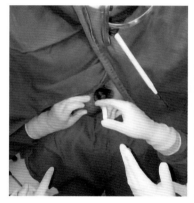
图3-2-1 消毒铺巾

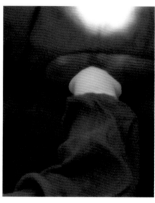
图3-2-2 扩肛指诊

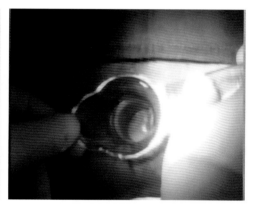
图3-2-3 镜下探查

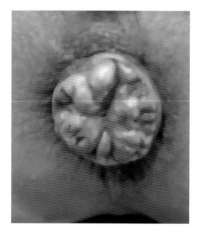
图3-2-4 脱出试验

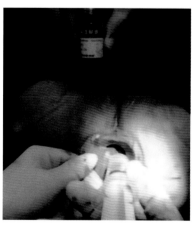
图3-2-5 单纯注射

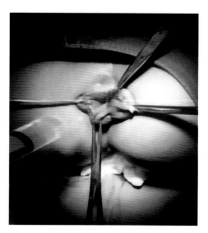
图3-2-6 外剥内扎＋注射

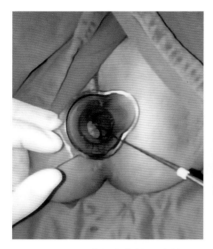

图3-2-7　弹力线套扎＋注射

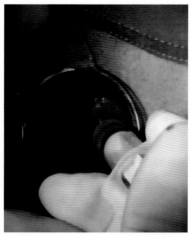

图3-2-8　痔上黏膜注射

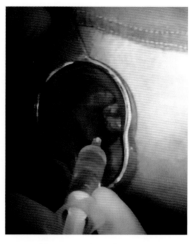

图3-2-9　痔核高位注射

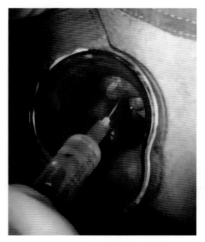

图3-2-10　痔核中位注射

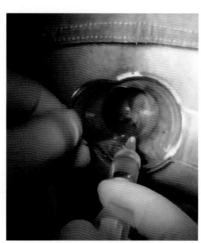

图3-2-11　痔核低位注射

七、术后处理

1. 非必要预防性应用抗生素1～2次，注意观察患者的生命体征，重点关注患者有无肛门坠胀、疼痛、灼热等不适。

2. 告知患者2周内勿剧烈运动，不宜同房、桑拿温泉等，叮嘱患者保持大便通畅，养成每天定时排便的习惯，必要时可以预防性口服一些润肠通便药物，但同时避免便次过多或发生腹泻。

3. 注意饮食调理，多饮水，多吃蔬菜水果，少食辛辣、刺激食物。避免久坐久卧，适当进行体育锻炼。

4. 可根据病情在治疗后次日或1周左右复查血常规，不建议2周内使用肛门镜检查，尽量避免灌肠等过度刺激肠黏膜的行为。

八、技术小结

硬化剂注射治疗总体来讲，是一种安全有效、便捷且易于掌握和开展的内痔治疗方法。掌握好适应证和做好充分的治疗前准备工作以及治疗后的科学护理非常重要。此外，选择一种安全、疗效肯定、并发症少的硬化剂产品也非常重要，聚桂醇硬化疗法的特点是可以在痔核血管内外、痔体组织安全使用，注射程序较为简便，注射过程中对自主神经的刺激较轻，减少了治疗中的腹痛、恶心等不适，是一种临床中值得推广的微创内痔硬化剂注射疗法。

参 考 文 献

［1］任东林. 聚桂醇内痔硬化注射疗法专家共识（2021版）［J］. 结直肠肛门外科，2021，27（3）：183-187.

［2］时艳. 聚桂醇注射联合外剥内扎术治疗混合痔的临床效果［J］. 临床合理用药，2017，10（30）：23-24.

［3］赵燕，李成林，杨鹤鸣. TST联合聚桂醇治疗重度混合痔的临床效果观察［J］. 中国现代普通外科进展，2019，22（10）：828-829，832.

［4］李炯弘，万伟萍，华校琨. 聚桂醇注射液治疗轻中度内痔的疗效观察［J］. 云南医药，2014，（4）：454-455.

［5］吴鲁麟. PPH联合聚桂醇注射治疗重度环状混合痔118例［J］. 中国普通外科杂志，2013，22（6）：733-734.

［6］周钰杰，丁雅卿，闵令田. 混合痔外切内扎结合聚桂醇注射术治疗混合痔51例［J］. 中医外治杂志，2015，24（3）：27-28.

［7］陈新龙. PPH术配合聚桂醇硬化注射术治疗内痔疗效观察［J］. 实用中医药杂志，2013，29（10）：864.

［8］张平，杨治. 聚桂醇用于肛肠科的临床观察［J］. 医药卫生，2015（11）：281.

［9］黄俊杰. 聚桂醇内痔区注射治疗出血性内痔的临床对比研究［D］. 广西医科大学，2017.

［10］牛秀德，蒋晓梦，顾晓红，等. 超声多普勒引导下痔动脉结扎联合聚桂醇内痔注射术治疗混合痔60例疗效观察［J］. 中国肛肠病杂志，2016，36（7）：17-20.

［11］孙双玉. PPH联合聚桂醇注射治疗直肠黏膜内脱垂30例临床分析［J］. 中国肛肠病杂志，2018，38（12）：23-24.

［12］黄伟波，张禄芳. 三微创方法联合治疗重度脱垂出血性内痔的临床研究［J］. 医药前沿，2019，9（11）：3.

［13］章慧，韶建生. 用痔上黏膜套扎术联合聚桂醇内痔硬化注射术治疗内痔的疗效探讨［J］. 当代医药论丛，2014，12（19）：2.

［14］骆川云，李刚，陈富军，等. 自动弹力线痔疮套扎器加聚桂醇注射治疗直肠脱垂疗效观察［J］. 中国肛肠病杂志，2018，38（6）：31-33.

［15］丁晓红，陆杰，赵爱民. 自动痔疮套扎术联合聚桂醇注射治疗老年出血性内痔疗效分析［J］. 蚌埠医学院学报，2015，40（11）：1543-1544.

［16］文科，王晓鹏，金淳民. 聚桂醇注射术治疗老年性内痔出血30例临床分析［J］. 结直肠肛门外科，2014，20（4）：265-266.

［17］宋鲁成，沈军. 聚桂醇局部注射治疗痔疮16例临床观察［J］. 山东医药，2013，53（42）：86-87.

［18］冯建荣，王斌，魏连刚，等. 自动痔疮套扎器结合聚桂醇注射术治疗直肠前突30例临床观察［J］. 九江学院学报，2015，30（2）：76-78.

［19］曾禄逊，黄志欢，许新平. 内痔胶圈套扎联合聚桂醇注射术治疗老年内痔的临床观察［J］. 实用中西医结合临床，2017，17（3）：120-126.

［20］顾建华，王金双. 三种差异性TST手术疗效的回顾性研究［J］. 中国肛肠病杂志，2015，35（12）：19-21.

［21］温鲁平，阮成伟，蒋华，等. 聚桂醇硬化注射术加痔瘘宁栓治疗混合痔临床研究［J］. 北方药学，2017，14（12）：26-27.

［22］周云，郭培培. 多普勒超声引导下痔动脉结扎术结合聚桂醇注射术治疗Ⅱ度痔病的临床研究［J］. 中国农村卫生，2016，（23）：42-43.

［23］李国森. 聚桂醇注射液治疗内痔168例临床分析［J］. 岭南急诊医学杂志，2014，18（2）：139-141.

［24］涂国平. 聚桂醇注射液注射治疗Ⅱ、Ⅲ期内痔60例［J］. 中国肛肠病杂志，2013，33（9）：65.

［25］李丽梅，王永强，徐健. RPH联合聚桂醇硬化注射治疗痔病的临床研究［J］. 临床医药文献杂志，2017，4（92）：18066-18069.

［26］程永升，杨雪娟，陈科. 聚桂醇注射液治疗混合痔的临床疗效［J］. 结直肠肛门外科，2016，22（S1）：

　　62-63.

［27］海龙，李平，郭立东，等. 聚桂醇注射液在内痔硬化注射诊疗中的应用评价［J］. 临床医学，2014，27（9）：402-402.

［28］李晓静. TST联合聚桂醇注射液治疗Ⅱ、Ⅲ期内痔及混合痔的临床观察［J］. 世界最新医学信息文摘，2017，（84）：79-80.

［29］刘晓梅，韶建生，张美如. 聚桂醇硬化注射治疗出血性痔病的临床疗效观察［J］. 当代临床医刊，2016,29(5)：2491，2488.

［30］顾建华，周海峰. 聚桂醇硬化注射治疗各期内痔120例［J］. 中国肛肠病杂志，2014，34（9）：43-44.

［31］花世云. 聚桂醇局部注射治疗痔疮21例临床观察［J］. 北方药学，2014，11（9）：45-45.

［32］刘忠. 聚桂醇注射配合手术治疗混合痔的疗效分析［J］. 结直肠肛门外科，2016，22（S1）：108-109.

［33］徐庆. 聚桂醇硬化注射治疗内痔的临床疗效［J］. 中国肛肠病杂志，2014，34（10）：17-18.

［34］卢彦，李忠礼，罗绍泽. 聚桂醇注射疗法治疗老年患者Ⅰ、Ⅱ期内痔疗效观察［J］. 饮食保健，2017，4（16）：36-37.

［35］蒋进广，文强，王猛，等. 聚桂醇注射术与内痔结扎术治疗轻中度内痔的疗效比较［J］. 中国肛肠病杂志，2015，35（10）：30-32.

［36］刘华健. 聚桂醇硬化剂注射治疗Ⅰ、Ⅱ度内痔出血60例临床体会［J］. 医药界（学术版），2014，（10）.

第三章
聚桂醇硬化疗法联合PPH治疗内痔

李春雨

工作单位：中国医科大学附属第四医院

现代概念认为痔是肛垫的病理性肥大、移位及肛周皮下血管丛血流淤滞形成的团块，其主要表现为便血、肿物脱出两大症状。

对于内痔的治疗，首选非手术治疗（保守治疗），若非手术治疗无效者方可选用手术治疗。李春雨教授提出"不同痔，不同治"。也就是说，能用药物治疗就不用手术治疗；能做微创手术，就不做传统手术。内痔的常用治疗方法及原则，聚桂醇硬化疗法的详细操作在前面已经有过详细介绍，本节主要介绍聚桂醇硬化疗法联合TST治疗内痔。

1. **作用机制**　聚桂醇注射液注入内痔黏膜下基底部或痔核内，可对内痔黏膜下层及痔核内的静脉及小动脉产生刺激，迅速破坏血管内皮细胞，使作用部位的纤维蛋白、血小板、红细胞聚集沉积。同时，由于药品的化学作用使内痔静脉团块及周围黏膜组织产生无菌性炎症，引起内痔静脉团块及黏膜损伤、纤维细胞增生，以达到使内痔静脉团块萎缩的效果。由于组织纤维化的形成，可将松弛的黏膜重新固定在直肠下方的肌壁上，防止黏膜再次脱垂。

2. **适应证**

（1）药物保守治疗无效的Ⅰ、Ⅱ度内痔或以出血为主要症状的Ⅲ度内痔。

（2）混合痔的内痔部分。

（3）混合痔外痔切除后内痔部分的补充治疗。

（4）合并高血压病、糖尿病、重度贫血等不能耐受手术治疗的内痔患者。

3. **禁忌证**

（1）严重出血倾向。

（2）合并有肛管直肠急慢性炎症。

（3）合并炎性肠病。

（4）合并肛周脓肿或肛瘘。

（5）合并并发症的内痔（如痔核嵌顿、溃烂、感染等）。

（6）妊娠期、产褥期妇女。

（7）精神行为异常等情况不能配合治疗。

（8）对本药品过敏。

（9）纤维化明显的内痔与结缔组织型外痔。

4. **术前准备**

（1）血常规、凝血功能检查、心电图检查。

（2）术前非麻醉情况下行直肠指诊及肛门镜检查。

（3）术前行清洁灌肠。

（4）需要在独立的诊室进行，注意保护患者隐私，光源条件良好。

（5）聚桂醇注射液1～2支（10ml/支），2%利多卡因10ml，利多卡因不需要试敏。

（6）专用肛门窥镜1套、5号长针头1个、5ml注射器或10ml注射器1支、直钳和止血弯钳、消毒棉球、凡士林纱布、无菌纱布等。

（7）急救设备和急救药物。

5. 操作方法

（1）消毒及麻醉：根据患者情况及操作者习惯可选截石位、侧卧位或折刀位等体位。常规消毒铺巾后，行肛周局部麻醉、简易骶管麻醉或腰硬联合麻醉。麻醉成功后，再次消毒肛管及直肠中下段。

（2）置入肛门镜，再次消毒后，观察内外痔痔核分布、数目与大小。

（3）根据术者习惯选择5ml或10ml注射器，抽取聚桂醇注射液原液。

（4）注射位置应在齿状线上0.5cm处进针，以5号细长针头（针头斜面向上30°～45°），作痔黏膜下层注射（图3-2-12）。Ⅰ度内痔只需作痔核本体注射，Ⅱ、Ⅲ度内痔应作黏膜下层高低位注射，即每个内痔分别作内痔本体稍上方和内痔本体隆起最高点两处注射。针头刺入后回抽注射器可允许有血或无血，只要判断已达到适宜深度即可注入2～4ml药液（图3-2-13）。注射至痔核黏膜充分膨胀（图3-2-14），颜色呈灰白色，单次治疗使用聚桂醇总量不超过20ml。

（5）如痔核数目较多，一般需分次治疗，每隔7～10天经肛注射治疗1次，直至治愈。

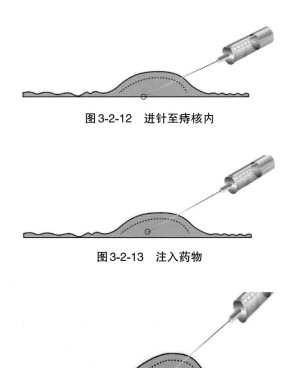

图3-2-12　进针至痔核内

图3-2-13　注入药物

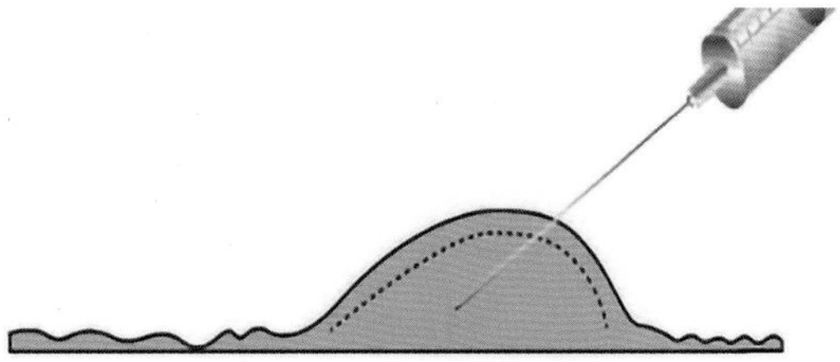

图3-2-14　使黏膜充分膨胀

一、痔上黏膜环切吻合术

痔上黏膜环切吻合术（PPH）又称为吻合器痔固定术、痔上黏膜环切钉合术。1998年，意大利学者Longo根据肛垫下移学说，首先提出采用吻合器经肛门环形切除直肠下端黏膜及黏膜下层组织再将其对端吻合，而不切除内痔、肛管皮肤及齿状线等组织，治疗Ⅱ～Ⅲ期环形内痔脱垂的新术式。国内李春雨于2001年开展此手术，用于重度痔的治疗。手术原理：使用特制的手术器械和吻合器，环形切除齿状线上方宽约2cm的直肠黏膜及黏膜下层组织后，再将直肠黏膜吻合，使脱垂的肛垫向上悬吊回缩原位，恢复肛管黏膜与肛门括约肌之间的局部解剖关系，消除痔核脱垂的症状，起到"悬吊"的作用；同时切断直肠上动静脉的终末支，减少痔核供血量，使痔核逐渐萎缩，解除痔核出血，起到"断流"的作用。由于此手术在肛周皮肤无切口、保留肛垫，故术后疼痛较轻、住院时间短、控排能力不受影响，无肛门狭窄和大便失禁等并发症，在国内外得到推广。

（一）适应证

1. Ⅱ～Ⅳ期环形内痔、多发混合痔、嵌顿痔、以内痔为主的环形混合痔。
2. Ⅰ～Ⅲ度直肠前突、直肠黏膜脱垂、直肠内套叠。

（二）禁忌证

一般不用于孤立的脱垂性内痔。

（三）术前准备

1. 查血常规、出血和凝血时间、心电图。
2. 手术当天禁食。
3. 术晨清洁灌肠。甘油灌肠剂110ml灌肠或行大肠水疗。
4. 器械准备。一次性使用肛肠痔吻合器，包括34mm吻合器、肛管扩张器、肛镜缝扎器和带线器，都是为PPH手术而特制的（图3-2-15）；2-0可吸收肠线1～2根。

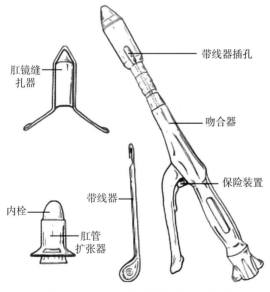

图3-2-15　一次性使用肛肠痔吻合器

（四）操作方法

1. 骶管麻醉或双阻滞麻醉后患者取截石位或折刀位。用碘伏常规消毒会阴部皮肤和肠腔（女性患者同时做阴道消毒），铺巾。判断内痔的位置、大小、脱出程度。以肛管扩张器内栓充分扩肛。

2. 肛管内置入特制肛管扩张器，取出内栓并加以固定，使脱垂的内痔落入肛管扩张器后面。寻找齿状线的位置，用纱布将外痔尽量向肛内推送，减少术后残留皮赘。

3. 通过肛管扩张器将肛门镜缝扎器置入，缝针高度在齿状线上方2～3cm处用薇乔2-0可吸收肠线自3点处开始顺时针沿黏膜下层缝合一周，共5～6针，接着在第一荷包线下方1cm处，自9点处顺时针做第二个荷包缝合，女性患者应注意勿将阴道后壁黏膜缝入。荷包缝线保持在同一水平面，可根据脱垂实际程度行单荷包或双荷包缝合。

4. 将特制的PPH吻合器张开到最大限度，将其头端插入到两个荷包缝线的上方，逐一收紧缝线并打结，用带线器经吻合器侧孔将缝线拉出肛外。

5. 缝线末端引出后用钳夹住，向手柄方向用力牵拉结扎线，使被缝合结扎的黏膜及黏膜下组织置入PPH吻合器头部的套管内，同时顺时针方向旋转收紧吻合器刻度"红线"至安全窗处，打开保险装置后击发（图3-2-16）。注意女性患者一定要做阴道指诊，防止阴道－直肠瘘。关闭HCS33状态30秒左右，可加强止血作用。

6. 将吻合器反方向旋转360°，轻轻拔出吻合器，认真检查吻合口部位是否有出血，对于活动性出血，局部用2-0肠线或4号丝线缝合止血。

7. 外痔的处理。对于合并血栓者，可先摘除血栓，再行吻合。对于较大皮赘者，吻合后再单纯切除皮赘即可。肛内放置引流管，以利引流。

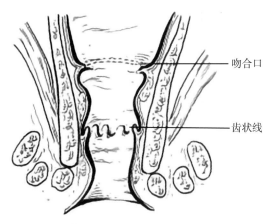

图3-2-16 吻合器痔上黏膜环切术

二、PPH联合聚桂醇硬化治疗

1. **操作方法** PPH术式结束后分别在吻合器上下注射聚桂醇注射液。

2. **聚桂醇注射联合PPH的操作流程** PPH术后，以注射器抽取聚桂醇注射液10ml。用5号细长针头于吻合口上下约1cm处分别注射于1、3、9、11点，各点注射约2.5ml，针头斜刺进针，遇肌性抵抗感后退针缓慢给药，每处注射量以黏膜颜色呈粉红色为度，使药液均匀充盈黏膜，注射点均匀分布于吻合口上方。吻合口上方注射完毕后，退肛管扩张器少许，暴露较突痔核，于痔核表面中心隆起部位斜刺进针，遇肌性抵抗感后退针缓慢给药，每处注射量以黏膜颜色呈粉红色为度，使药液均匀充盈痔核，使痔核饱满、充盈（图3-2-17）。

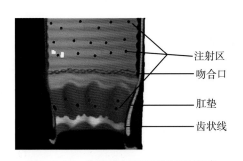

图3-2-17 在吻合口周围注射聚桂醇

三、术后处理

与其他液体硬化剂相比，国产硬化剂聚桂醇注射液的毒性低、并发症少、安全性较高，但在其硬化治疗过程中仍可能存在一定的并发症，当出现并发症时应给予积极有效的对症治疗。

1. 术后当天禁食或给流食，从第二天开始半流食2天，以后逐渐恢复普食。

2. 术后适当应用抗菌、止血药物及静脉输液，预防感染、出血。

3. 术后尿潴留可热湿敷下腹和腰骶部或温水坐浴，数天后多可自行缓解，严重时可留置导尿管。

4. 术后第2天口服润肠通便药物。

5. 注射时肛门有坠胀感或轻度不适为正常现象，无需处理。Ⅰ、Ⅱ度内痔注射后一般无痛感，Ⅲ度内痔注射后可有轻度的灼痛、坠胀感、异物感，可给予镇痛治疗。

6. 如有术后肛门水肿，可行肛门熏洗坐浴（每天1～2次），并服用减轻组织水肿的药物，严重者应入院进一步观察及对症处理。

7. 黏膜下硬结未出现不适症状时，一般无需处理；情况严重者，可给予活血化瘀、软坚散结中药内服等治疗。

8. 如出现术后肛门狭窄，保持排便通畅，必要时行扩肛治疗。

9. 一般观察3～7天，定期随访。术后15天指法扩肛。

四、技术小结

近年来，痔的治疗理念发生了很大的变化。痔的治疗方法繁多，传统治疗一般采用口服药物、痔疮栓、硬化剂注射、激光和结扎术等，虽有一定疗效，但不能达到根治。内痔的治疗较为棘手，传统的方法不能彻底根治，即使是手术治疗，术后存在难以忍受的肛门剧痛、肛门狭窄、创面愈合慢、住院时间长的问题。李春雨教授自2012年采用聚桂醇辅助PPH术，临床疗效确切。因手术操作简便、住院时间短、痛苦小、并发症少、中远期效果良好，备受肛肠科医师和患者欢迎，故可替代传统手术操作。临床应用聚桂醇硬化疗法可采用肛门镜或内镜引导下注射两种方式，该方法与套扎术、PPH、TST、DG-HAL等联合应用，在降低术后出血率、复发率和减轻术后疼痛方面可起到互补、协同作用，具有良好的疗效。

参 考 文 献

[1] 李春雨. 肛肠外科学［M］. 北京：科学出版社，2016.

[2] 李春雨. 肛肠病学［M］. 北京：高等教育出版社，2013.

[3] 李春雨，徐国成. 肛肠病学［M］. 2版. 北京：高等教育出版社，2021.

[4] 李春雨，张有生. 实用肛门手术学［M］. 沈阳：辽宁科学技术出版社，2005.

[5] 张有生，李春雨. 实用肛肠外科学［M］. 北京：人民军医出版社，2009.

[6] 李春雨，汪建平. 肛肠外科手术技巧［M］. 北京：人民卫生出版社，2013.

[7] 李春雨，汪建平. 肛肠外科手术学［M］. 北京：人民卫生出版社，2015.

[8] 丁义江. 丁氏肛肠病学［M］. 北京：人民卫生出版社，2006：117-118.

[9] 喻德洪. 现代肛肠外科学［M］. 北京：人民军医出版社，1997：195.

[10] 聂敏，李春雨. 肛肠外科护理［M］. 北京：人民卫生出版社，2018.

[11] 聂敏，李春雨. 肛肠科护士手册［M］. 北京：中国科学技术出版社，2018.

[12] 李春雨，朱兰，杨关根，等. 实用盆底外科［M］. 北京：人民卫生出版社，2021.

[13] 徐国成，李春雨. 肛肠外科手绘手术图谱［M］. 北京：人民卫生出版社，2021.

[14] 李春雨. 临床肛肠外科学［M］. 北京：人民卫生出版社，2022.

[15] 李春雨. 现代肛肠外科学［M］. 北京：科学出版社，2022.

[16] 李春雨. 肛肠病名医解答［M］. 北京：人民军医出版社，2011.

[17] 李春雨. 结肠炎名医解答［M］. 北京：人民军医出版社，2011.

[18] 李春雨. 便秘名医解答［M］. 北京：人民军医出版社，2012.

[19] 李春雨. 大肠癌名医解答［M］. 北京：人民军医出版社，2012.

[20] 李春雨，聂敏. 痔疮就医指南［M］. 北京：中国中医药出版社，2021.

[21] 李春雨，韦东，聂敏. 肛裂就医指南［M］. 北京：中国中医药出版社，2021.

[22] 李春雨，杨波，聂敏. 肛周脓肿就医指南［M］. 北京：中国中医药出版社，2021.

[23] 李春雨，聂敏. 肛瘘就医指南［M］. 北京：中国中医药出版社，2021.

[24] 李春雨，聂敏. 便秘就医指南［M］. 北京：中国中医药出版社，2021.

[25] 李春雨，张苏闽，聂敏. 结肠炎就医指南［M］. 北京：中国中医药出版社，2021.

[26] 李春雨，张伟华. 结直肠癌就医指南［M］. 北京：中国中医药出版社，2021.

[27] 中国中西医结合学会大肠肛门病专业委员会. 中国痔病诊疗指南2020版［J］. 结直肠肛门外科，2020，26（5）：519-533.

[28] 李春雨，聂敏，林树森，等. 吻合器痔上黏膜环切钉合术加中药芍倍注射治疗重度痔30例［J］. 中华胃肠外科杂志，2009，12（1）：98.

［29］李春雨，聂敏，王军，等. 吻合器痔上黏膜环切术与外剥内扎术治疗Ⅲ～Ⅳ度痔的比较［J］. 中国医科大学学报，2007，36（4）：486.

［30］林宏城，苏丹，任东林，等. 选择性痔上黏膜切除吻合器治疗Ⅱ-Ⅲ度痔22例疗效分析［J］. 广东医学，2010，31（12）：1577-1578.

［31］姚礼庆，唐竞，孙益红，等. 经吻合器治疗重度痔的临床应用价值（附36例报告）［J］. 中国实用外科杂志，2001，21（5）：288-289.

［32］李春雨，于好，聂敏. 吻合器痔固定术并发症的原因与处理［J］. 中国医科大学学报，2009，38（5）：387-388.

［33］LOMANTO D，KATARA A N. Stapled haemorrhoidopexy for prolapsed haemorrhoids：short-and long-term experience［J］. Asian J Surg，2007，30（1）：29-33.

［34］LONGO A. Treatment of hemorrhoids disease by reduction of mucosa and hemorrhoidal prolapse with a circular suturing device：a new procedure［C］. In：Proceedings of the Sixth World Congress of Endoscopic Surgery. Rome，1998，777-784.

［35］TJANDRA J J，CHAN M K. Systematic review on the procedure for prolapse and hemorrhoids（stapled hemorrhoidopexy）［J］. Dis Colon Rectum，2007，50（6）：878-892.

［36］THOMSON WH. The nature of haemorrhoids［J］. Br J Surg. 1975；62（7）：542-52.

第四章
内痔的聚桂醇硬化注射联合TST疗法

曹 波

工作单位：贵州中医药大学第一附属医院

一、疾病概论

痔疮分为内痔、外痔和混合痔，是最常见的良性肛肠疾病之一。39.0%的成年人有痔疮，且好发于45～65岁，其中44.7%的人群有临床症状。痔疮形成考虑与直肠肛门静脉丛压力增加有关，还与肥胖、怀孕、慢性腹泻和肝硬化腹水等相关（图3-2-18）。

1. 内痔和外痔的位置区分主要以齿状线为据，齿状线是肛门部位黏膜和皮肤的分界线，位于人体内距肛门2.5～3.0cm左右。以此为界，发生在齿状线以下的肛管及肛门缘的为外痔，发生在齿状线以上的为内痔。而齿状线上下都有痔疮发生，这种情况就属于混合痔（图3-2-19）。

2. 内痔是肛门齿状线以上，直肠末端黏膜下的痔内静脉丛扩大曲张和充血而形成的柔软静脉团。内痔表面为直肠黏膜所覆盖。内痔的出血、脱出、肿胀、疼痛、肛周瘙痒和排粪困难等症状严重影响患者的生活质量，有的患者可因反复出血而导致贫血，甚至引起大出血危及生命，需要急诊手术和输血治疗。早期（Ⅰ～Ⅲ度）内痔如果不进行治疗任其发展，可形成混合痔。

3. 内痔位于齿状线上方，表面为直肠黏膜所覆盖。按病程内痔分为四度。

Ⅰ度：便时带血、滴血或喷射状出血，便后多自行停止，无肛内肿物脱出，肛门镜检可见齿状线上方黏膜隆起，表面色淡红。

Ⅱ度：常有便血，色鲜红，排便时伴有肿物脱出肛外，便后可自行还纳，肛门镜检可见齿状线上黏膜隆起，充血明显，色暗红。

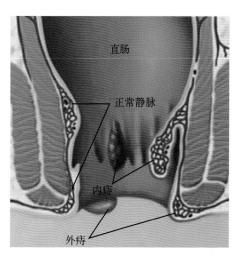

图3-2-18 痔疮解剖图

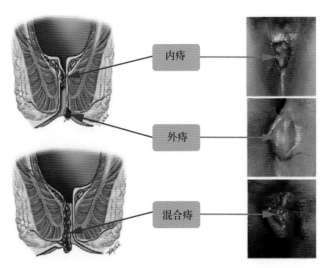

图3-2-19　内痔、外痔、混合痔区分示意图

Ⅲ度：偶有便血，便后或久站、久行、咳嗽、劳累、负重时肛内肿物脱出，不能自行还位，需用手辅助还纳，肛门镜检可见齿状线上黏膜隆起、充血，色暗红，表面多有纤维化。

Ⅳ度：肛内肿物脱出肛门外，不能还纳，或还纳后又脱出，发生绞窄、嵌顿，疼痛剧烈（表3-2-1）。

表3-2-1　内痔Goligher分度法

分度	症状
Ⅰ度	排粪时带血；滴血或喷射状出血，排粪后可自行停止；无痔脱出
Ⅱ度	常有便血；排粪时有痔脱出，排粪后可自行还纳
Ⅲ度	偶有便血；排粪或久站、咳嗽、劳累、负重时有痔脱出，需用手还纳
Ⅳ度	偶有便血；痔持续脱出或还纳后易脱出，偶伴有感染、水肿、糜烂、坏死和剧烈疼痛

二、内痔的治疗方法

1975年，Thomson提出肛垫下移理论并逐渐被人们认可。目前对痔的治疗较为一致的观点是：无症状的痔无需治疗，有症状痔的治疗目的是消除或缓解症状。由于痔是肛垫下移而成，肛垫本身是人体正常解剖结构，在控便过程中发挥作用，故治疗痔应该以改善痔出血和脱垂两大症状为目的，而非将痔核本体及肛垫切除，从而避免肛门功能的损伤。

传统的治疗多采用"外剥内扎硬化剂注射术"，这种方法术后疼痛明显，而且痔核脱落也常导致术后出血过多。另外，由于术中肛门皮肤和黏膜受到的损伤较大，术后常导致肛门狭窄，术后的并发症过多导致患者不得不经受多重痛苦。

（一）选择性痔上黏膜吻合术

选择性痔上黏膜吻合术（tissue-selecting therapy stapler，TST）被肛肠诊疗界誉为"最安全的微创技术"，是在PPH术式基础上发展起来的一种新型技术。TST利用特制的肛肠镜形成不同的开环式窗口，利用吻合探头锁定痔核，针对痔核的大小和多少来调节痔黏膜的切除范围，最大限度地保护了肛门的正常功能（图3-2-20）。

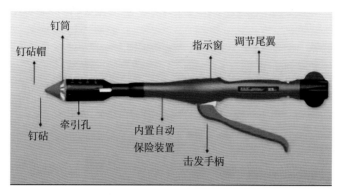

图3-2-20　TST手术枪

1. 手术优势

（1）TST术运用特制的肛门镜形成不同的开环式的窗口，只暴露有痔区的黏膜，针对性更强。

（2）TST术采用分段切除吻合的办法，可以间断地保留直肠黏膜，可有效预防术后吻合口狭窄。

（3）TST术植入的钛钉数量少，可以降低术后钛钉引起的肛门不适感。

（4）TST术遵循了人体痔的形成机制，依据痔的生理病理结构设计而成，旨在纠正痔的病理生理性改变，而非将肛垫全部切除，保留了正常的肛垫及黏膜桥，可以减少手术创伤，更好地保留肛门功能、缩短治疗时间，使痔病治疗更加微创化。

2. 技术优势

（1）精确定位：利用特制的肛门镜，能够精确定位脱垂的黏膜，成功、安全地选择性切除脱垂部位的痔上黏膜，符合肛垫下移理论，减少手术创伤。

（2）疼痛轻微：传统手术在受躯体神经控制的肛垫区进行，对切割敏感，疼痛剧烈。TST手术在受自主神经控制的直肠黏膜区进行，对于切割不敏感，所以手术疼痛轻微。

（3）安全性高：TST术后不会遗留瘢痕，不会破坏肛垫的生理功能，不破坏直肠与肛管的正常结构和外观，同时也避免了肛门狭窄、大便失禁等并发症的发生。与传统治疗方法相比，治疗安全性更高。

（4）恢复时间短：由于治疗创伤更小，患者术后恢复更快，很多可以作为门诊手术，实现随治随走。大多数患者术后5～7天就可以基本恢复，开始正常的工作和生活。

3. 术后并发症　TST术后伴有疼痛，出血，水肿，残留痔，血栓形成，吻合口狭窄，肛门坠胀等症状。

（二）TST联合聚桂醇硬化疗法

TST是内痔的有效治疗方案，但仍有吻合口出血等并发症，且对于已经下移脱垂的痔核组织本身不予处理，远期疗效往往不令人满意。

术后吻合口出血是TST最为常见且极其严重的并发症。可能是由于术中止血不彻底或吻合后动脉血管被压闭而未及时缝扎，或吻合位置过低而内痔痔核过大被切断，吻合时吻合器旋钮旋得过紧致使直肠黏膜坏死出血，或者因为吻合口邻近的搭桥未结扎或结扎不牢固所致。为了预防术后吻合口出血，除了要注重术中各操作细节、彻底止血外，TST术后采用聚桂醇注射液在吻合口上方黏膜下层注射，一方面使黏膜下产生无菌性粘连，可起到闭塞血管、减少血管供血作用，防止吻合口出血；同时由于直肠黏膜与肠壁肌层粘连，又进一步对肛垫起到向上牵拉和固定作用，防止术后复发，巩固和加强了TST的疗效。

1. TST联合聚桂醇硬化治疗的临床优势

聚桂醇为醚类化合物，对注射的病灶局部组织有独特的轻微麻醉作用，可以有效减轻患者术后局部病灶的疼痛感，增加了患者的耐受性。聚桂醇注射液的联合使用可有效减少手术引发的便中带血、切口出血等并发症。其原因是向内痔周围黏膜组织中注射聚桂醇后，诱发了无菌性炎症反应，使黏膜组织发生了纤维化，从而使痔内的静脉与小动脉表面形成了一层保护屏障，可防止因排便因素引发的血管破裂出血。联合使用聚桂醇注射液可有效缩短患者的住院时间与伤口愈合时间，出现这一结果的原因可能是由于注射聚桂醇后形成的保护屏障可导致痔核体积缩小，加速了患者痊愈。

聚桂醇注射液可显著减缓TST引发的肛门疼痛感及镇痛剂的使用次数，可能与聚桂醇本身的轻度麻醉作用密切相关；聚桂醇注射液还可降低TST术后肛门水肿、肛门坠胀、尿潴留等其他不良反应的发生率，并降低疾病的复发率，这可能是由于聚桂醇注射液引起黏膜组织发生纤维化，将松弛的黏膜重新固定在肌壁上，防止了其再次脱落。

2. 治疗流程

（1）术前清洁肠道。骶管麻醉，麻醉生效后患者改截石位，消毒肛周皮肤及直肠黏膜，已婚女性患者消毒阴道，铺巾置单。

（2）适当扩肛，观察痔核大小、分布、黏膜脱垂等情况，置入TST专用扩肛器，使拟切除的痔上黏膜位于窗口内，固定扩肛器，在齿状线上方3～4cm处用2-0可吸收线荷包缝合窗口内黏膜，缝合限于黏膜及黏膜下层内，避免损伤肌层。

（3）将吻合器最大限度张开后顶端涂少许无菌石蜡油，经扩肛器伸入直肠内，确认顶部超过缝合线圈后收紧荷包线并打结，将线尾经吻合器侧孔引出，持续向外牵引，顺时针方向旋转吻合器尾部开关，直到吻合器柄上的红色指示针到达固定位置，解开保险，完成激发，持续压迫30秒，逆时针方向旋转吻合器开关，松开吻合器头部，缓慢取出；检查吻合口有无开裂、出血，若有活动性出血，用4-0可吸收线"8"字缝合止血；取出扩肛器，于吻合口上方3、7、11点黏膜下柱状注射聚桂醇硬化治疗，每一点注射2～3ml（图3-2-21、图3-2-22）。

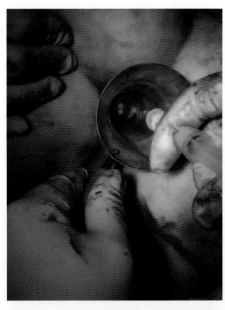

图3-2-21　TST术后黏膜下柱状注射聚桂醇

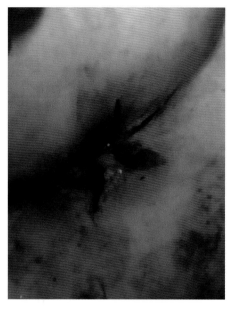

图3-2-22　TST联合聚桂醇硬化治疗

（4）用手指轻揉注射部位黏膜，使药物在黏膜下均匀分布，残留外痔做"V"字形切口，游离皮瓣至齿状线上0.5cm处，于根部结扎，切除多余痔组织，术后凡士林纱条塞入肛管，包扎切口。

3. 注射聚桂醇时注意事项

（1）注射部位包括吻合口上方、较突出痔核及痔上黏膜被保留的痔核。

（2）每处注射量以黏膜灰白色隆起改变、可清晰看见黏膜表面血管纹理为度，使药液均匀充盈黏膜。

（3）每次结束时边拔针边推注药液，后用0.05%碘伏再次消毒，并压迫针眼，防止药液渗出和出血。

（4）注射药液时注意勿损伤吻合口，动作轻柔，防止吻合口撕裂大出血。

综上所述，TST联合聚桂醇硬化治疗Ⅱ、Ⅲ期内痔及混合痔的临床效果良好，并发症少、复发率低，且可减缓术后疼痛、缩短住院时间与切口愈合时间，避免了对肛门直肠及其邻近组织解剖结构的破坏。TST配合聚桂醇硬化治疗进一步提高了对肛垫向上悬吊、固定以及避免术后发生出血的风险，因此，该手术方式更符合当代痔病微创治疗理念，值得临床推广。

参 考 文 献

［1］罗健铭. PPH手术治疗重度内痔（混合痔）的体会［J］. 中国伤残医学，2013. 21（4）：136-137.

［2］李春雨，汪建平. 肛肠外科手术技巧［M］. 北京：人民卫生出版社，2013.

［3］中国中西医结合学会大肠肛门病专业委员会. 中国痔病诊疗指南2020版［J］. 结直肠肛门外科，2020，26（5）：519-533.

［4］张国宝. PPH手术在严重痔疮临床治疗中的应用［J］. 中国医药指南，2013，11（9）：604-605.

［5］孙建华. PPH术加聚桂醇注射联合治疗重度内痔48例临床分析［J］. 吉林医学，2012，33（3）：120.

［6］刘会艳. 采用PPH手术治疗痔疮的临床效果观察［J］. 中外医疗，2011，30（18）：88.

［7］马涛. 应用吻合器在PPH手术治疗痔疮的临床疗效观察［J］. 中国医疗器械信息，2018，56（1），133-134.

［8］潘中平. PPH联合硬化剂注射术治疗直肠黏膜内脱垂［J］. 河南外科学杂志，2012，18（4）：37-38.

［9］林宏城，苏丹，任东林，等. 选择性痔上黏膜切除吻合器治疗Ⅱ～Ⅲ度痔22例疗效分析［J］. 广东医学，2010，31（12）：1577-1578.

［10］常青，杨丽丽. TST联合聚桂醇硬化治疗Ⅲ、Ⅳ度内痔及混合痔40例［J］. 陕西医学杂志，2017，46（2）：198-199.

［11］胡伯虎. 内痔注射疗法的历史回顾及进展［J］. 中国肛肠病杂志，2018，38（12）：72-73.

［12］茅慧慧，曹雷. 硬化剂在痔病注射疗法中的发展进程［J］. 世界最新医学信息文摘，2021，21（57）：57-58.

［13］安阿玥，王茜. 安氏疗法入门导读［M］. 北京：中国医药科技出版社，2016：34.

［14］中国医师协会"中国微创硬化治疗技术"临床推广项目委员会. 微创硬化治疗技术指南（2012版）［J］. 微创医学，2012，7（6）：573-581.

［15］《结直肠肛门外科》杂志编辑委员会. 聚桂醇®内痔硬化注射疗法专家共识（2021版）［J］. 结直肠肛门外科，2021，27（3）：183-187.

［16］张义魁. 聚桂醇注射治疗内痔45例疗效观察［J］. 中国肛肠病杂志，2019，39（1）：11-12.

［17］孙燕，李刚，程海鹤，等. TST联合聚桂醇注射液治疗Ⅱ、Ⅲ期内痔及混合痔的临床观察［J］. 山东医药，2018，58（29）：78-80.

［18］LOMANTO D，KATARA A N．Stapled haemorrhoidopexy for prolapsed haemorrhoids：short-and long-term experience［J］．Asian J Surg，2007，30（1）：29-33.

［19］TJANDRA J J，CHAN M K．Systematic review on the procedure for prolapse and hemorrhoids（stapled hemorrhoidopexy）［J］．Dis Colon Rectum，2007，50（6）：878-892.

［20］THOMSON W H F．The nature of hemorrhoids［J］．Br J Surg，1975，62：542-552.

第五章
聚桂醇硬化联合套扎治疗内痔

毛细云

工作单位：安徽中医药大学第一附属医院

痔的治疗以非手术治疗为主，非手术治疗又包括保守治疗和器械治疗。保守治疗包括调整饮食结构，如摄入足量的液体和膳食纤维，以及形成良好的排便习惯；还包括坐浴、磁疗、口服缓泻剂及静脉活性药物，局部外用栓剂、软膏等。

对于保守治疗无效的Ⅰ～Ⅲ度内痔患者和不愿意接受手术治疗或存在手术禁忌证的Ⅳ度内痔患者，建议采用套扎疗法、硬化剂注射疗法或将两者联合应用。

保守治疗和/或器械治疗没有取得可接受结果的Ⅰ～Ⅲ度痔患者，或愿意接受手术治疗的Ⅳ度痔患者，可考虑手术治疗，手术方式包括内痔结扎术、痔切除吻合术、经肛痔动脉结扎术等。医师在术前应与患者讨论每种手术疗法的优缺点，在综合考虑患者意见、操作可行性和进一步操作的适用性后，选择最佳的手术疗法。

我们在这里主要介绍套扎疗法以及硬化剂注射疗法联合套扎疗法。

一、套扎疗法

套扎疗法又称为自动痔疮套扎术（ruiyun procedure for hemorrhoid，RPH）。在众多非手术治疗方法中，套扎疗法被认为疗效最好，仅次于传统痔结扎术。该手术是利用负压原理，将带有负压的自动套扎器枪管对准患者的痔上黏膜，将松弛的痔上黏膜吸入枪管内；当压力达到一定值时，释放套扎器，将胶圈推出，套住痔上黏膜的基底部，将胶圈持续收缩绞勒，以阻断血供，使被套扎的组织缺血，并逐渐坏死脱落，形成瘢痕；在瘢痕挛缩后，使下移的肛垫回缩、上提，达到"缩、提、断"的治疗效果（图3-2-23）。该术式不破坏患者肛垫内的Treitz肌，可使断裂松弛的肌纤维恢复到正常的生理状态；可有效和准确地对痔组织及其黏膜进行去除，减少创面。由于套扎的部位位于痔上黏膜，避免了肛垫感觉神经末梢被刺激和破坏，故明显地减少了患者术后的不良反应。亦有相关研究表明，内痔套扎术不仅创面小，而且具有出血量少、术后疼痛轻和愈合时间快等优势，弥补了传统手术的缺点。

但内痔及直肠下段黏膜糜烂出血点相对广泛，胶圈套扎点数有限，当内痔和直肠下段黏膜出血点较多时仅用胶圈套扎可能会再次发生便血。也有胶圈过早滑脱导致的痔核坏死不完全现象，以及术后大出血等并发症

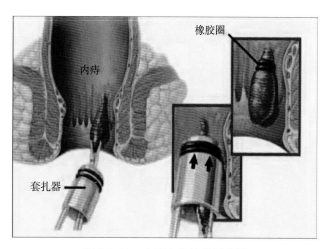

图3-2-23　内痔套扎技术示意图

内痔

橡胶圈

套扎器

的风险。

二、硬化剂注射疗法联合套扎疗法

有研究表明，使用硬化剂注射联合套扎技术，可降低自动痔疮套扎术内痔脱线时的出血概率，并能极大地降低术后复发率，提高远期疗效。具体操作如下。

首先采用圆形扩肛器扩肛至四指，然后对直肠下段及肛管进行消毒，显露内痔痔核，将内痔胶圈套扎的负压吸引头连接吸引器，另一头连接套扎器，在肛门镜的引导下置入内痔胶圈套扎枪管，确定后再启动负压吸引器；压力到达0.1kPa时转动齿轮，释放胶圈，套住目标组织；打开负压开关，释放被套扎组织。用此法套扎2～4个较大内痔痔核。置入肛门镜，明确其余小的内痔及直肠黏膜糜烂出血点，并再次用碘伏消毒直肠下段及肛管，抽取聚桂醇，以黏膜针（针头斜面向上30°～45°）进针至黏膜下层，回抽无血液后，每个点注射聚桂醇2～4ml，至黏膜膨胀成鱼鳔样（痔核黏膜充分膨胀，颜色呈灰白色）。一般套扎不超过4个点，聚桂醇注射总量不超过10ml，术毕以复方角菜酸酯栓1枚纳肛。

三、术后处理

1. 手术当天半流质饮食，术后第1天开始正常饮食，避免进食辛辣刺激食物，适量予以通便药物软化粪便。

2. 术后控制排便24小时，开始排便后每天用中药洗剂坐浴，并用清热解毒、消炎镇痛作用的痔疮膏、痔疮栓肛内换药1次。

3. 术后可根据情况使用抗生素1～2天预防感染。

四、技术小结

1. 聚桂醇硬化联合套扎治疗内痔，可通过聚桂醇硬化和胶圈套扎两种方式，使痔核组织坏死、萎缩、脱落，并通过痔核组织脱落后产生的瘢痕挛缩及注射硬化剂产生的纤维化，将肛垫组织重新上提、固定，防治其再次脱垂。胶圈套扎可直接阻断痔核组织血供，导致痔核坏死脱落，联合聚桂醇硬化注射，则可加快痔核坏死、脱落进程，降低脱落期出血风险，共同达到"缩、提、断"的治疗目的。

2. 注射聚桂醇时不可将药液注入黏膜表层，以免引起黏膜溃烂、感染；亦不可将药液注入肌层，以免引起疼痛、肌肉硬化、坏死，进而发生肛门狭窄；不应注射于齿状线以下外痔区，以免引起水肿和疼痛。注射药液的量视痔核大小而定，以内痔饱满为度。注射前后均应严格消毒，每次进针注射前都必须消毒痔核表面黏膜。注射药液时确保药液均匀地分布在各个痔核内。单次注射痔核个数不应超过3个，注射总量不超过10ml。

3. 套扎一般不超过4个痔核，以免引起术后肛门剧烈疼痛及肛门狭窄，避免套扎外痔以及混合痔的外痔部分、肥大的肛乳头，疑有恶变的直肠息肉、直肠肿块等。

4. 术后应保持大便通畅，可配合口服通便药物软化大便，并常规使用中药坐浴，外用痔疮膏、痔疮栓，可酌情使用抗生素1～2天预防感染。

参 考 文 献

［1］江维，张虹玺，隋楠，等．中国城市居民常见肛肠疾病流行病学调查［J］．中国公共卫生，2016，32（10）：1293-1296.

［2］曾禄逊，黄志欢，许新平．内痔胶圈套扎联合聚桂醇注射术治疗老年内痔的临床观察［J］．实用中西医结合临床，2017，17（3）：120，126.

［3］王郝嘉，巫志姗，朱娜，等．基于Meta分析的消痔灵注射液联合自动套扎术治疗内痔或混合痔临床评价研究［J］．中国药师，2021，24（2）：302-307.

［4］陈显韬，祝琦，陈玉川．内痔注射后套扎联合外痔切除术治疗环状混合痔的疗效［J］．医学信息，2019，32（19）：89-91.

［5］李兆申，金震东，令狐恩强．中国早期结直肠癌筛查流程专家共识意见（2019，上海）［J］．中华健康管理学杂志，2019，35（10）：376-386.

［6］王峰，龚旭晨．聚桂醇硬化疗法治疗内痔出血的疗效和安全性［J］．中国肛肠病杂志，2018，38（3）：30-32.

［7］梁起寿，刘成伟．肛门镜下注射聚桂醇治疗出血性内痔的临床观察［J］．中国实用医药，2015，10（11）：26-27.

［8］林海，李海正，李强，等．结肠镜下内痔聚桂醇硬化剂注射治疗对内痔患者临床效果、细胞免疫状态及不良反应的影响［J］．中外医学研究，2021，19（13）：23-26.

［9］曲宏伟．三联疗法治疗老年重度环形脱垂混合痔的疗效观察［J］．中国医药指南，2021，19（10）：102-103，106.

［10］林晖，孙健．老年痔病的微创手术策略及研究进展［J］．结直肠肛门外科，2013，19（2）：123-125.

［11］章慧，韶建生．用痔上黏膜套扎术联合聚桂醇内痔硬化注射术治疗内痔的疗效探讨［J］．当代医药论丛，2014，12（19）：207-208.

［12］DAVIS B R，LEE-KONG S A，MIGALY J，et al．The American Society of Colon and Rectal Surgeons clinical practice guidelines for the management of hemorrhoids［J］．Dis Colon Rectum，2018，61（3）：284-292.

［13］GALLO G，MARTELLUCCI J，STURIALE A，et al．Consensus statement of the Italian society of colorectal surgery（SICCR）：management and treatment of hemorrhoidal disease［J］．Tech Coloproctol，2020，24（2）：145-164.

［14］VANTOLR R，KLEIJNEN J，WATSON A J M，et al．European Society of ColoProctology：guideline for haemorrhoidal disease［J］．Colorectal Dis，2020，22（6）：650-662.

第六章
聚桂醇硬化治疗痔病的临床应用

林　林

工作单位：烟台白石肛肠医院

痔病的临床诊断有4%患者为自行诊断，近40%患者通过肛门镜检查确诊。众所周知，痔病严重影响患者的生活质量，具有社会、心理和保健等多重影响。据相关报道，痔病的人群患病率可达39%，其中半数合并临床症状，如疼痛、出血、脱垂等，需予以重视。鉴于痔病临床症状发作间歇性及患者对检查的恐惧或尴尬，多数患者会自行选择药物治疗从而规避正规医学诊疗。对于多数有症状的Ⅰ度、Ⅱ度痔病患者，保守治疗（改变饮食或生活方式、口服药物）有效，但长期疗效缺乏证据。Ⅲ度、Ⅳ度痔病多采用手术治疗，随之而来是更多的并发症，如出血、疼痛、急性尿潴留、肛门狭窄、大便失禁等，临床医师需严格把握手术禁忌证，合理诊疗。

痔病"静脉曲张学说"认为直肠肛门部静脉曲张为疾病的主要诱因，此时硬化剂注射治疗的原理为：血管内注射刺激性物质，破坏局部血管内皮细胞，激活机体凝血系统，诱发血栓形成，从而堵塞曲张血管。痔病"肛垫下移学说"则认为肛垫病理性肥大为疾病的主要诱因。此时黏膜下注射硬化剂可诱发无菌性炎症，促使局部纤维化，以达固定之效。痔病主流病理生理学说除上述两种外还包括血液动力学说、盆底动力学说等。

痔病伴发的临床症状包括出血、脱垂、疼痛、血栓形成、黏液排出及瘙痒，其中出血最为多见，多呈鲜红色。临床诊疗中直肠镜可确定分期，内镜活检有助于鉴别肿瘤、肉芽肿、炎症性病变。痔病多与慢性便秘、妊娠（40%发病率）、年龄增长、不良生活习惯（低膳食饮食、不定期排便）相关。治疗方式则与患者临床症状、疾病发作频率、持续时间、疾病严重程度、医师的偏好及患者的偏好有关。

痔病的临床治疗方法包括保守疗法（改变饮食习惯、增加膳食纤维摄入、避免紧张、坐浴理疗）和手术疗法，手术疗法又分为非切除和切除两种。非切除方法包括套扎术、硬化剂注射疗法、射频消融和激光治疗。

聚桂醇在室温下化学性质稳定，腔内、黏膜下浸润途径给药简便、有效，1936年以来主要用于麻醉制剂，1963年第一次报道了其组织硬化作用。2008年，我国开始对聚桂醇行动物实验及临床研究，其适应证被进一步拓宽，2010年获美国FDA批准上市。

聚桂醇作为硬化剂注射治疗的常用药物，安全、有效、微创，具不可否认的优势，越来越受欢迎。聚桂醇常用剂量为单点位2ml，多适用于伴少许脱垂的痔病患者，其与套扎及手术切除相比，出血、肛肠脓毒症风险明显降低，免疫功能低下患者尤为适用（图3-2-24）。

1682年，Daniel Zollikofer首次提出可通过注射硬化剂阻塞静脉。经过多年发展，现如今技术已越发成熟，目前经常使用的硬化剂按照性质可分液体和泡沫两种，"现代"硬化剂多指泡沫硬化剂。Moser等随机、对照、单盲试验曾将泡沫与液体聚桂醇对Ⅰ度痔疮患者的有效性和安全性进行了比较，结果证实泡沫硬化剂成功率（88%vs 69%，$P=0.01$）及患者满意度（99%vs 84%，$P=0.009$）更高。泡沫硬化剂具多重优势：首先，泡沫空化效应增加了分子之间及其与血管内壁接触面积，附着力强。其次，泡沫可避免血液稀释作用，可以更小剂量提升临床疗效和安全性。

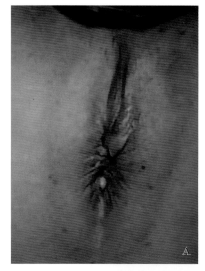
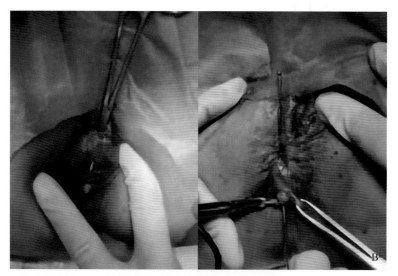
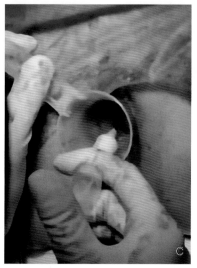
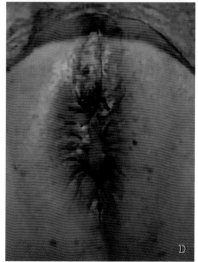

图3-2-24　内痔的聚桂醇硬化疗法

注：A.术前；B.处理瘘管；C.内痔聚桂醇注射；D.术后。

注射技术方面：内镜入路常使用规格为23G的针筒，经肛门入路理想规格为20G。泡沫聚桂醇配备比例参照Tessari法（图3-2-25），微泡稳定性更高、分布更均匀，具体比例为1.6ml聚桂醇原液＋7.4ml空气，单次剂量2ml，最大剂量6～8ml。注射部位为痔核黏膜下层，避免注射过深伤及固有肌层，同时应避免动脉注射，与齿状线注射间隙应大于2cm，注射完毕需压迫至少2分钟，临床操作相对简单，主要参考"四步注射法"和"十六字原则"。

聚桂醇作为一种不同于乙醇的化学硬化剂，已广泛应用于食管静脉曲张破裂出血、脏器囊性病变（如肝肾囊肿、胰腺囊肿）、子宫肌瘤、肝癌的治疗，动物实验显示聚桂醇可破坏囊肿壁内皮细胞，诱发无菌性炎症和纤维化，疗效显著，有效率可达75%～85%。Nijhawan等用1.5%聚桂醇行痔疮内镜下硬化剂注射治疗，结果显示成功治疗的注射次数中位数为1.2次。一项德国研究表明，聚桂醇治疗成功所需次数为（1.42±0.64）次。这一发现为患者开启了可供选择的一站式治疗方案，增加了医患治疗自信心。

聚桂醇硬化疗法相比手术，可保留直肠肛管移行上皮（anorectal transitional zone，ATZ）与肛垫，

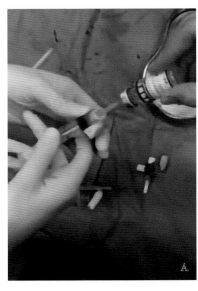 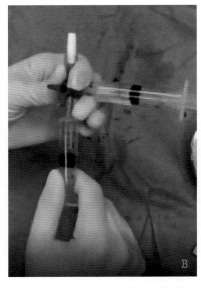 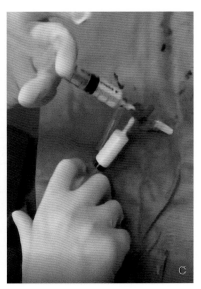

图 3-2-25　Tessari 法制备泡沫聚桂醇
注：A.抽取 2ml 聚桂醇原液；B.连接三通阀抽取空气；C.反复输注制备泡沫。

从而保护了肛门自控排便能力，进一步提升了患者术后生活质量。聚桂醇另一潜在优势为局部麻醉作用，可大大减少患者疼痛感，提高治疗依从性，易于接受。机体于疼痛刺激下会释放大量镇痛物质 β-内啡肽入血，严重炎症状态时将释放大量致痛物质 5-羟色胺（5-hydroxytryptamine，5-HT）入血，相关研究显示聚桂醇与其他制剂相比，术后血 β-内啡肽、5-HT 明显降低，进一步佐证了聚桂醇的镇痛作用。相对于手术疗法，聚桂醇肛管直肠刺激性小，避免了迷走神经亢进诱发的晕厥、恶心、呕吐，临床舒适度高。

　　术后疼痛和不适为肛肠科术后常见后遗症。局部组织缺血和炎症可能为术后肛门疼痛的主要原因。MacRae 与 McLeod 的 meta 分析将套扎与硬化剂注射治疗后患者痛感度进行了对比分析，结果显示套扎术后患者疼痛评分较高，且差异具有统计学意义，但这种差异于第 3 次治疗后不再显著。

　　硬化剂注射疗法历史悠久，在我国硬化剂注射疗法兴起于 20 世纪 50 年代，硬化剂注射疗法手术时间短、术后恢复期短，术后护理简单，无需换药、拆线，可于家中坐浴，患者易于接受，在当前快速的社会生活节奏下优势显见。而聚桂醇的面世将其推上了新的高度。聚桂醇硬化疗法具有受众广、耗时短、安全可靠、耗费低、易于操作等优势，深受医疗机构欢迎。相关报道显示，聚桂醇硬化疗法疗效与 PPH 相当，且无需麻醉、并发症少，未来是否可替代手术疗法值得期待。虽然聚桂醇临床疗效显著，但亦有聚桂醇硬化治疗后出现直肠-尿道瘘、直肠穿孔、坏死性筋膜炎等严重不良反应的报道，但随着药物不断更迭、医师规范操作，现罕有特殊、严重并发症相关报道。

　　痔病为临床多发病，约占肛肠科疾病患者的 87%。因其受众范围广，解决痔病问题等于解决了肛肠科疾病的半壁江山，且随着当前微创意识的普及，聚桂醇硬化疗法势必备受关注。临床医师应严格把控指征，注意操作规范，避免动脉注射，以更好服务患者。

<h3 style="text-align:center">参 考 文 献</h3>

[1] 杨义超，常媛媛，陈玉杰，等. 聚桂醇硬化与外科手术治疗痔病的短期疗效对比分析 [J]. 临床外科杂志，2020，28（8）：778-780.

[2] 中国中西医结合学会. 痔芍倍注射疗法临床应用指南 2017 版 [J]. 中华胃肠外科杂志，2017，20（12）：1434-1436.

［3］CRITELLO D C, PULLANO S A, GALLO G, et al. Low frequency ultrasound as a potentially viable foaming option for pathological veins［J］. Colloids and Surfaces A: Physicochemical and Engineering Aspects, Volume 599, 2020, 124919.

［4］COOPER W M. Clinical cvaluation of sotradecol, a sodium alkyl sulfate solution, in the injection therapy of varicose veins［J］. Surg Gyne Obs, 1946, 83（5）: 647-652.

［5］GUPTA G, PANDIT R S, JERATH N, et al. Severe life-threatening hypersensitivity reaction to polidocanol in a case of recurrent aneurysmal bone cyst［J］. J Clin Orthop Trauma, 2019, 10（2）: 414-417.

［6］HIRSCHMAN R. Sclerosing therapy of varicose veins with sotradecol（sodium tetradecyl sulfate）. N Y State J Med. 1947 Jun; 47（12）: 1367.

［7］HAMEL-DESNOS C, DESNOS P, WOLLMANN J C, et al. Evaluation of the efficacy of polidocanol in the form of foam compared with liquid form in sclerotherapy of the greater saphenous vein: Initial results［J］. Dermatol Surg, 2003, 29（12）: 1170-1175.

［8］JOHANSON J F, SONNENBERG A. The prevalence of hemorrhoids and chronic constipation. An epidemiologic study［J］. Gastroenterology, 1990, 98（2）: 380-386.

［9］LOBASCIO P, LAFORGIA R, NOVELLI E, et al. Short-term results of sclerotherapy with 3%polidocanol foam for symptomatic second-and third-degree hemorrhoidal disease［J］. J Invest Surg, 2021, 34（10）: 1-7.

［10］MACRAE H M, MCLEOD R S. Comparison of hemorrhoidal treatments: A meta-analysis［J］. Can J Surg, 1997, 40（1）: 14-17.

［11］MORINAGA K, HASUDA K, IKEDA T. A novel therapy for internal hemorrhoids: Ligation of the hemorrhoidal artery with a newly devised instrument（Moricorn）in conjunction with a Doppler flowmeter［J］. Am J Gastroenterol, 1995, 90（4）: 610-613.

［12］NIJHAWAN S, UDAWAT H, GUPTA G, et al. Flexible video-endsocopic injection sclerotherapy for second and third degree internal haemorrhoids［J］. J Dig Endosc, 2011, 2: 1-5.

［13］RONCONI M, CASIRAGHI S, SCHIEPPATI M. EndoTHeF: endo-luminal treatment of hemorrhoids with foam［J］. Ann Colorectal Res, 2019, 6（4）: e86297.

［14］RISS S, WEISER F A, SCHWAMEIS K, et al. The prevalence of hemorrhoids in adults［J］. Int J Colorectal Dis, 2012, 27（2）: 215-220.

［15］RAMADANI A, JOVANOVSKA R P, TRAJKOVSKA M, et al. Comparison of argon plasma coagulation and injection therapy with adrenalin and polidocanolin the management of bleeding angiodysplasia in upper gastrointestinal tract［J］. Pril（Makedon Akad Nauk Umet Odd Med Nauki）, 2018, 39（2-3）: 63-66.

［16］SCAGLIA M, DELAINI G G, DESTEFANO I, et al. Injection treatment of hemorrhoids in patients with acquired immunodeficiency syndrome［J］. Dis Colon Rectum, 2001, 44（3）: 401-404.

［17］WOLLMANN J C. The history of sclerosing foams［J］. Dermatol Surg, 2004, 30（5）: 694-703.

［18］YUKSEL B C, ARMAGAN H, BERKEM H, et al. Conservative management of hemorrhoids: a comparison of venotonic flavonoid micronized purified flavonoid fraction（MPFF）and sclerotherapy［J］. Surg Today, 2008, 38（2）: 123-129.

第七章
聚桂醇硬化联合外剥内扎术治疗混合痔

翟春宝

工作单位：山西省人民医院

一、概述

痔是临床上最常见的肛肠疾病之一。一项对我国大陆地区31个省（自治区、直辖市）城市居民常见肛肠疾病流行病学调查结果显示，患有肛肠疾病的成年人占总调查人群的51.14%，其中痔的发病率最高（50.28%）。以齿状线为界限划分，可将痔分为内痔、外痔及混合痔。混合痔是内痔和相应部位的外痔血管丛跨齿状线相互融合成一个整体，主要临床表现为内痔和外痔的症状同时存在，严重时表现为环状痔脱出。

二、病因病理

本病的确切病因目前认识尚不清楚，一般认为与体位因素、解剖因素、感染因素、排便因素、饮食因素、遗传因素、职业因素等相关。妇女妊娠、分娩时负压增加也会直接影响肛门、直肠静脉血液回流，导致静脉曲张，是女性痔发生和加重的重要因素。关于痔的发病机制仍不十分清楚，主要有以下几种假说。

（一）静脉曲张学说

该学说认为因人体直立、痔静脉没有瓣膜，肛门括约肌痉挛，腹压增加，粪便嵌塞等原因导致肛门直肠静脉回流障碍，痔静脉扩张、扭曲形成。对切除的痔组织无论内痔还是外痔均可见薄壁扩张的血管，或充血，或见血管内血栓。

（二）血管增生学说

一般认为齿状线以上的黏膜下组织含有大量的窦状血管、平滑肌、弹力纤维及结缔组织等，组成直肠海绵体，随着年龄的增长出现增生、肥大而形成痔。

（三）肛垫下移学说

齿状线以上的黏膜及黏膜下层存在着静脉丛、Treitze肌、结缔组织，它们共同组成肛垫，是位于齿状线上1.5cm左右的环状海绵样组织带，亦称为直肠海绵体，属于正常解剖结构。由于内括约肌的收缩，肛垫借Y形沟分割为右前、右后及左侧三块，此即所谓的"痔好发部位"，起着肛门垫圈的作用，协助括约肌以完全封闭肛门。当肛垫增生、肥大，或因肛门直肠壁的支持固定发生改变而松弛，或肛门括约肌的紧张度发生改变，使得肛垫向下移位而成痔病。内痔不是曲张的直肠上静脉终末支，而是肥大移位的肛垫，这一观点已获得大家的初步认同。肛垫内正常纤维弹力结构的破坏伴有肛垫内静脉的曲张和慢性炎症纤维化，肛垫出现病理性肥大并向远侧移位后形成内痔。

（四）肛管狭窄学说

该学说认为各种原因造成肛管狭窄，粪便通过肛管时阻力增加，使痔静脉丛受到挤压，引起静脉扩张、损伤、血栓形成而引发本病。

（五）其他学说

此外还有细菌感染学说、肛门括约肌功能下降学说等。混合痔是内痔通过静脉丛和相应部位的外痔静脉丛相互整合而形成，位于齿状线上下，表面被直肠黏膜和肛管皮肤覆盖。内痔发展到Ⅱ度以上时多形成混合痔（图3-2-26）。

混合痔进一步发展，当脱出内痔及相应外痔在肛门口周围呈梅花状或环状时，称为"环形痔"。脱出的痔若被痉挛的括约肌嵌顿，以致发生水肿、淤血甚至坏死，临床上称为嵌顿性痔或绞窄性痔（图3-2-27）。

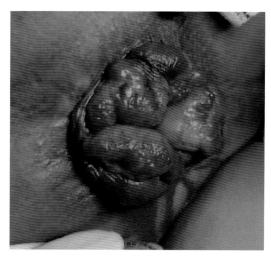

图3-2-26　混合痔临床表现

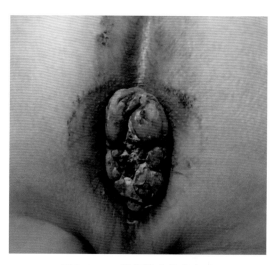

图3-2-27　嵌顿性痔临床表现

综上所述，内痔的发病在多种病因的作用下，首先肛垫内动静脉血管，支持结构及纤维结缔组织发生曲张、炎症、增生等病理改变，引起肛垫充血、出血、下移而发展为内痔；肛缘皮下静脉血管曲张、淤血、血管内血栓形成或因慢性炎症刺激出现皮肤及皮下纤维组织增生，有时合并炎症出现充血、肿胀而发展为外痔。目前关于痔的病因，发病机制及病理变化仍有待进一步研究。

三、临床表现

1. **便血**　其特点是发生在排便过程的无痛性鲜红色血，呈滴血甚至喷射出血，排便末有便纸染血。便血可反复发作，有自行缓解倾向，长期慢性出血可发生贫血。出血非血红色或与粪便混合，需注意排除其他下消化道疾病引起的出血。

2. **脱出**　排便后痔核脱出肛外，初期可以自行回纳，逐渐发展至需手还纳，严重者痔核脱出后难以回纳，在腹压增加如负重、咳嗽时亦可脱出。脱出可伴有黏液渗出，引起肛门潮湿、坠胀、疼痛和瘙痒等不适感，影响患者的生活质量。

3. **痔嵌顿**　内痔脱出合并有括约肌痉挛时，痔核受到夹持，痔体的静脉、淋巴回流受阻，痔核迅速增大、变硬，嵌顿在外无法回纳，出现肛门剧烈疼痛、里急后重、排尿困难等急性痔病表现（图3-2-28）。

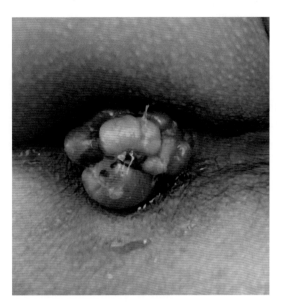

3-2-28　痔嵌顿

4. 异物感　一般平时仅有异物感，便后或劳累时体积稍微增大，平卧休息后可以恢复常态。合并炎症或血栓形成时，表现为局部肿胀，剧烈疼痛。

四、临床诊断

（一）诊断方法

根据典型的病史，结合肛门视诊、肛周触诊、肛门指检及肛门镜检查即可诊断，视诊及触诊可见肛缘皮赘松弛，呈单个或多个突起，柔软无疼痛。发生炎症时皮赘红肿发亮，触痛较甚。血栓形成时皮下可触及圆形质硬肿块，可移动，触痛明显。肛门镜检查可见齿状线上方有暗红色结节向肛门镜内突出，通常位于右前、右后和左正中处，边界清晰，黏膜表面可有充血、糜烂。蹲位检查可以更清楚地观察到痔核的部位、大小、数目和出血点。伴发痔嵌顿时内痔及肛缘皮肤高度肿胀，黏膜和皮下可见广泛血栓形成，黏膜表面可见坏死、脓苔和溃疡。

（二）鉴别诊断

即使有痔存在，也应该注意与直肠癌、直肠息肉、直肠黏膜脱垂和肥大肛乳头等疾病进行鉴别。

1. 直肠癌因其初期症状不典型，常易被误诊为内痔，应特别警惕。其特征性表现为粪便带有暗红色黏液脓血，所以鉴别时需特别注意便血的颜色和性状。直肠指检是发现肛管直肠肿瘤重要的检查方法，直肠癌在指诊下可扪及高低不平而质硬的肿块，肠腔常狭窄。值得注意的是，内痔与直肠癌同时并存的情况并非少见，应避免仅满足于痔的诊断而忽视了对直肠癌的排查。

2. 直肠息肉多为红色椭圆形肿块，有蒂与肠壁相连，排便时可脱出肛门外，多为单个，易出血，血色鲜红，附着在粪便表面。

3. 直肠黏膜脱垂脱出物呈环状，色鲜红，表面光滑，无分界线，出血少见。

4. 肛乳头肥大呈三角形或锥形，大便时脱出肛外，多为单个，黄白色，质硬，形小，不出血，能回纳。

五、临床治疗

（一）痔的治疗原则

无症状的痔无需治疗；有症状的痔重在减轻或消除其主要症状，无须根治。

（二）混合痔的治疗

痔的保守治疗包括调整饮食习惯和生活方式，如摄入足量的液体和膳食纤维，以及形成良好的排便习惯；还包括坐浴、磁疗、口服缓泻剂及静脉活性药物、局部外用栓剂、软膏等。本节中，我们主要介绍混合痔的传统手术治疗，即外剥内扎术，以及聚桂醇硬化联合外剥内扎术。

1. 外剥内扎术概述

传统的痔切除方法主要是外剥内扎术。鉴于对手术创面处理的不同，存在开放式和闭合式两种手术类型。其最具代表性的术式为Milligan-Morgan手术（创面开放式）和Ferguson手术（创面闭合式）。目前国内外开展的各种痔切除术大多是基于这两种术式的演变。

尽管痔切除术存在一些缺点，如术后疼痛、恢复期较长、肛门自控功能及肛管精细感觉受到一定影响，但该方法治疗效果明确、成功率较高，仍然是Ⅲ～Ⅳ度痔患者的首选手术疗法和"金标准"术式。

2. 聚桂醇硬化疗法概述

硬化剂注射疗法是临床常用且有效的内痔治疗方法，对推动内痔微创治疗的发展有重要的作用。其基本原理是将硬化剂注射到痔核黏膜下或痔核组织中，通过渗透作用，硬化剂与痔核组织中的微小血管密切接触，导致痔血管闭塞、痔核组织纤维化或萎缩，从而达到止血和改善痔脱出等效果。有研究结果表明，硬化剂注射疗法可适用于Ⅰ～Ⅲ度内痔。

聚桂醇注射液是一种清洁型硬化剂，是目前国际公认的、临床应用最为广泛的硬化剂，具有硬化和止血的双重作用，是一种对血管、组织刺激较小的硬化剂，国内外罕有不良反应报道。聚桂醇注射液注入内痔黏膜下基底部或痔核内，可对内痔黏膜下层及痔核内的静脉及小动脉产生刺激，迅速破坏血管内皮细胞，使作用部位的纤维蛋白、血小板、红细胞聚集沉积。同时，聚桂醇的化学作用使内痔静脉团块及周围黏膜组织产生无菌性炎症，引起内痔静脉团块及黏膜损伤、纤维细胞增生，达到使内痔静脉团块萎缩的效果。由于组织纤维化的形成，将松弛的黏膜重新固定在直肠下方的肌壁上，可防止黏膜再次脱垂。聚桂醇内痔硬化注射疗法不仅具有疗效确切、安全、并发症少的优点，还具有一定的局麻镇痛作用，可以有效减轻患者注射后的疼痛感。

3. 聚桂醇硬化联合外剥内扎法

术前禁食6小时，常规给予温生理盐水清洁灌肠。术中患者取左侧卧位或截石位，行腰麻或硬膜外麻醉，生效后，常规消毒铺巾。

用5ml注射器抽取聚桂醇注射液5ml，注射针头采用细针头，肛门镜下做痔上黏膜注射：截石位3、7、11点齿状线上3～4cm区域直肠黏膜下注射聚桂醇，每点1～2ml，使黏膜充盈隆起，干棉球按压使药液均匀分布。

聚桂醇注射联合外剥内扎术治疗混合痔操作流程：痔体注射、首先消毒痔核，从痔核隆起最明显处进针注射至痔黏膜下层，每处注射1～2ml，以痔体漫肿呈灰白色水疱状隆起、血管纹理清晰为标准。痔体较大时，可做痔体高低位注射，即内痔本体稍上方及齿状线上方0.5cm处注射。痔上区注射：选取脱出痔核较大的痔上区做点状注射，或同时选择松弛脱垂的直肠做黏膜下层注射，使呈点状分布，每处注射1～2ml。注射完毕撤出肛门镜，用手指按揉注射区域，使药液均匀散开。注射完成后会发现部分痔体向上牵拉复位（图3-2-29）。

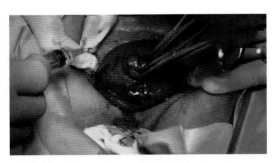

图3-2-29　混合痔的聚桂醇注射联合外剥内扎术

注射后5分钟行外剥内扎术，组织钳提起外痔，剪刀行外痔"V"字形小切口，沿切口剥离皮下组织及曲张静脉丛至齿状线上0.5cm处，用止血钳钳夹内痔痔核，用7号线"8"字缝扎或结扎，剪去结扎残端2/3组织，注意结扎痔核尽量避免在同一水平面，相邻切口保留皮桥＞0.8cm，剥离切口之间皮下曲张静脉。

检查肛内可顺利通过2指为宜，若狭窄可于截石位6点位行部分内括约肌离断松解术。

检查肠腔及创面无活动性出血后，填塞凡士林油纱配止血辅料，然后塔形纱布加压包扎。

术后每天早晚中药坐浴，查房后清洁换药，油纱条引流。

六、术后处理

1. 手术当天进全流质饮食，术后第一天开始正常饮食，避免进食辛辣刺激食物，必要时适量予以通便药物软化大便。

2. 术后第二天排便后开始每天应用中药洗剂坐浴、熏蒸，早期（1～7天）应用黏膜保护、消炎镇痛的栓剂及敷料每天换药1～2次；中期（8～21天）应用黏膜保护、促进愈合的栓剂及辅料换药，每次间隔1～3天；后期（22天至痊愈）应用黏膜保护、软化瘢痕的栓剂及辅料换药，每次间隔3～7天。术后恢复期间注意定期扩肛，避免肛门狭窄、假性愈合。

3. 术后可根据情况使用抗生素1～2天预防感染。

七、技术小结

传统外剥内扎术治疗混合痔疗效肯定，但患者痛苦大、疗程长，术后并发症较多。我们应用聚桂醇注射液对3、7、11点位的痔血管区以及内痔黏膜隆起处进行硬化注射，使其血管栓塞、血供阻断，痔体萎缩；再联合经典的外剥内扎术结扎内痔、切除外痔及皮赘。两种方法有机结合，消除了混合痔的主要病变，保证了疗效，使结扎切除部分减少，保留了更多的肛垫，减少了术后肛门狭窄、疼痛、水肿、出血等并发症的发生。

聚桂醇硬化联合外剥内扎术治疗混合痔的注意事项如下：

1. 遵循无菌原则，每次进针前须再次消毒。

2．进针后先回抽，避免药液进入血液循环引起毒性不良反应。

3．药液注入黏膜下层，边退针边注药，应避免将药液注入肌层。

4．注射剂量应根据痔体大小做相应调整。

5．注射部位应准确，避免将药物注入无关区域或注入皮肤组织，也不应任意扩大注射范围，注射药液应均匀，避免大量药液积聚局部引起组织坏死。

参 考 文 献

［1］江维，张虹玺，隋楠，等．中国城市居民常见肛肠疾病流行病学调查［J］．中国公共卫生，2016，32（10）：1293-1296.

［2］乔敬华，何佳伟，周军惠．基于流行病学调查的农村社区居民痔病中医药防治对策探讨［J］．上海中医药杂志，2019，53（6）：14-19.

［3］涂元元，谢军，李海英，等．痔的常见治疗方法［J］．赣南医学院学报，2021，41（5）：530-535.

［4］王生晋．痔疮的病因分析及治疗［J］．基层医学论坛，2013，17（5）：636-637.

［5］贾小强．痔发病机制学说进展与高悬低切术式研究［J］．中国中西医结合杂志，2018，38（4）：398-399.

［6］冯建荣，王业皇．肛垫下移学说与PPH手术的临床运用［J］．结直肠肛门外科，2008，14（2）：144-146.

［7］混合痔的诊断依据、证候分类、疗效评定——中华人民共和国中医药行业标准《中医内科病证诊断疗效标准》（ZY/T001.1-94）［J］．辽宁中医药大学学报，2017，19（5）：216.

［8］范学顺．痔出血与直肠癌出血的鉴别［J］．养生大世界，2019（6）：46-47.

［9］中国中西医结合学会大肠肛门病专业委员会．中国痔病诊疗指南（2020）［J］．结直肠肛门外科，2020，26（5）：519-533.

［10］张配远，来丽霞，范学顺．改良外剥内扎术加聚桂醇注射治疗混合痔疗效观察［J］．中国临床医生杂志，2017，45（2）：79-81.

［11］蔡丽群，黄河，池伟．聚桂醇内痔注射与外痔外剥术治疗混合痔效果观察［J］．中国乡村医药，2015，22（7）：18-19

［12］董晓妮，唐迎春．吻合器痔上黏膜环切钉合术与超声引导下痔动脉结扎术治疗Ⅲ度混合痔术后肛管直肠压力的比较研究［J］．中华胃肠外科杂志，2013，16（12）：1183-1186.

［13］任东林．聚桂醇内痔硬化注射疗法专家共识（2021版）［J］．结直肠肛门外科，2021，27（3）：183-187.

［14］AOKI T，HIRATA Y，YAMADA A，et al．Initial management for acute lower gastrointestinal bleeding［J］．World Journal of Gastroenterology，2019，25（1）：69-84.

第八章
内痔硬化剂注射疗法的护理配合

王淼兰

单位：中山大学附属第六医院

第一节　痔病的概述

痔是最常见的肛肠疾病。目前痔的发病机制主要有"肛垫下移学说"和"静脉曲张学说"等。一般认为，肛垫和支撑组织的减弱以及内括约肌的痉挛是痔的主要病因；而不健康的生活方式，如饮酒、辛辣饮食、久站久行以及错误的排便习惯可能会增加患痔的风险。痔病患者常表现为出血、肿胀、脱出、疼痛、瘙痒和肛门不适等，且可演变为血栓性外痔、嵌顿痔（伴或不伴绞窄）以及引起排便困难。根据痔所在部位可分为内痔、外痔、混合痔3种类型。

内痔位于肛管齿状线以上，为直肠末端黏膜下痔内静脉丛扩大曲张和充血而形成的柔软静脉团。内痔的主要临床表现是出血和脱出，可演变为血栓性外痔、嵌顿痔（伴或不伴绞窄）以及引起排便困难。目前国内外对内痔严重程度的描述最常采用Goligher分度法，根据患者痔出血、脱出严重程度的不同将内痔分为Ⅰ～Ⅳ度。

痔的治疗原则为无症状的痔不需治疗，而重在消除、减轻痔的症状。医师根据患者病史情况、临床症状、体征、指诊结果、辅助检查及所具备的医疗条件采取合理的非手术或手术治疗。目前，临床上内痔的治疗方法有多种，包括保守治疗（饮食疗法、坐浴、磁疗、药物治疗等）、器械治疗（套扎术、硬化剂注射疗法等）以及手术治疗（痔切除术、痔上黏膜环切吻合术、多普勒超声引导下痔动脉结扎术等）。

目前，内痔治疗中肛门镜下硬化剂注射治疗已越来越受到医疗界的关注，常用的硬化剂有聚桂醇注射液、芍倍注射液、消痔灵等。提供有效的围手术期护理是内痔硬化剂注射治疗取得良好疗效的重要保障。传统的护理重视常规护理，在全方位、个性化、专业化方面存在不足，护理效果欠佳。有研究认为，在肛门镜下硬化剂注射治疗的围手术期提供有效护理措施将利于手术的实施，减少并发症的发生。精细化护理是在常规护理基础上延伸的一种护理模式，该模式以患者为中心，细化护理流程，提高护理针对性与全面性，为患者提供个性化护理，有助于提高硬化剂注射治疗效果。

第二节　护理配合详解

一、支持性心理护理

术前针对患者的年龄、性格、文化程度、家庭背景等因素，评估患者的心理状态，采用通俗易懂的语言介绍手术操作过程、术中配合、术后注意事项等。让患者在手术前建立理性认识，消除陌生感。提高患者的认知和信任感，从而增加治疗依从性。与患者及其家属沟通，结合临床诊断向患者及其家属解释病情，消除患者顾虑，取得患者及其家属的配合。

二、术前护理

1. **规范患者肠道准备前的饮食，提高患者饮食依从性**　术前告知患者肠道准备相关注意事项，讲解服药时间及方法，给患者发放肠道饮食指导宣传单，将治疗前一天的饮食注意事项通过视频设备播放，便于患者牢记。

2. **肠道准备**　按照指南操作进行。联合口头及书面指导以及微信、电话、视频播放等多种方式，指导患者肠道清洁。于术前一天晚上8时口服复方聚乙二醇电解质散（和爽溶液）1000ml，做好肠道清洁，术前6小时禁固体食物，术前2小时禁清流质。慢性便秘患者术前两天口服乳果糖溶液等缓泻剂。并采用图片对比法，将肠道准备结果分为"差、较差、较好、好"四个等级（图3-3-1），术前肠道清洁度评估为"较好"及"好"等级后进入候诊区。

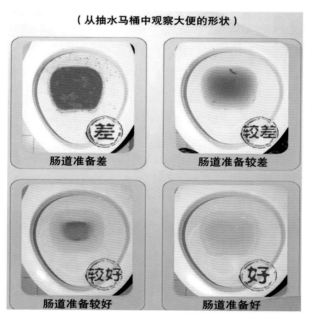

图3-3-1　图片对比法肠道准备分级

3. **辅助检查**　完善血常规、凝血四项及心电图检查。

三、术中护理配合

用药前应仔细检查药液有无变色、沉淀等情况，如有则不可使用。药液应现用现配，尽量减少药液开启后暴露在空气中的时间，确保药物的有效成分不被破坏。嘱患者密切配合医师，以减轻手术带来的不适感。医护人员进行检查治疗，应注意保护患者隐私，使用仪器时动作轻柔，减少对患者的疼痛刺激。严密观察患者体温、脉搏、呼吸、血压等生命体征变化，注意患者有无异常情况。

四、术后护理

包括肛周护理、饮食护理、疼痛护理、心理护理以及术后指导。

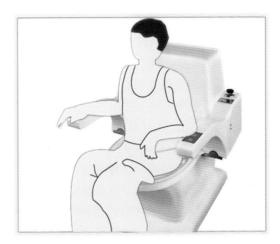

图 3-3-2　患者使用激光坐浴机

1. **肛周护理**　完成内痔注射后，用纱布环肛周一圈轻轻按压，其作用有二，一者可去除肛周血液、粪水，保持清洁干燥；二者可帮助药液弥散吸收。指导患者便后用湿纸巾轻轻擦拭清洁肛门，术后通过激光坐浴机进行坐浴治疗，促进创面愈合和消炎（图3-3-2）。激光坐浴机具体操作：将肛门浸入药液中，坐浴机按程序开始进行激光输出、发泡按摩、药液冲洗、热风风干。居家后可用39℃温水或苯扎氯铵或复方黄柏液坐浴1～2次，每次10～15分钟，软膏塞肛，保持肛门清洁、干燥；注意观察便后有无渗血，不可用力排便，忌久蹲久坐。

2. **饮食护理**　指导患者术后7天需少渣易消化饮食、遵医嘱口服乳果糖溶液等药物软化大便；禁酒，避免粗糙、坚硬、难消化、辛辣刺激性食物；防止大便干结，保持大便通畅，养成良好的排便习惯；不可因惧怕排便而不进食，否则易引起便秘；吸烟者劝其禁烟，以免咳嗽增加腹压，加重不适感觉。

3. **疼痛护理**　用数字分级评分法（视觉模拟评分法）评估患者疼痛，如疼痛大于4分，安慰患者、分散注意力，并报告医师遵医嘱予镇痛处理（图3-3-3）。

4. **心理护理**　护理人员以沉着冷静的态度、全面的宣教、熟练的操作给患者以亲切、安全感，使患者以良好的依从性配合治疗。

5. **术后指导**

（1）术后嘱患者平卧休息30分钟。术后肛门有坠胀感、疼痛、水肿等症状是正常的，可通过温

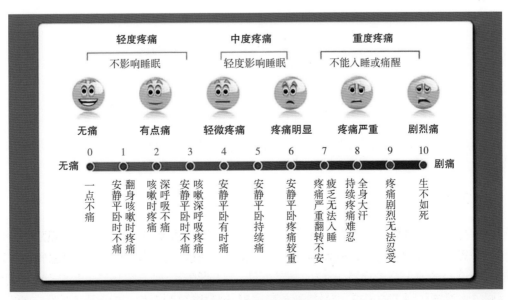

图 3-3-3　数字分级评分法

水坐浴、软膏塞肛缓解，疼痛严重者可口服镇痛药。密切观察患者生命体征及排便情况，术后当天半流质饮食，嘱患者保持心情舒畅、规律饮食和作息。

（2）保持肛门清洁，勤清洗。养成大便后用水清洁肛门的习惯，勤换内裤，保持肛门清洁干燥。

（3）少部分患者术后因麻醉影响、手术刺激、伤口疼痛等原因引起术后排尿困难，可局部热敷、按摩、听流水声、改变体位等方法促使排尿，必要时予导尿处理。

（4）术后数天内肛门可能有少量渗血和分泌黏液，该情况是正常的，常随着痔核硬化、萎缩而消失，一般擦拭干净即可，无须特殊处理。如有大量出血须紧急返院处理。

（5）合并高血压、糖尿病等慢性疾病的患者，术后肛门出血的概率会增加，其创面愈合的时间会略延长，应监测血压、血糖等情况并控制在正常范围，减少术后并发症的发生。

（6）出院指导：术后通过微信、电话等随访，嘱患者注意培养良好的饮食及排便习惯（图3-3-4）。在厕所不看书、不玩手机，采用正确的如厕姿势，排便时间控制在10分钟以内，养成定时排便的好习惯。术后1周内避免剧烈运动，避免久蹲厕所，保持大便通畅。交代患者定期门诊随访，向患者及家属宣教预防痔的相关知识，教会患者及其家属正确认识并发症。

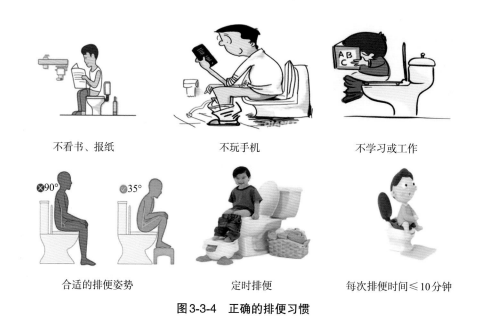

不看书、报纸　　　　　　　　不玩手机　　　　　　　　不学习或工作

合适的排便姿势　　　　　　　定时排便　　　　　　每次排便时间≤10分钟

图3-3-4　正确的排便习惯

（7）术后复诊是及时发现疾病复发以及避免并发症的重要途径，应该在规定时间内到医院复诊；复诊时间建议至少于术后3个月、半年、1年、3年各一次。

（8）在医师的指导下做提肛运动，可以改善肛门血液循环，恢复和加强肛门括约肌功能，减少痔病的发生。

第三节　技术总结

俗话说"三分治疗七分护理"，治疗的背后离不开精细化的护理。通过术前宣教、术中的指导配合及术后的全面宣教，有助于进一步提高硬化剂注射治疗内痔的疗效，减少术后并发症的发生，提高临床患者满意度。

参 考 文 献

［1］任东林. 聚桂醇内痔硬化注射疗法专家共识（2021版）［J］. 结直肠肛门外科，2021，27（3）：183-187.

［2］中国中西医结合学会大肠肛门病专业委员会. 中国痔病诊疗指南（2020）［J］. 结直肠肛门外科，2020，26（5）：519-533.

［3］吴云. 早期护理干预对提高内痔患者硬化术后康复与预防肛周感染效果的影响［J］. 抗感染药学，2021，18（12）：1813-1815.

［4］黄艳芬，徐华超，陈少敏. 经结肠镜聚桂醇硬化剂注射治疗Ⅱ、Ⅲ度内痔中综合护理的效果［J］. 实用妇科内分泌电子杂志，2020，7（25）：58-59.

［5］徐柳，李胜保，金曙，等. 不同剂量聚桂醇泡沫硬化剂治疗出血性内痔的临床观察［J］. 临床消化病杂志，2022，34（3）：207-208.

［6］冯伟静，周雪涛，李建明，等. 内痔微创治疗的进展［J］. 中国肛肠病杂志，2021，41（12）：64-66.

［7］廖志远. 芍倍注射液治疗Ⅱ～Ⅲ期内痔的临床及实验研究［D］. 广西中医药大学，2021.

［8］张飞宇，沈峰，徐雷鸣. 内镜下内痔硬化剂治疗的研究进展［J］. 中华消化内镜杂志，2021，38（9）：693-695.

［9］刘书中，肖勇，李娇，等. 不同内镜治疗策略对Ⅰ～Ⅲ度内痔疗效的单中心回顾性研究［J］. 中华消化内镜杂志，2021，38（9）：702-706.

［10］曹萌，杜进波，王越飞，等. Milligan-Morgan联合聚桂醇注射术治疗Ⅱ～Ⅲ期混合痔在日间手术的应用分析［J］. 养生保健指南，2019（45）：29.

［11］孙燕，李刚，程海鹤，等. TST联合聚桂醇注射液治疗Ⅱ、Ⅲ期内痔及混合痔的临床观察［J］. 山东医药，2018，58（29）：78-80.

［12］李雪辉. 聚桂醇注射液加痔疮套扎吻合器治疗环状混合痔的临床疗效观察［J］. 中国保健营养，2017，27（17）：182.

［13］时艳. 聚桂醇注射联合外剥内扎术治疗混合痔的临床效果［J］. 临床合理用药杂志，2017，10（30）：23-24.